○ 国医养生经典 家庭保健常备 ○

满江 易磊◎主编

百草良方

BAICAOLIANGFANG

青岛出版集团 | 青岛出版社

图书在版编目（CIP）数据

百草良方 / 满江, 易磊 主编. -- 青岛 :青岛出版社, 2014.9
ISBN 978-7-5552-0798-6

Ⅰ. ①百… Ⅱ. ①满… ②易… Ⅲ. ①验方—汇编Ⅳ. ①R289.5

中国版本图书馆CIP数据核字(2014)第127525号

《百草良方》编委名单

主　　编　满　江　易　磊

编　　委　王国防　王雷防　王　振　王秋红　王永华　王晓雅　王达亮
土晓明　牛林敬　牛民强　勾秀红　勾彦康　兰翠萍　田建华
田朋霞　石永青　李志锋　李国霞　李　婷　刘书娟　戎新宇
宋晓霞　宋璐璐　张金萍　杨同英　杨亚菲　陈永超　郑德明
呼宏伟　殷海敬　夏晓玲　梁　琳　康杜鹃　董云霞

书　　名　百草良方
主　　编　满 江　易 磊
出版发行　青岛出版社
社　　址　青岛市海尔路 182 号（266061）
本社网址　http://www.qdpub.com
邮购电话　0532-68068091
责任编辑　王秀辉
装帧设计　潘　婷
印　　刷　德富泰（唐山）印务有限公司
出版日期　2014 年 9 月第 1 版　2022 年 3 月第 2 版第 3 次印刷
开　　本　16 开（710mm × 1000mm）
印　　张　15
书　　号　ISBN 978-7-5552-0798-6
定　　价　29.80 元

编校印装质量、盗版监督服务电话　4006532017　0532-68068050
本书建议陈列类别：医疗保健类

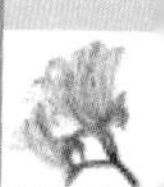

前 言

在就医难、用药贵的大环境下，寻求纯天然的食材、草药防治疾病是当今较为安全健康的治病良法之一。百草良方就是这样一种治病良方。百草养生是中华民族集体智慧的结晶，它体现了中国传统医药学文化的独特魅力，堪称世界医学的一朵奇葩。

百草是指在中医学理论指导下用于防治疾病的各种植物及其加工品，即草药。千百年来，劳动人民在防治各种疾病的过程中，不断总结和积累经验，发现了许多植物的防病治病功能。百草在保障劳苦大众身体健康、促进中华民族繁荣中发挥了举足轻重的作用，并且名扬海内外，造福于各国人民。中医养生最大的亮点之一，就是“治未病”，即养生，通过养生，防病于未然，达到防患疾病的效果。百草同西药比起来，材质天然，价格便宜，取材方便，副作用小，这些都是西药所不能企及的。

本书以《本草纲目》为本，根据人们日常生活中常见的、易得的百种中草药，精选了近千条简便实用、疗效明显的百草良方，帮助人们利用百草科学养生，达到防病治病的目的。本书内容深入浅出，简明实用。另外，每种草药都分别从其别名、释义、生长环境、性味功效、附方等几个方面予以详细的介绍，并配以精美图片，十分便于读者在寻药用药过程中查找。本书所选药方有一定的适用性，读者朋友在选方时，一定要请有经验的医师进行指导，切莫自作主张，乱用药方。

本书汇集《本草纲目》养生之智慧精粹，是您健康生活的必备之书，使您一书在手，百病不愁!

编　者

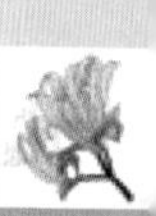

目 录

六画

七画

八画

九画

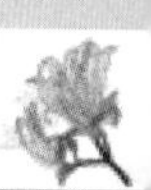

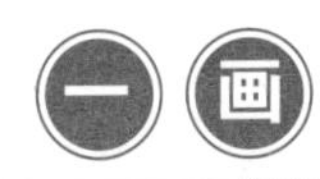

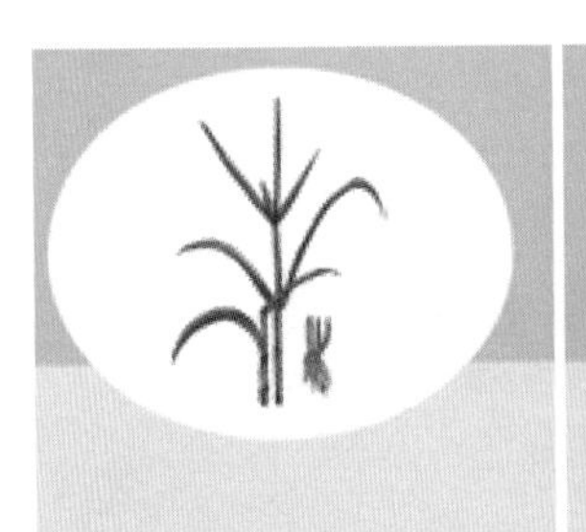

一箭球

【别名】三角草、水百足、金纽草、疟疾草、姜牙草、水香附、水蜈蚣

【释义】

多年生草本。根茎匍匐。茎散生或疏丛生，细弱，扁锐三棱形，秃净，高10~40厘米。叶狭线形，边缘锯齿；叶鞘短，褐色，最下面的叶鞘无叶片。头状花序单生，卵圆形或球形，白色，小穗多数，呈倒卵形或披针长圆形，顶端渐尖，具花1朵；花柱细长。坚果倒卵形，较扁，棕色。全年可采全草，洗净晒干备用或鲜用。孕妇禁用。

生长环境

主要产于我国广东、广西、云南等南方诸省。多生于沟边、山林、路旁、田野及旷野潮湿之处。

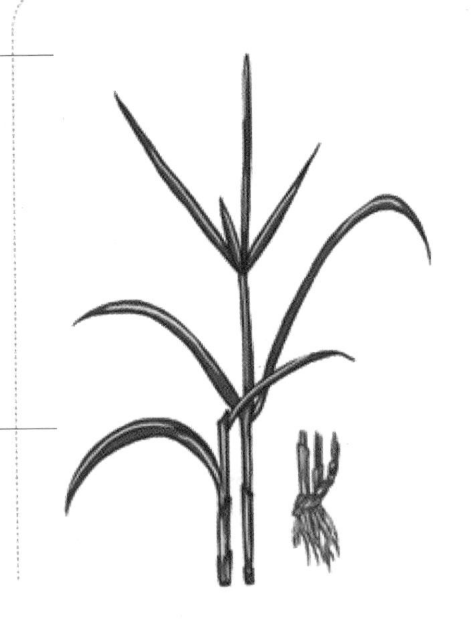

性味功效

味微甘，性平。清热，止咳，散瘀，消肿。

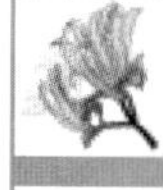

【附方】

第一方

方剂：鲜一箭球适量。

用法：捣烂，敷患处。

主治：蛇虫咬伤。

第二方

方剂：鲜一箭球适量。

用法：捣烂，敷患处。

主治：痈疖，皮肤瘙痒。

第三方

方剂：一箭球60～90克。

用法：捣烂，在发作前2小时酒冲服。小儿用量酌减，水煎服。

主治：疟疾。

第四方

方剂：一箭球适量。

用法：捣烂，敷患处。

主治：外伤出血。

第五方

方剂：一箭球30～60克。

用法：水煎，冲酒少许，一天分2次服下。

主治：细菌性痢疾。

第六方

方剂：一箭球2个，冰糖60克。

用法：水煎服。

主治：百日咳。

第七方

方剂：一箭球25～50克。

用法：水煎服。

主治：感冒咳嗽。

第八方

方剂：一箭球50～100克。

用法：水煎，冲酒少许服用。

主治：跌打损伤。

第九方

方剂：一箭球50～100克。

用法：水煎服。

主治：咽喉肿痛。

第十方

方剂：一箭球鲜草适量。

用法：煎水洗。

主治：皮肤瘙痒。

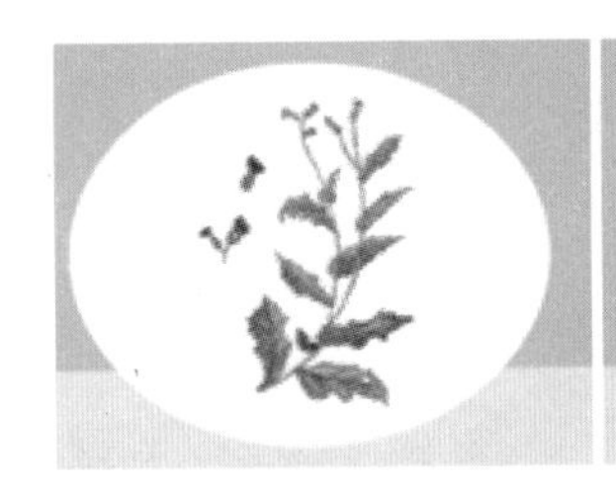

一点红

【别名】羊蹄角、红背叶、散血丹、野介兰

【释义】

一年生草本，高10～50厘米。茎直立或于近基部倾斜，绿色或紫红色，有稀柔毛。茎上部的叶卵形或卵状披针形，有的全绿，基部挖茎，茎下部的叶片羽状分裂。顶端裂片有锯齿。叶面为绿色，叶背常为紫红色，叶两面均有疏毛。7～11月开花，红色或紫红色，分为二性管状花。瘦果圆柱形，冠毛白色，柔软。全草入药，于夏、秋两季采挖为佳，鲜、干均可使用。

生长环境

分布于长江以南诸省区。多生于林旁、园边、田畦、沟边、草丛等地方。

性味功效

味微苦，性凉。清热解毒，凉血消肿，利尿。

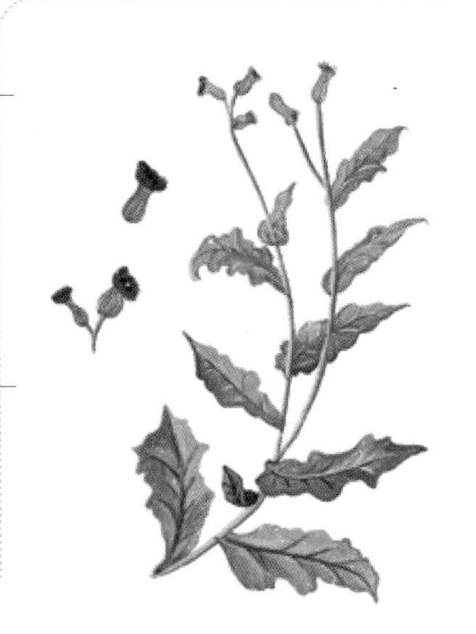

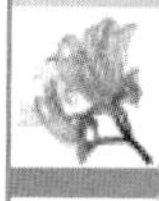

【附方】

第一方

方剂：一点红120克，梅片0.3克。

用法：共捣烂，敷眼眶四周。

主治：风热翳膜。

第二方

方剂：一点红30克，车前草20克，金银花6克。

用法：水煎，分2～3服，每天1剂，连服5～7天。

主治：泌尿系感染。

第三方

方剂：一点红、车前草、广金钱草、白茅根各30克。

用法：水煎，分2～3次服，每天1剂。

主治：睾丸炎。

第四方

方剂：一点红、女贞叶各30克，甘草5克。

用法：水煎，分3～5次含咽，每天1剂，连服3～5天。

主治：急性扁桃体炎。

第五方

方剂：一点红250克，土牛膝120克。

用法：共捣烂，敷患处。

主治：跌打肿痛。

第六方

方剂：一点红、酢浆草、倒扣草各30克。

用法：水煎服。

主治：白喉。

第七方

方剂：鲜一点红适量。

用法：洗净，用冷开水略泡后再洗，捣烂绞汁，冲酒少许，每次取2～3滴滴入患耳，每天2～3次。

主治：中耳炎。

第八方

方剂：一点红30克，岗梅根25克，蒲公英20克，鱼腥草(后下)15克。

用法：水煎，分2～3次服，每天1剂，连服5～7天。

主治：肺炎。

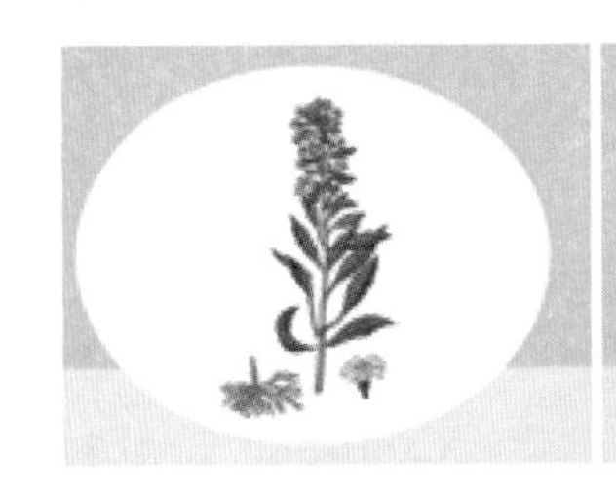

一枝黄花

【别名】野黄菊、满山草、蛇头王、百主根

【释义】

多年生草本，高15～60厘米。茎直立，下部光滑无毛，上部有茸毛。叶互生；下部叶具柄，有锯齿，上部叶较小而狭，近于全缘，上面深绿色，下面灰绿色，光滑无毛。圆锥花序，由腋生的总状花序再聚集而成；头状花序小，单生或2～4聚生于腋生的短花序柄上；总苞片狭而尖，具干膜质边缘，大小不等，呈覆瓦状排列花托秃裸；外围的舌状花黄色；中央筒状花，两性，花冠5裂，瘦果近圆柱形，秃净或有柔毛。全草入药，夏、秋季收采，鲜用或晒干。

生长环境

全国大部分地区都有分布。多生于山野、路旁、草丛中、草坡、林边等地方。

性味功效

味微苦、辛，性凉。疏风清热，消肿解毒，抗菌消炎。

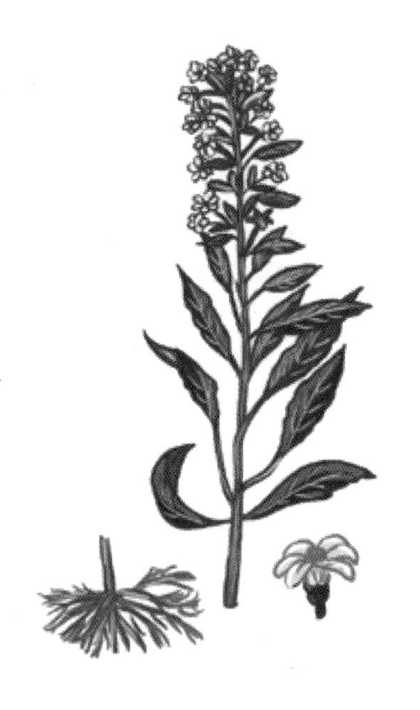

【附方】

第一方

方剂：一枝黄花适量。

用法：水煎浓汤，熏洗患处。

主治：真菌性阴道炎。

第二方

方剂：一枝黄花适量。

用法：水煎，洗涤患处，每天5～6次，每天更换1剂，连用2～5周。

主治：手足癣，鹅掌风。

第三方

方剂：一枝黄花50克(鲜草)。

用法：取上药(干草减半)，配葱2根，加水约400毫升，煎至200毫升，倒出药液，加冰糖或白砂糖少许。分2次服，每天1剂。2岁以下儿童药量减半，连服2～7天。

主治：百日咳。

第四方

方剂：一枝黄花、葛根各10克，芫荽、桑叶各6克。

用法：水煎，分2～3次服，连服2天。

主治：麻疹不出或出而不透。

第五方

方剂：一枝黄花、臭牡丹根各30克，半边莲25克。

用法：水煎服。

主治：偏头痛。

第六方

方剂：鲜一枝黄花30～60克或干品15～30克。

用法：水煎服，代茶饮用。

主治：小儿急性扁桃体炎、咽炎。

第七方

方剂：鲜一枝黄花100克，野菊花根30克，醋适量。

用法：共煎，先熏患处，冷后洗疮口。

主治：痈疽溃后久不收口，腐肉不脱。

第八方

方剂：一枝黄花15克，贯众、松叶各30克。

用法：水煎服，连服3天，间隔10天，再服3天。

主治：预防感冒。

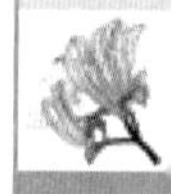

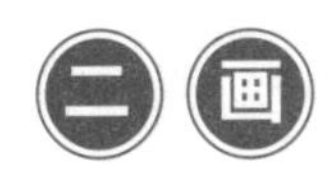

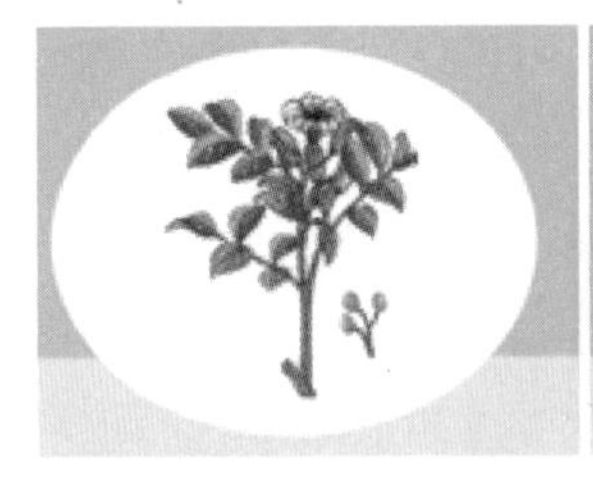

九里香

【别名】 七里香、满山香

【释义】

常绿灌木，高2～4.5米。根粗坚硬。树干为灰白色，当年生嫩绿色，搓烂有香气。叶互生，单数羽状复叶，小叶3～5片，小叶片卵形或卵状披针形、长椭圆形，顶端短尖或渐尖，基部略偏斜，叶缘全缘，两面均无毛，对光透视肉眼可见许多小油点。4～9月开花，花白色，排成聚伞花序生于枝顶或叶腋；萼片5片；花瓣5片，长约2厘米，有淡黄色小油点；雄蕊10枚。秋冬季结果，果实卵形或近圆球形，顶部渐尖，成熟时鲜红色，果皮有许多油点，内有种子1～2粒，种皮有棉质毛。叶及带叶嫩枝全年可采，根于秋、冬采挖为佳，洗净，趁鲜切片，晒干备用或鲜用。

生长环境

我国长江以南等省区。多生长于山地疏林中，石灰岩山地较常见，也有栽培。

性味功效

味辛、微苦，性温，有小毒。行气止痛，活血散瘀。

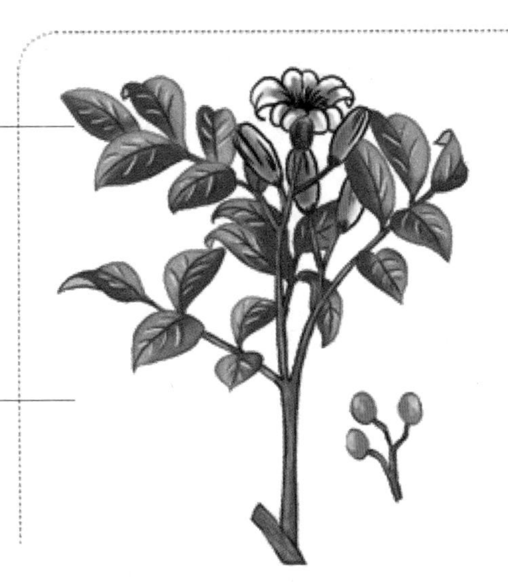

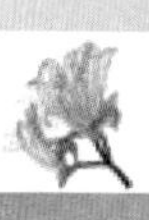

【附方】

第一方

方剂：九里香花3克，香附10克。

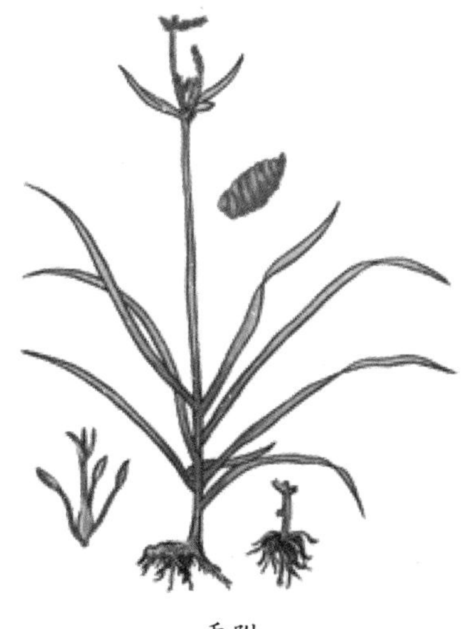

香附

用法：水煎服。

主治：胃脘痛。

第二方

方剂：鲜九里香7克。

用法：洗净捣烂，沸水冲服，日服2次，每次1剂。

主治：急性尿路感染。

第三方

方剂：鲜九里香15克。

用法：捣烂，煎水1碗，含漱数次。

主治：口腔溃烂。

第四方

方剂：鲜九里香、鲜地耳草、鲜栀子叶、鲜鹅不食草各适量。

用法：共捣烂，酒炒敷患处。

主治：跌打瘀积肿痛。

第五方

方剂：鲜九里香30克。

用法：酒、水煎服。

主治：跌打损伤。

第六方

方剂：鲜九里香茎枝、叶适量。

用法：煎汤洗患处。

主治：湿疹。

第七方

方剂：九里香、黑老虎根各适量。

用法：共研细粉敷患处。

主治：刀伤出血。

第八方

方剂：鲜九里香30克。

用法：酒、水煎服。

主治：风湿骨痛。

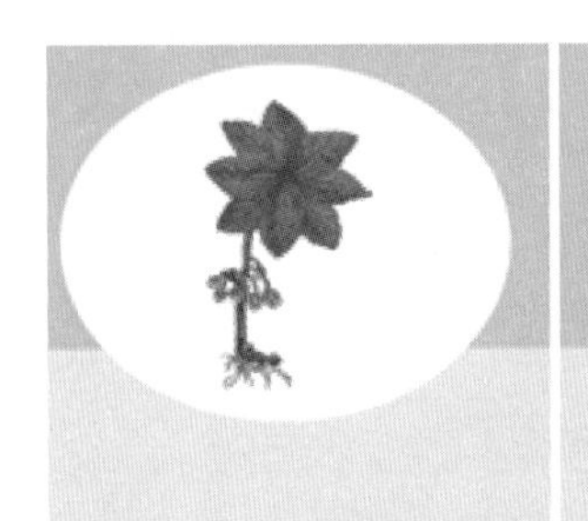

八角莲

【别名】旱八角、叶下花、一把伞、八角盘、独叶一枝花、独脚莲

【释义】

多年生草本，高30～60厘米。根茎横卧粗壮，横生的须状根。茎中空，绿色无毛。茎生叶2片，在近茎顶外相接而生；叶片呈盾状亚圆形，5～9个浅裂，叶缘有刺状细齿。5月开暗红或紫红色花，伞形花序，生于茎顶两叶交叉处；萼片6个，花瓣6个，暗红色，雄蕊6个，花丝扁平，开张；花药与花丝等长或较长，内向；子房上位。浆果圆形。秋冬挖根茎及根，晒干或鲜用。

生长环境

分布于我国南部诸省区及河南、湖北。多生于山谷林下、沟边或竹林等潮湿荫蔽处。

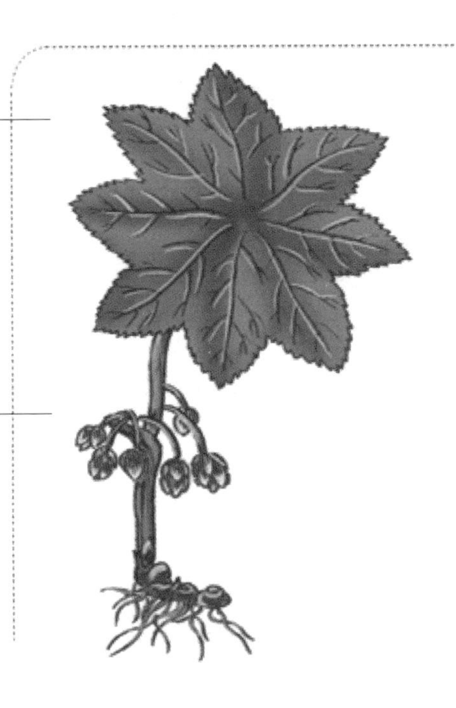

性味功效

味苦、辛，性平，有毒。清热解毒，消肿止痛，化痰散结。

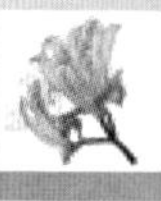

【附方】

第一方

方剂：鲜八角莲30克。

用法：入水、酒煎服；另取适量鲜八角莲捣烂敷患处。

主治：无名肿毒，疔疮。

第二方

方剂：八角莲10克，鸡肉250克。

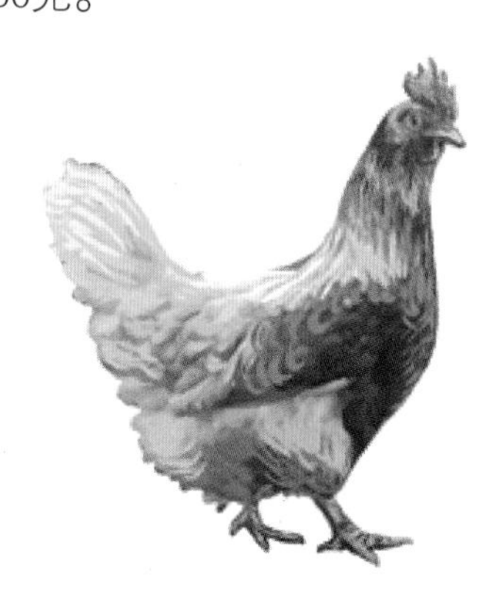

鸡

用法：炖鸡食肉。

主治：体虚自汗，痨伤咳嗽。

第三方

方剂：八角莲15克。

用法：捣烂，冲酒服，渣敷伤处周围。

主治：毒蛇咬伤。

第四方

方剂：八角莲10克，猪肺100克，糖适量。

用法：煲服。

主治：痰咳。

第五方

方剂：八角莲10克，甜酒1杯。

用法：研细粉，甜酒送服。

主治：跌打损伤。

第六方

方剂：八角莲6克，白糖适量。

用法：研细粉，白糖水冲服。

主治：胃脘痛。

第七方

方剂：鲜八角莲15克，黄酒30毫升。

用法：加水1碗，煎服。

主治：淋巴结核。

第八方

方剂：八角莲50～100克，黄酒100毫升。

用法：加水适量煎服。

主治：瘰疬。

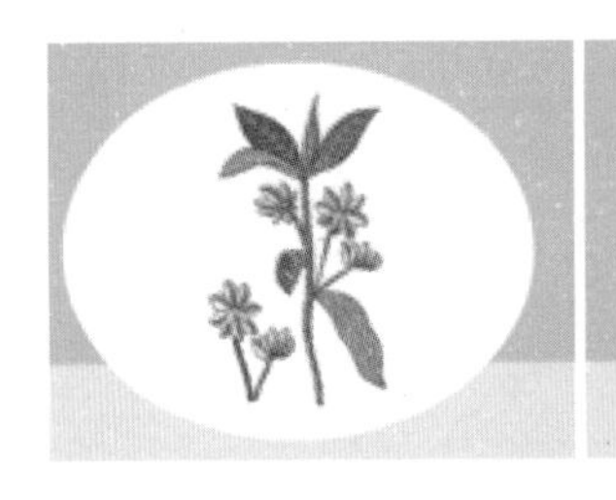

八角茴香

【别名】大茴香、大料、舶茴香、大八角

【释义】

常绿乔木，高10余米，树皮灰色至红褐色。单叶互生，革质，披针形至长椭圆形，先端急尖或渐尖，基部楔形，全缘，下面被柔毛，叶脉羽状，中脉下陷，侧脉稍凸起；叶柄粗壮。花单生于叶腋，花圆球形，淡粉红色或深红色，花柱短，基部肥厚，柱头细小。蓇葖果成星芒状排列，幼时绿色，成熟时红棕色，星状体径2.5~3厘米，开裂。种子扁卵形，棕色有光泽。第1次花期2~3月，果期8~9月。第2次花期在第1次果期之后，第2次果期为翌年2~3月。果实采摘后，微火烘干，或用沸水浸泡片刻，待果实转红后晒干。

生长环境

分布于广西、云南、广东、福建、贵州、台湾等省区。此物多生于温暖多雾、湿度较大的山地。

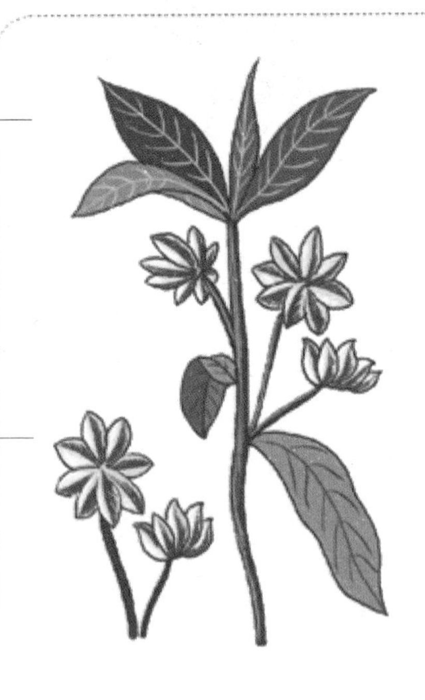

性味功效

味辛、甘，性温。温阳散寒，理气止痛。

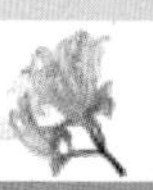

【附方】

第一方

方剂：八角根皮。

用法：炒后研为细末，每服10克。早晚用黄酒冲服。

主治：内伤腰痛。

第二方

方剂：八角茴香7个，大麻子15克，生葱白7个，五苓散适量。

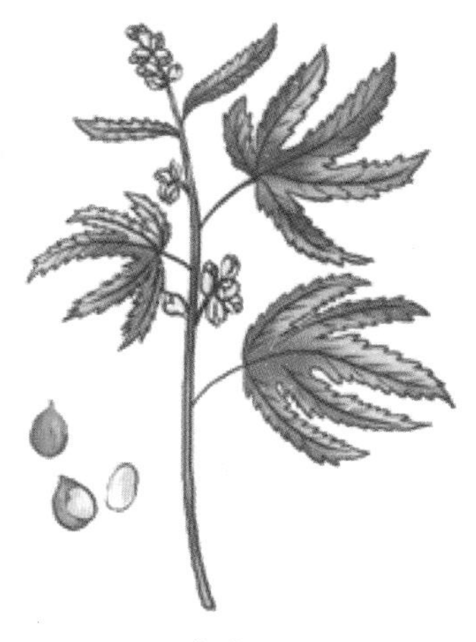

大麻

用法：茴香、大麻子同炒后，去除大麻壳，研作末，生葱白煎汤，调五苓散服。

主治：便秘，腹胀气促。

第三方

方剂：八角根。

用法：焙干研为细末，和糯米饭捣烂敷患处。

主治：无名肿毒，痈疽。

第四方

方剂：八角茴香、小茴香各100克，乳香少许。

用法：水煎服。

主治：小肠气坠。

第五方

方剂：八角茴香、木香、丁香各6克，白豆蔻10克。

用法：共炒研为细末，沸水送服，或水煎服。

主治：胃脘痛。

第六方

方剂：八角根皮6克，黄酒、红糖各适量。

用法：八角根皮水煎，冲黄酒、红糖。早晚饭后服。

主治：跌打损伤。

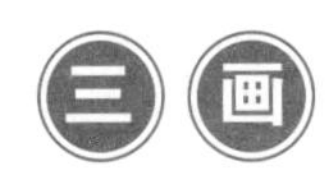

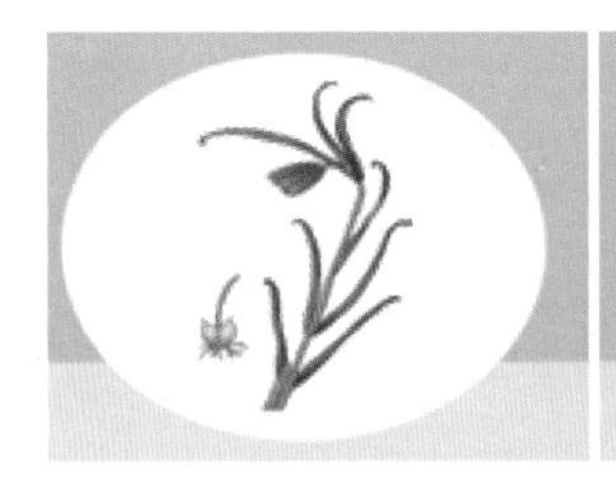

川贝母

【别名】叶贝母、尖贝母、贝母

【释义】

多年生草本，高15～50厘米。鳞茎粗1～1.5厘米，由3～4枚肥厚鳞瓣组成；鳞瓣肉质，类圆锥形或近球形，类白色，外层鳞瓣2枚，大小悬殊，大瓣紧抱小瓣，顶部闭合，内有类圆柱形心芽和2枚小鳞瓣。茎直立，常在中部以上有叶。单叶，叶片呈狭披针条形，先端渐尖，顶端多少卷曲，6月开花，黄色或黄绿色，单朵生于茎顶；花被6片。7～8月结果，果实长圆形。鳞茎于夏秋采挖，晒干药用。

生长环境

宁夏、甘肃、青海、西藏、四川、云南有分布。多生于高山阴湿小灌木林、石缝中，或高山草地上。

性味功效

味苦、甘，性微寒。清热润肺，化痰止咳。

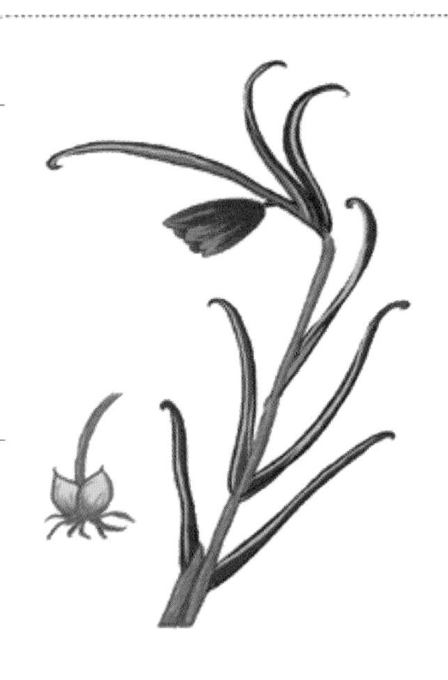

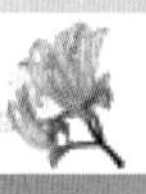

【附方】

第一方

方剂：川贝母3克，冰糖6克，梨1个。

用法：将川贝母、冰糖置于去核梨中，文火炖服。

主治：肺阴虚咳嗽。

第二方

方剂：川贝母10克，海螵蛸15克。

用法：水煎服。

主治：胃痛吐酸水。

第三方

方剂：贝母适量。

用法：取上药，去心，用麸皮炒黄，去麸皮，将贝母研为末，与适量砂糖拌匀，为丸如绿豆大。含化1丸。

主治：孕妇咳嗽。

第四方

方剂：川贝母适量。

用法：粉碎，筛取细末。每天按每千克体重0.1克计量，分3次服。

主治：食积，腹泻腹痛。

第五方

方剂：川贝母10克，黑芝麻、白芝麻各20克。

用法：川贝母研为末，黑芝麻、白芝麻炒黄研细，用香油调成糊状。涂敷。

主治：乳头皲裂。

第六方

方剂：川贝母、玄参、牡蛎、僵蚕各等份。

用法：研成粉，沸水送服每服10克。

主治：颈淋巴结核。

第七方

方剂：川贝母3克。

用法：研成粉，装入鸡蛋内，用湿纸封闭，蒸熟吃。每次吃1个，早晚各吃1个。

主治：百日咳，肺虚症。

第八方

方剂：川贝母10克，夏枯草、蒲公英、忍冬藤各15克。

用法：水煎服。

主治：产妇乳汁不通、乳房胀痛及乳腺炎。

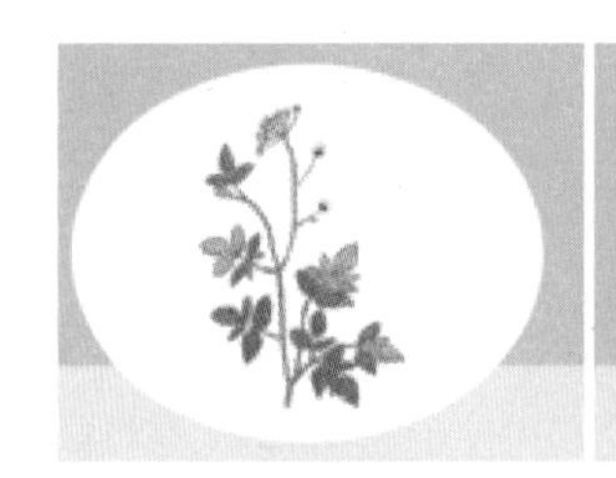

川芎

【别名】西芎、抚芎

【释义】

多年生草本，高30～70厘米。根茎发达，形成不规则的结节状拳形团块，黄棕色，有浓烈香气。茎直立，圆柱形，中空，表面有纵沟纹，下部茎节膨大成盘状。叶互生，茎下部叶三至四回三出式羽状全裂，羽片4～5对，末回裂片线状披针形或长卵形，先端尖，两面无毛或仅叶脉有短柔毛；叶柄长3～10厘米，基部扩大成鞘。7～8月开花，花白色，排成复伞形花序生于枝顶或枝侧。9～10月结果，幼果椭圆形，扁平。根茎于夏季采挖，晒干备用。

生长环境

全国大部分省区都有栽培。

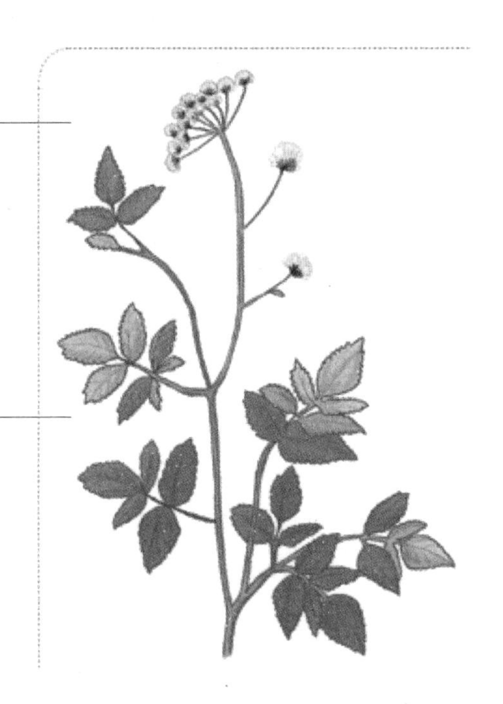

性味功效

味辛，性温。活血行气，祛风止痛。

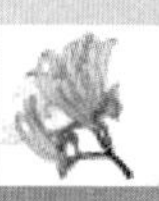

【附方】

第一方

方剂：川芎适量。

用法：每天取本品15克，加水煎煮取汁，以药汁煎鸡蛋2个。顿服，每天1次，5～7天为1个疗程。

主治：偏头痛。

第二方

方剂：川芎、防风、白芷、羌活各10克，细辛3克。

用法：水煎服。

主治：风寒感冒头痛。

第三方

方剂：川芎10克，荆芥6克，防风、薄荷各5克，白芷3克。

用法：水煎服。

主治：感冒偏头痛。

第四方

方剂：川芎45克。

用法：研为细末，分装在用薄布缝成的布袋内，每袋装药末15克左右。将药袋放在鞋内直接与痛处接触，每次用药1袋，每天换药1次，3个药袋交替使用，换下的药袋晒干后仍可再用。

主治：跟骨骨刺。

第五方

方剂：川芎500克。

用法：研为细末，用温水调成糊状涂于患处，每2天1换。

主治：各种痹证。

第六方

方剂：川芎、当归、白芍、熟地黄各10克。

用法：水煎服。

主治：血虚月经不调。

第七方

方剂：川芎适量。

用法：焙干，研成细粉(过80～100目筛)。另用棉布1块(据患部大小而定)做成药袋，热敷患处，每天3次。

主治：骨质增生等无菌性炎症。

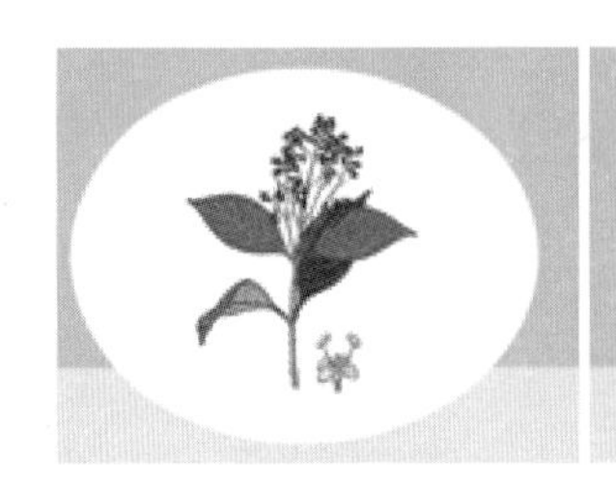

女贞子

【别名】女贞实、冬青子、白蜡树子、鼠梓子

【释义】

常绿大灌木或小乔木，高可达10米。叶对生，革质，叶片卵形或卵状披针形，全缘，正面有光泽。花小，白色，密集于枝顶成大圆锥花丛。浆果状核果，长圆形，一侧稍凸，熟时蓝黑色。冬至节前后采成熟果实，蒸熟，晒干。叶鲜用，随用随采。

生长环境

分布于华南、华东、华中及西南各省。多生于山野疏林中或栽培于宅园中。

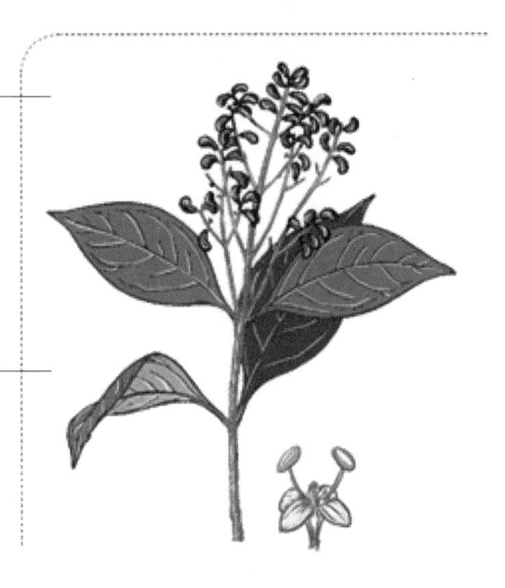

性味功效

味甘、苦，性凉。补养肝肾，清热明目。

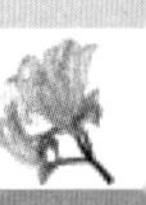

【附方】

第一方

方剂：女贞子、墨旱莲、桃金娘根各等份。

用法：共研细粉，炼蜜为丸重9克，每天服3次，10天为1个疗程。

主治：慢性苯中毒。

第二方

方剂：鲜女贞子叶100克。

用法：水煎服。

主治：急性小儿肺炎，上呼吸道感染。

第三方

方剂：女贞子叶适量。

用法：每次取新鲜女贞子叶7片，为1剂量，水煎服，每天3剂。

主治：复发性口疮。

第四方

方剂：女贞子、当归各15克，墨旱莲、桑葚、制何首乌各10克。

用法：水煎服。

主治：虚损有热，白发。

第五方

方剂：鲜女贞子叶60克。

用法：洗净，捣烂，加冷开水200毫升，绞汁，频频含漱(也可少许吞一点)。

主治：口腔炎、牙周炎、扁桃体炎。

第六方

方剂：女贞子30克，枸杞、桑葚、旱莲草各12克。

用法：水煎，分2次服，每天1剂。

主治：身体虚弱，腰膝酸软。

第七方

方剂：鲜女贞子叶15~20片。

用法：洗净，放砂锅内，加水适量煎汁。熏洗患处后，再用煎熟的女贞叶敷于疮口上(或用洗净的鲜叶捣烂敷患处)，盖上纱布并用胶布固定，每天换2~3次。

主治：下肢溃疡。

第八方

方剂：女贞子30克，枸杞15克，菊花6克。

用法：水煎，分2次服，每天1剂。

主治：阴血不足，视力减退。

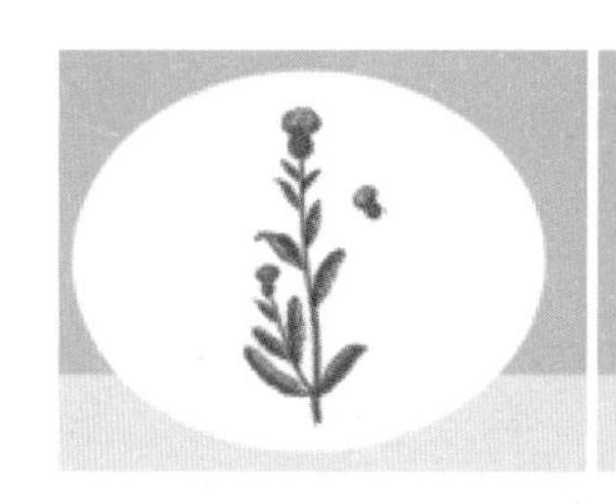

小蓟

【别名】野红花、青刺蓟、刺萝卜、刺儿菜

【释义】

多年生草本，高30～50厘米。根粗壮，圆柱形，有分歧。茎直立，被白绵毛。叶互生，叶片长椭圆状披针形，长7～10厘米，宽1.5～2.5厘米，先端尖，基部渐狭或圆状，边缘有锯齿及针刺，两面有疏密不等的白色蛛丝状毛。头状花淡紫色，平生于枝顶，瘦果长椭圆形，无毛。夏、秋采全草，鲜用或晒干。

生长环境

全国大部分地区均有分布。多生于田间、路旁、山坡等处。

性味功效

味甘、苦，性凉。凉血止血，祛瘀消肿。

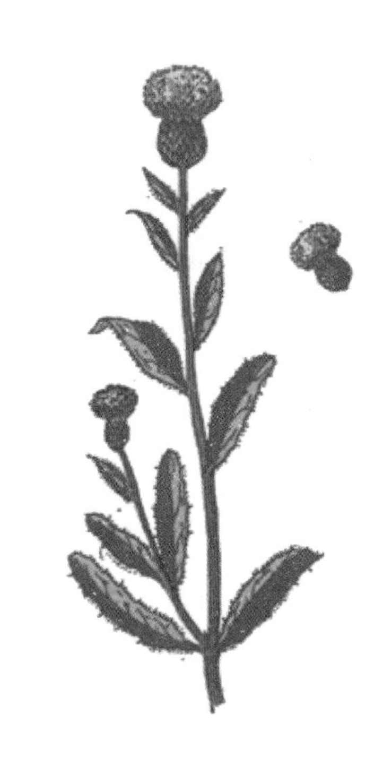

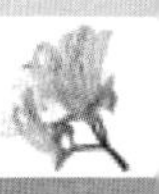

【附方】

第一方

方剂：小蓟、滑石各15克，生地黄、栀子(炒焦)各10克，蒲黄(炒)6克。

用法：水煎服。

主治：尿血。

第二方

方剂：鲜小蓟适量。

用法：蜜糖少许共捣烂，敷患处。

主治：乳痈。

第三方

方剂：鲜小蓟、猪肉各120克。

用法：取上药，与猪肉共煮，待肉烂，去渣。吃肉喝汤，3～5天吃1次，连用3～5次。

主治：哮喘。

第四方

方剂：小蓟花15克，月季花12克。

用法：水煎去渣，加米酒适量服。

主治：月经不调。

第五方

方剂：小蓟、大蓟、侧柏叶各10克，仙鹤草、栀子(炒焦)各15克。

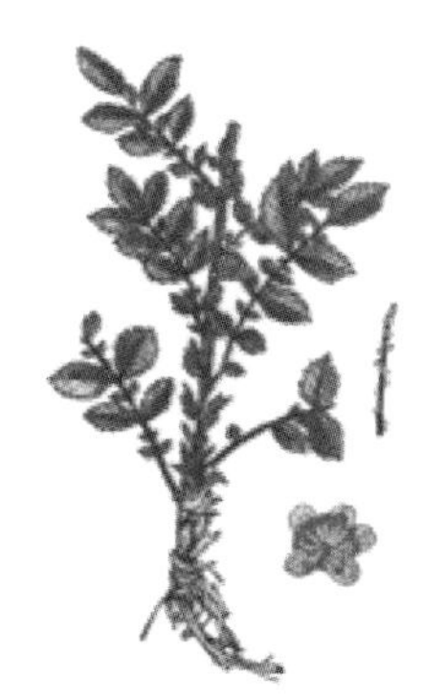

仙鹤草

用法：水煎服。

主治：吐血。

第六方

方剂：鲜小蓟根30克，海金沙藤20克。

用法：水煎服，每天1剂，连服3～5天。

主治：血尿、小便不利。

第七方

方剂：鲜小蓟根30克。

用法：水煎，调白糖服。

主治：慢性肝炎午后潮热、失眠。

小茴香

【别名】茴香、西小茴、香丝菜、小香、谷茴香、野茴香

【释义】

多年生草本，高1～1.5米。全株表面有粉霜，具强烈香气。基生叶丛生，有长柄，茎生叶互生，叶柄基部扩大呈鞘状抱茎，3～4回羽状复叶，最终小叶片线形至丝形。花小，金黄色，顶生和侧生的复伞形花序。双悬果卵状长圆形，分果常稍弯曲，具5条隆起的纵棱。秋季果实成熟时采摘，晒干。茎叶、根多临时采集，鲜用。

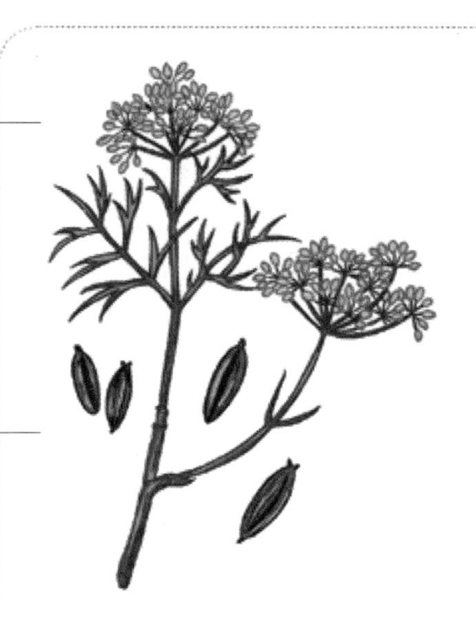

生长环境

全国各地均有栽培，适应性强。

性味功效

味辛，性温。理气和胃，散寒止痛。

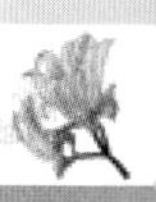

【附方】

第一方

方剂：小茴香6克，虎刺根10克。

用法：水煎服。

主治：寒疝小腹作痛。

第二方

方剂：小茴香、干姜、木香各10克，甘草6克。

用法：水煎服。

主治：胃寒痛。

第三方

方剂：小茴香10克，橘核、荔枝核各6克，山楂15克。

山楂

用法：共炒焦，研细末，每服6克，温酒送服，每天2克。

主治：疝痛，鞘膜积液。

第四方

方剂：小茴香10克，橘核、茯苓、泽泻各6克。

用法：水煎服。

主治：睾丸鞘膜积液。

第五方

方剂：小茴香15克，盐少许。

用法：水煎服。

主治：小儿疝气。

第六方

方剂：小茴香、当归、延胡索、白芍(炒)、香附(炒)各10克。

用法：水煎服。

主治：痛经。

第七方

方剂：小茴香、巴戟天、杜仲各10克，桑寄生15克。

用法：水煎服。

主治：腰痛。

第八方

方剂：小茴香、苍耳子各10克。

用法：水煎服。

主治：睾丸肿。

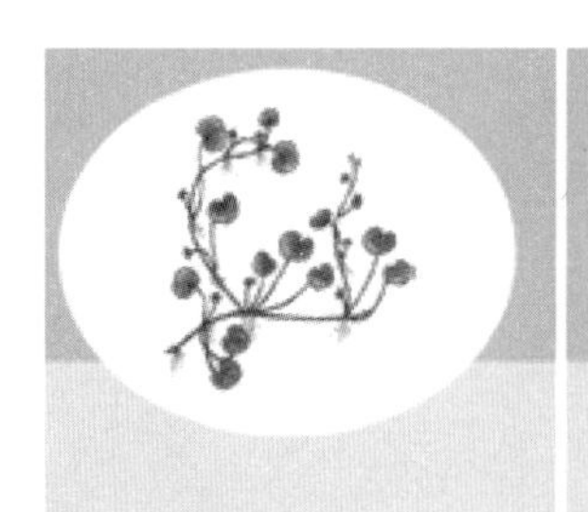

马蹄金

【别名】小金钱草、黄疸草、小马蹄草、荷包草

【释义】

多年生草本。茎多数，细长，匍匐地面，被灰色短柔毛，节上生根。叶互生，圆形或肾形，先端钝圆或微凹，基部心形，形似马蹄，全缘。4～5月开花，单生于叶腋，黄色，形小；萼片5个，倒卵形，基部连合，外被短柔毛；花冠钟状，裂片长圆状披针形；雄蕊5枚，着生于花冠裂片间凹缺处，花丝短；子房2室；花柱2个，柱头头状。6～8月结蒴果近球形，膜质，短于宿存萼。种子1～2粒，外被毛茸。全草于春夏季采收为佳，鲜用或晒干备用。

生长环境

分布于华南和浙江、山西、云南等省区。多生长于山坡林缘、稀疏林下、田边或沟边阴湿处。

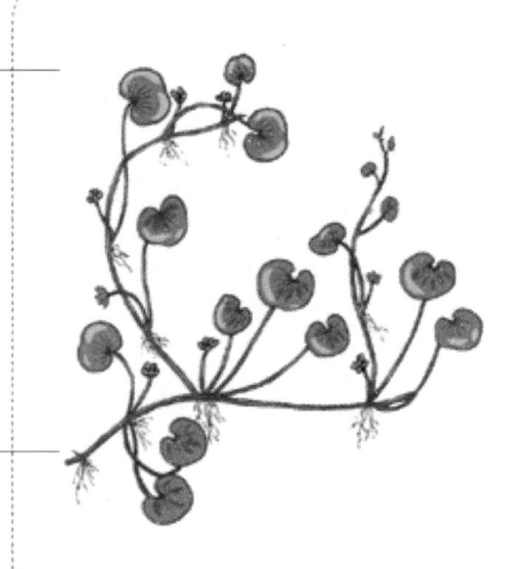

性味功效

味甘、淡，性平。养血清热，利尿消肿。

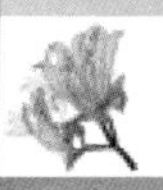

【附方】

第一方

方剂：马蹄金60克，天胡荽30克。

用法：水煎服，每天2剂。

主治：尿路结石。

第二方

方剂：鲜马蹄金、大青叶各30克，车前草20克。

用法：水煎服，每天1剂。

主治：黄疸性肝炎。

第三方

方剂：鲜马蹄金60克，冰糖15克。

用法：水炖服。

主治：血尿。

第四方

方剂：鲜马蹄金、红枣各30克。

用法：水煎，喝汤食枣。

主治：血虚乏力。

第五方

方剂：鲜马蹄金30克，冰片0.2克。

用法：将药捣烂，调以冰片，用薄布包裹敷眼约10小时，每天1次。

主治：风火眼痛。

第六方

方剂：鲜马蹄金150克，益母草100克，米酒300毫升。

用法：将马蹄金切碎，放入酒内浸泡3天后，每天服60毫升，分2～3次服。

主治：月经不调。

第七方

方剂：马蹄金30克，龙胆草10克，车前草15克。

用法：水煎服。

主治：急性胆囊炎。

第八方

方剂：马蹄金30克，车前草10克，路边青30克。

用法：水煎服。

主治：肾炎。

第九方

方剂：鲜马蹄金30克，鲜杜仲叶20克，鲜田基黄15克。

用法：捣烂敷伤处。

主治：外伤出血。

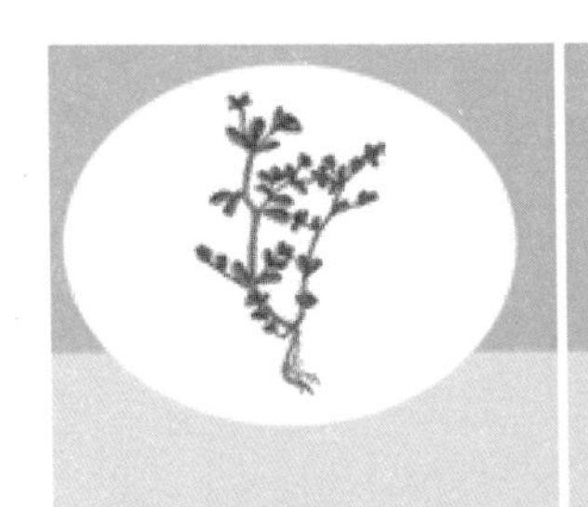

马齿苋

【别名】马齿草、马齿菜、长命菜、马苋、酸苋、酸味菜、狮子草、猪母菜

【释义】

一年生肉质草木，全株光滑无毛。茎圆柱形，平卧或斜向上，向阳面常带淡褐红色或紫色。叶互生或对生，叶柄极短，叶片肥厚肉质，倒卵形或匙形，先端钝圆，有时微缺，基部阔楔形，全缘，上面深绿色，下面暗红色。夏季开两性花，较小，黄色，丛生枝顶叶腋；总苞片4～5枚，三角状卵形；萼片2个，对生，卵形，基部与子房连合；花瓣5个，倒心形，先端微凹；雄蕊药黄色；雌蕊1，子房半下位，1室，花柱顶端4～6裂，形成线状柱头。6～10月短圆锥形蒴果，棕色，盖裂；种子多数，黑褐色，表面具细点。夏季采全草，鲜用或晒干。

生长环境

我国大部分地区都有分布。生于田野、荒地及路旁。

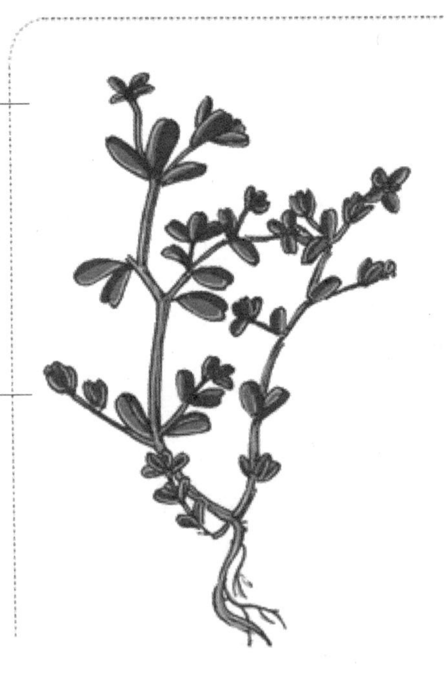

性味功效

味辛、酸，性寒。清热解毒，散血消肿。

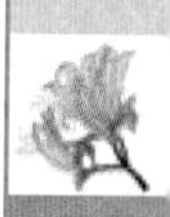

【附方】

第一方

方剂：干马齿苋30克或鲜品60克。

用法：水煎去渣，加白糖少许喂服。

主治：婴幼儿腹泻。

第二方

方剂：干马齿苋150克。

用法：鲜品加倍，水煎服。每天1剂，连服10天为1个疗程，可服1～3个疗程。

主治：淋病。

第三方

方剂：干马齿苋100克。

用法：水煎，分2次服，每天1剂，连服1个月。

主治：糖尿病(阴虚燥热型)。

第四方

方剂：干马齿苋60克。

用法：鲜品加倍，水煎取汁。一半内服，一半外用，温洗或湿敷患处，每天1剂。

主治：痈肿、疖肿、肛周脓肿及甲沟炎等化脓性疾病。

第五方

方剂：鲜马齿苋60克，车前草30克。

用法：水煎服。

主治：急性膀胱炎。

第六方

方剂：鲜马齿苋120克。

用法：捣烂敷患处，每天换2次。

主治：带状疱疹。

第七方

方剂：马齿苋籽适量。

用法：烘干研末，每用5克，掺入葱豉粥中食之。

主治：视神经萎缩。

三七

【别名】山漆、田七、参三七、金不换

【释义】

多年生草本。茎高30～60厘米。主根粗壮肉质，倒圆锥形或短圆柱形，外皮黄绿色或黄棕色，有数条支根，顶端有短的根茎，根茎横生。茎直立，圆柱形，无毛。叶轮生，3～6枚掌状复叶轮生于茎顶，小叶3～7片；小叶片椭圆形或长圆状倒卵形，先端尖，基部狭，边缘有锯齿，两齿间有刺状毛，两面沿叶脉疏生刺状毛。6～8月开花，花黄白色，组成伞形花序单生于枝顶，有花80～100朵或更多；花萼5裂；花瓣5片；雄蕊5枚。8～10月结果，果实肾形，长约9毫米，成熟时红色。种子球形，种皮白色。夏末秋初开花前，或秋季种子成熟后采其根，晒干备用。

生长环境

云南、广西为主栽培区，四川、湖北、江西、广东、福建、江西、浙江等省有栽培。多生于山坡林荫下。

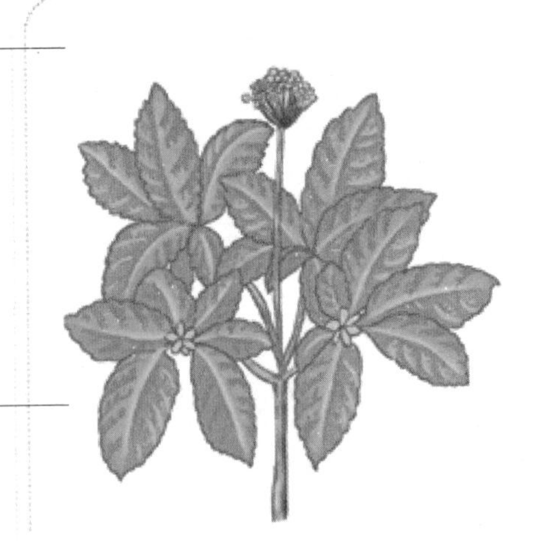

性味功效

味甘、微苦，性温。散瘀止血，消肿镇痛。

【附方】

第一方

方剂：三七适量。

用法：研为细粉。每次6克，每天2次，温开水冲服。

主治：冠心病、心绞痛。

第二方

方剂：三七6克，鸡肉适量。

用法：炖服。

主治：月经不调，产后恶露不尽，贫血。

第三方

方剂：三七6克，毛冬青根皮30克。

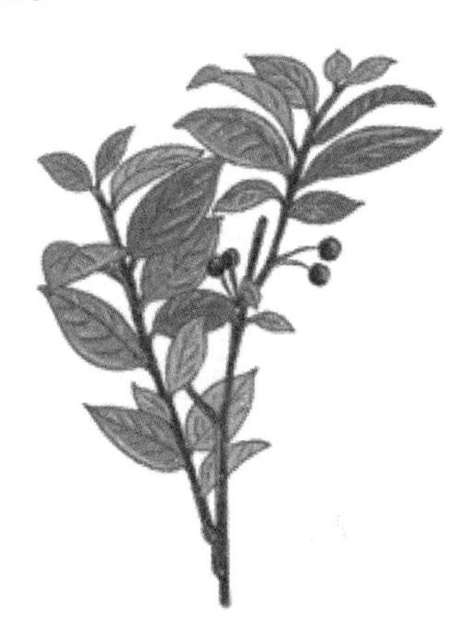

毛冬青

用法：共研为细末，沸水送服。

主治：跌打损伤。

第四方

方剂：三七10克。

用法：水煎，代茶饮。

主治：痈肿疮毒。

第五方

方剂：生三七适量。

用法：研为细粉。每次用0.6～0.9克，每天2～3次。

主治：咯血。

第六方

方剂：三七15克，枫荷梨25克，两面针根6克。

用法：水煎服。

主治：风湿性关节炎。

第七方

方剂：三七30克，麻油少许。

用法：研为细末，加麻油适量调和，热水浸脚后涂患处，每天3～4次，30天为1个疗程。

主治：手足皲裂。

第八方

方剂：三七适量。

用法：研为细末，温开水口服，1天3次，1次1.5克。

主治：上消化道出血。

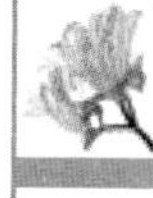

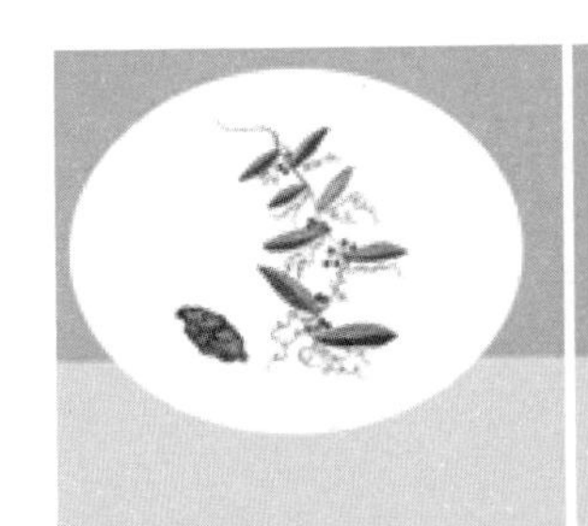

土茯苓

【别名】草禹余粮、冷饭团、仙遗粮、过山龙、过岗龙、山归来、连饭

【释义】

攀缘状灌木。根茎块根状，有明显结节，着生多数须根。茎无刺。单叶互生；革质，披针形至椭圆状披针形，先端渐尖，基部圆形，全缘。7～8月开单性花，雌雄异株；伞形花序腋生，花序梗极短；花小，白色。9～10月结果，浆果球形，直径6～8毫米，红色，其根茎可入药。根茎于秋季采挖为佳，晒干或趁鲜切片晒干备用。

生长环境

分布于安徽、江苏、浙江、福建、广东、湖北、四川、贵州等地。生于山坡、荒山及林边的半阴地。

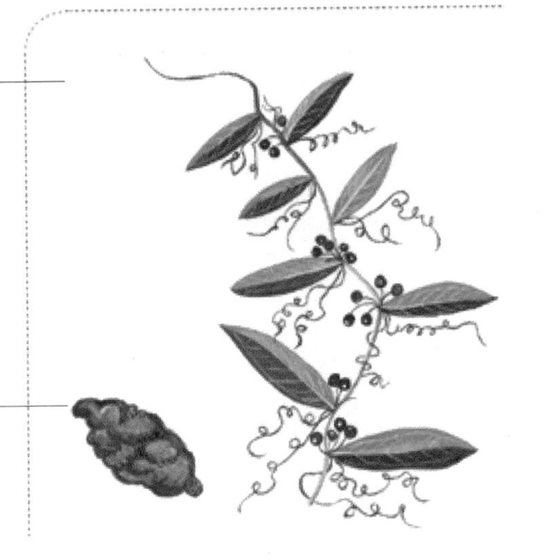

性味功效

味甘、淡，性平。除湿解毒，利关节。

【附方】

第一方

方剂：土茯苓60克。

用法：研为细末包煎，每天1剂，分2次服，15剂为1个疗程，一般服药2个疗程。

主治：牛皮癣。

第二方

方剂：土茯苓60克，皂角刺12克，苦参、天花粉各10克。

用法：水煎服。

主治：急性乳腺炎。

第三方

方剂：土茯苓150克。

用法：水煎，分3次服，每天1剂。

主治：急慢性肾炎、肾结核。

第四方

方剂：土茯苓30克，夏枯草25克。

用法：水煎服。

主治：颈淋巴结核。

第五方

方剂：土茯苓150克。

用法：水煎，分2次服，每天1剂。

主治：肺脓疡。

第六方

方剂：鲜土茯苓150克。

用法：水煎服。

主治：咽喉肿痛。

第七方

方剂：鲜土茯苓250克，苍耳子、金银花、白鲜皮、甘草各15克。

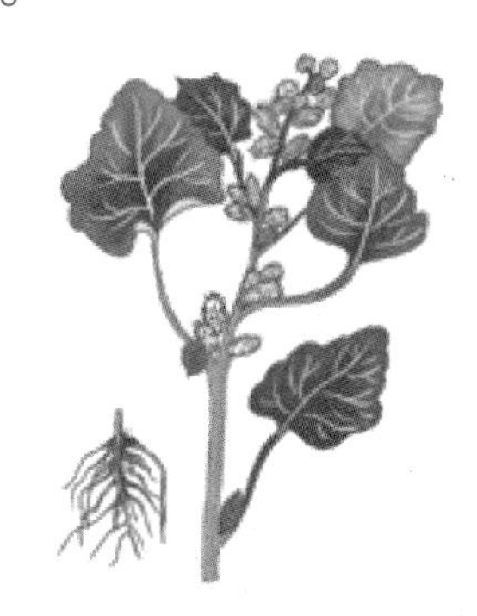

苍耳

用法：水煎服。

主治：梅毒。

第八方

方剂：土茯苓、金银花各30克。

用法：水煎服。

主治：痈肿，腹泻。

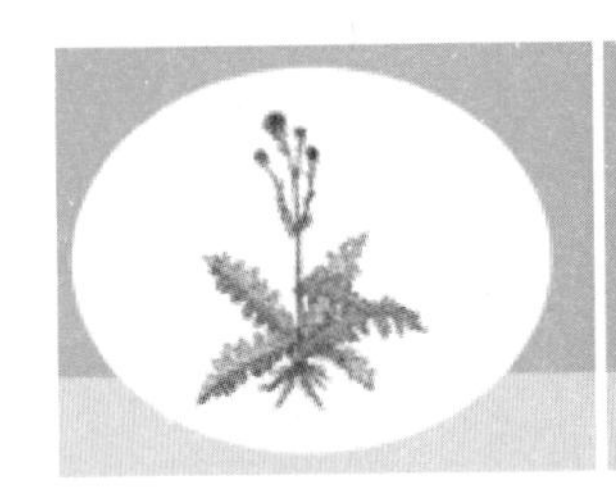

大蓟

【别名】老虎刺、刺青菜

【释义】

多年生直立草本，高50～100厘米。根纺锤形或圆锥形，肉质，棕褐色，断面黄白色。茎粗壮直立，披白色绵毛。叶互生或基生。有柄，倒披针形，羽状深裂，裂片有齿和针刺，背面披白色长绵毛；茎生叶无柄，向上逐渐变小，基部抱茎。夏季开淡紫色的头状花序，苞片革质，线状披针形，先端有刺。秋季结瘦果，呈暗灰色，外披冠毛。春、夏、秋季采全草，洗净晒干备用或鲜用。

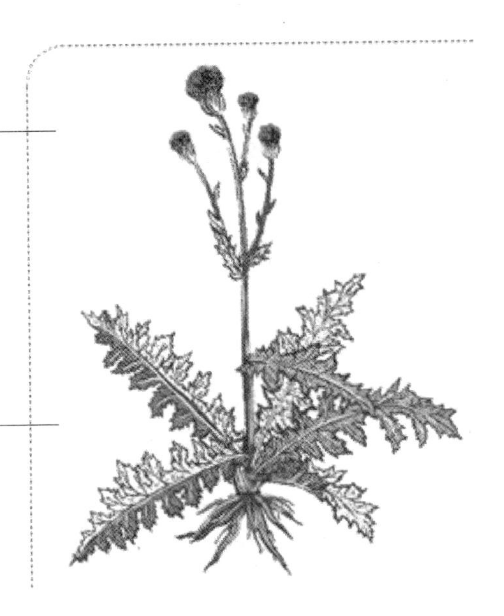

生长环境

我国大部分省区均有分布。多生长于山野、向阳路旁边。

性味功效

味甘，性凉。凉血止血，消肿止痛。

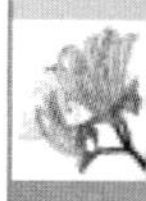

【附方】

第一方

方剂：大蓟、倒水黄花莲各30克，阿胶、当归、鸡血藤各15克，黄根20克。

用法：水煎服，每天1剂。

主治：各种血症。

第二方

方剂：大蓟鲜根30～60克，白糖少许。

用法：水煎，冲白糖服，每天1剂。

主治：黄疸。

第三方

方剂：大蓟全草适量。

用法：捣烂敷患处，每天1剂。

主治：跌打扭伤，疮疖肿痛。

第四方

方剂：大蓟适量。

用法：研粉，与淀粉按1：1比例拌匀，加沸水适量调成糊状。将药糊平铺于3～4层纱布上，待温度降到40℃～42℃时敷于患处，纱布外盖油纱布或塑料薄膜，以防干结。一般6～8小时后更换新品。

主治：肌内注射所致硬结。

第五方

方剂：大蓟根、栀子炭、生地黄、白芍、黄芩各10克。

用法：水煎服。

主治：妇女月经过多，倒经。

第六方

方剂：大蓟、侧柏叶、白茅根、茜草根、荷叶各15克。

用法：炒成炭，研细粉，用童尿或鲜藕汁适量调服。

主治：吐血，咯血，便血，衄血，尿血。

第七方

方剂：鲜大蓟根60克。

用法：酒、水各半煎服；另取鲜大蓟根适量酌加酒糟，捣敷患处。

主治：乳腺炎。

第八方

方剂：大蓟根30克。

用法：水煎服，每天2次。

主治：乳糜尿。

大黄

【别名】将军、川军、生军、马蹄黄、锦纹

【释义】

多年生草本，高达2米。肉质根及根状茎粗壮。茎中空绿色，平滑无毛，有纵纹。单叶互生；具粗壮长柄，柄上生白色短刺毛；基生叶圆形或卵圆形，长宽均达35厘米，掌状5～7深裂，裂片矩圆形，边缘有尖裂齿，叶面生白色短刺毛；茎生叶较小(南大黄基生叶5浅裂；鸡爪大黄叶裂极深，裂片狭长)。秋季开淡黄白色花，大圆锥花序顶生；花被6裂，雄蕊9个。瘦果矩卵圆形，有3棱，沿棱生翅，翅边缘半透明。根及根状茎入药。秋末冬初采收，去粗皮，切片干燥备用。

生长环境

分布于西北、西南各省，南方高寒山区有栽培。多生于阴湿处。

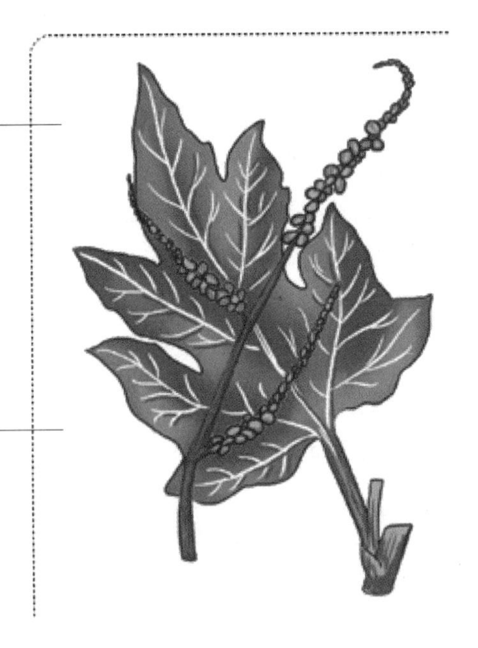

性味功效

味苦，性寒。泻实热，破积滞，行瘀血。

【附方】

第一方

方剂：生大黄粉15克，大米粉10克，蜂蜜100克。

用法：用适量温开水调匀，每小时服10毫升，至排出蛔虫，症状消除为止。

主治：小儿蛔虫性肠梗阻。

第二方

方剂：生大黄30克。

用法：加水200毫升，煎沸。做保留灌肠，每天上午、下午各1次，疗程为5～7天。

主治：肾功能衰竭。

第三方

方剂：大黄30克，米醋适量。

用法：将大黄研为细末，加米醋适量调成糊状，敷于两脚心(涌泉穴)，每次敷2小时，可用2～3次。

主治：肠胀气。

第四方

方剂：生大黄粉540克。

用法：每天3次，每次3克，胶囊装，沸水送服。连服2个月。治疗期间停服其他药。

主治：高脂血症。

第五方

方剂：大黄100克。

用法：取上药，加入米醋1000毫升，浸泡10天。用该药液浸泡患手，每次20分钟，每天2次，7天为1个疗程。儿童用该药液浸泡时间为10～15分钟。

主治：手癣。

第六方

方剂：大黄适量。

用法：每天9～12克，用沸水250毫升冲泡，待温后徐徐吞咽。每2小时泡服1次。连服2～4天。停用其他药。

主治：急性化脓性扁桃体炎。

第七方

方剂：大黄粉适量。

用法：取上药1份，合陈石灰2份，炒至大黄成黑灰时取出研粉。将粉撒布于创面，或用麻油或桐油调涂患处。

主治：烧伤。

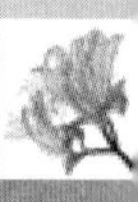

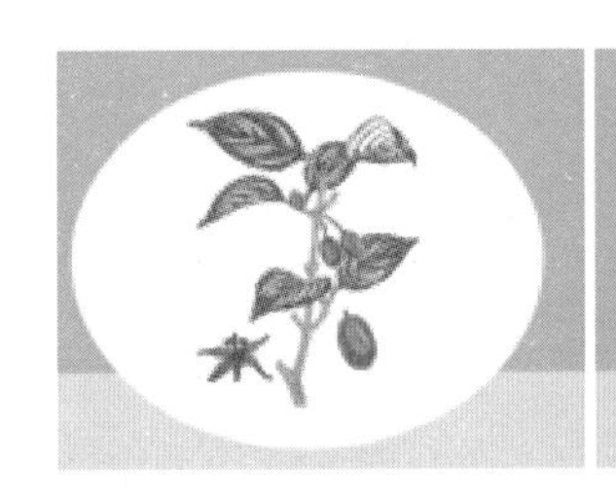

山茱萸

【别名】萸肉、山萸肉、肉枣、药枣、枣皮

【释义】

落叶灌木或小乔木，高3～4米。树皮淡褐色，呈片状剥落。嫩枝无毛。叶对生，单叶；叶片卵形、椭圆形或长椭圆形，长5～12厘米，宽3～4.5厘米，先端尖，基部楔形或圆形，边缘全缘，叶面近无毛或疏生平贴柔毛，叶背有毛，侧脉每边6～8条，脉腋有黄褐色绒毛；叶柄长约1厘米。5～6月开花，先叶开放，花黄色，排成伞形花序生于枝顶或叶腋；花萼4裂；花瓣4片，卵形；雄蕊4枚。8～10月结果，果实椭圆形或长椭圆形，长1.2～1.5厘米，直径约7毫米，光滑无毛，成熟时红色，果皮干后皱缩像葡萄干。种子长椭圆形，两端钝圆。秋末冬初收集果实备用。

生长环境

陕西、河南、山东、山西、安徽、浙江、四川等省有出产。此物多生于山坡灌木丛中或栽培。

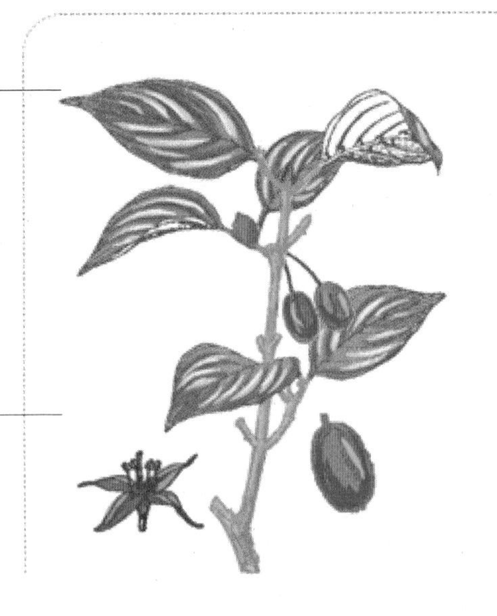

性味功效

味酸、涩，性微温。补益肝肾，涩精固脱。

【附方】

第一方

方剂：山茱萸、白术各15克，生龙骨(先煎)、生牡蛎(先煎)各30克。

用法：水煎服。

主治：汗出不止。

第二方

方剂：山茱萸适量。

用法：嚼服，每天2次，每次6克。

主治：偏头痛。

第三方

方剂：山茱萸、熟地黄各15克，当归、白芍各10克。

用法：水煎服。

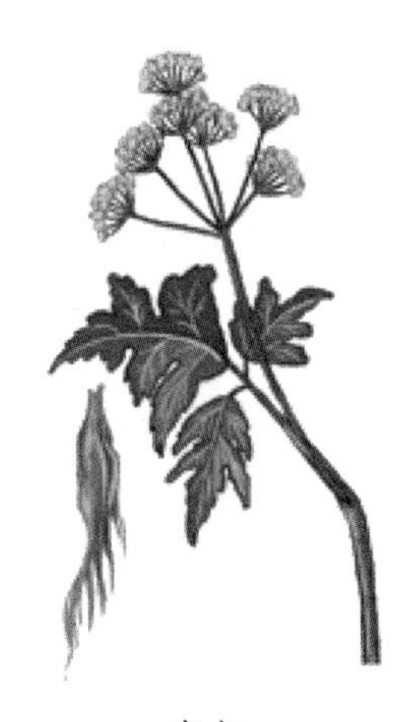

当归

主治：体虚，月经过多。

第四方

方剂：山茱萸100克。

用法：武火煎取浓汁约300毫升。第1次服150毫升。余药分2次间隔4小时服完。

主治：精脱。

第五方

方剂：山茱萸15克，金樱子、女贞子各10克。

用法：水煎服。

主治：遗精、早泄。

第六方

方剂：山茱萸150克。

用法：急火煎取浓汁1大碗。第1次服1/3量，余药视病情分次频饮。

主治：汗出虚脱。

第七方

方剂：山茱萸35克。

用法：水煎。分2次服，每天1剂。病情好转后，剂量减少为10~15克，煎汤或代茶饮。

主治：肩周炎。

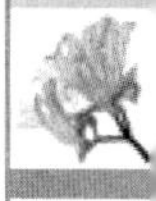

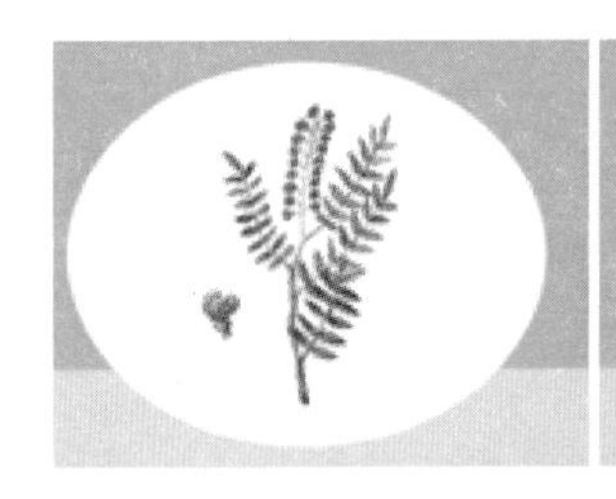

山豆根

【别名】广豆根、苦豆根、柔枝槐

【释义】

为灌木，茎细长，有时攀缘状，高1～3米。根圆柱状，表面黄褐色，味苦。枝无毛，嫩枝有灰色短柔毛。叶互生，单数羽状复叶，小叶5～9对，对生或近互生；小叶片椭圆形、长圆形或卵状长圆形，叶边缘全缘，叶面无毛或散生短柔毛，叶背有紧贴的灰褐色柔毛；叶柄基部的托叶极小或近于消失。5～7月开花，花黄白色，8～12月结果，果为荚果，呈串珠状，稍扭曲，果皮有短柔毛，成熟时开裂成2瓣，种子卵形，黑色。4～5月或8～9月采挖根，洗净，晒干备用。

生长环境

此物常生于石灰岩山脚、山顶、山坡的石缝中。广西、贵州、云南等省区有出产。

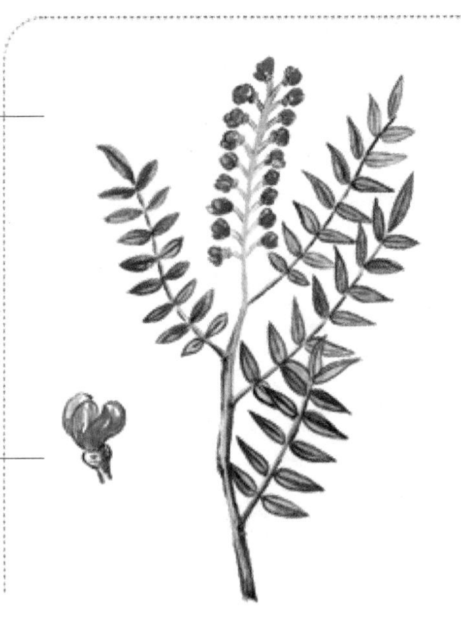

性味功效

味苦，性寒，有毒。清热解毒，消肿利咽。

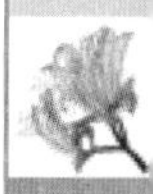

【附方】

第一方

方剂：山豆根1.5份，黄柏、黄芩各1份。

用法：水煎服。

主治：癌肿。

第二方

方剂：山豆根6克。

用法：水煎服。

主治：痢疾。

第三方

方剂：鲜山豆根20克，猪大肠250克。

用法：炖食。

主治：痔疮。

第四方

方剂：山豆根6克。

用法：水煎服。

主治：牙龈肿痛。

第五方

方剂：山豆根9克，鸡骨草30克。

用法：水煎服。

主治：黄疸性肝炎。

第六方

方剂：山豆根、桔梗、射干各9克，南板蓝根12克，玄参15克。

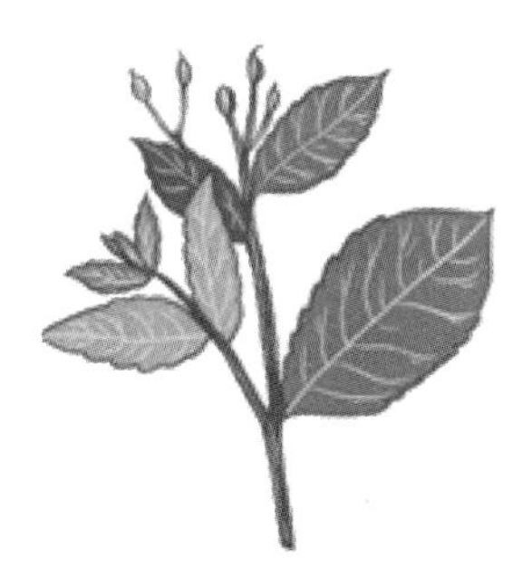

玄参

用法：水煎服。

主治：扁桃体炎，咽喉肿痛。

第七方

方剂：山豆根9克，一点红50克。

用法：水煎服。

主治：扁桃体炎，乳腺炎，阑尾炎，术后感染。

第八方

方剂：山豆根9克，板蓝根30克。

用法：水煎服。

主治：流行性腮腺炎。

四画

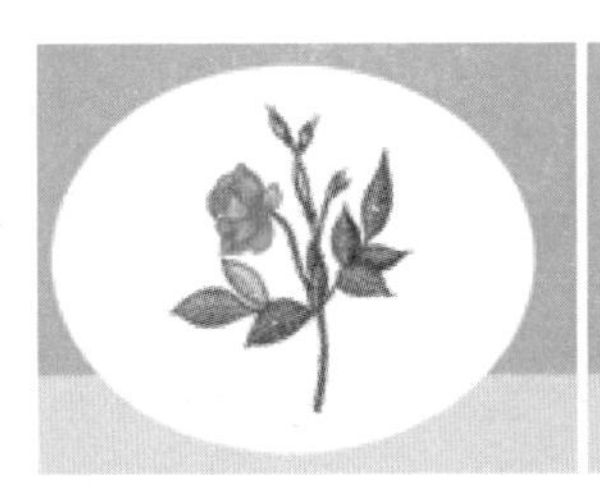

月季花

【别名】四季花、月月红、月贵花、月季红

【释义】

常绿直立灌木。枝圆柱形，有三棱形钩状皮刺。单数羽状行叶互生；小叶3～5片，有柄，柄上有腺毛及刺；小叶片阔卵形至卵状长椭圆形，先端渐尖或急尖，基部圆形，边缘有尖锯齿；总叶柄基部有托叶。5～9月开花，花通常数朵簇生，红色或玫瑰色，重瓣；总苞2个，披针形，先端长尾状，表面有毛，边缘有腺；花萼5个，向下反卷，有长尾状锐尖头，常羽状裂，外面光滑，内面密被白色绵毛；花瓣倒卵形，先端圆形，脉纹明显，呈覆瓦状排列。果实卵形或陀螺形。夏、秋季采集半开放的花，用微火烘干。

生长环境

我国各地均有栽培。

性味功效

味甘，性温。活血调经，消肿解毒。

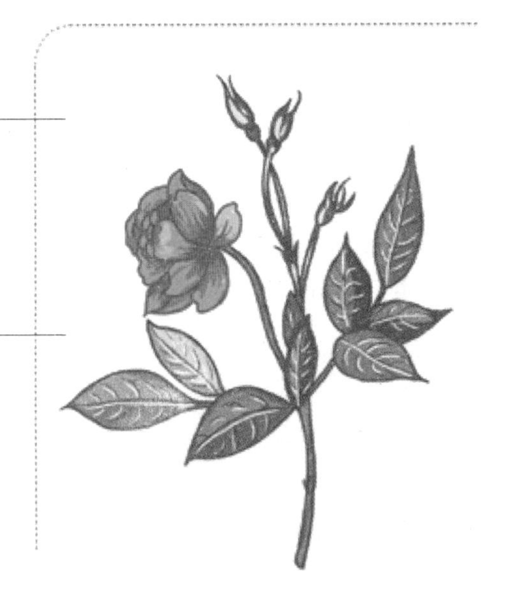

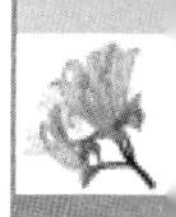

【附方】

第一方

方剂：鲜月季花30克。

用法：洗净后加冰糖(或蜂蜜)，沸水冲泡，加盖。待水温稍降即频频饮服，可续冲3遍。上、下午各1剂，每天总冲水量800~1000毫升。或以鲜橙花10克加入月季花中泡饮，其效亦佳。

主治：隐匿型或无症状性冠心病。

第二方

方剂：鲜月季花根、鸡冠花各30克，益母草15克，制香附10克。

用法：加水炖鸡蛋，吃蛋喝汤。

主治：痛经。

第三方

方剂：鲜月季花20克。

用法：沸水冲泡，分次服之。每天或隔天1次，连服3~5次。

主治：月经不调。

第四方

方剂：月季花13朵，槐花10克。

用法：沸水泡饮。

主治：高血压。

第五方

方剂：月季花、醋炒香附各9克，牛膝10克，丹参30克。

用法：水煎，分3次服，每天1剂。

主治：月经后期，量少，经行艰涩。

第六方

方剂：鲜月季花15克，冰糖20克。

用法：水炖服。

主治：肺虚咳嗽，咯血。

第七方

方剂：月季花30克。

用法：烘干，研细末，每服3克，热米酒适量冲服。如系新伤，可用嫩月季花叶，捣烂外敷伤处。

主治：跌打损伤，筋骨疼痛。

第八方

方剂：鲜月季花根20克，鲫鱼1~2条。

用法：水炖服。或用月季花5克，沸水冲泡饮。

主治：淋巴结核。

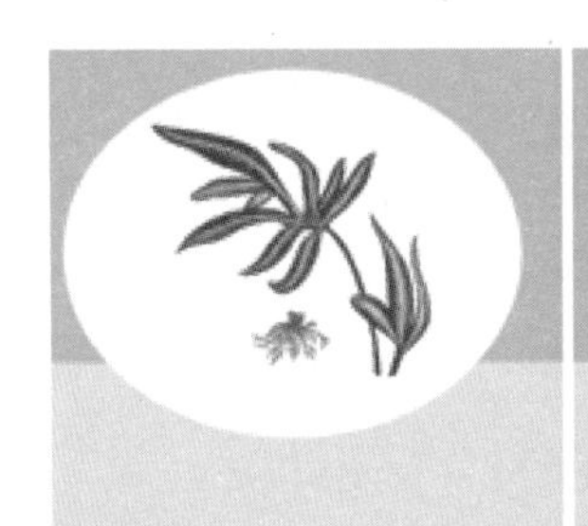

凤尾草

【别名】三叉草、凤凰尾、井口边草、山鸡尾、石长生、凤尾蕨

【释义】

多年生草本，高30～50厘米。根块茎短而硬，密被浓褐色柔毛。叶簇生于根状茎上，茎部无节，叶柄灰绿色或褐色，2回羽状复叶，羽片3～5对，对生；生孢子的叶全缘，不生孢子的叶有锯齿，孢子囊群线形，连续排列于叶背边缘，孢子囊群盖膜质，由反卷的叶缘所成。全年采全草。洗净晒干备用或鲜用。

生长环境

分布于我国南部、中部、西南部各省区。生于溪边、园边、井旁等阴湿处。

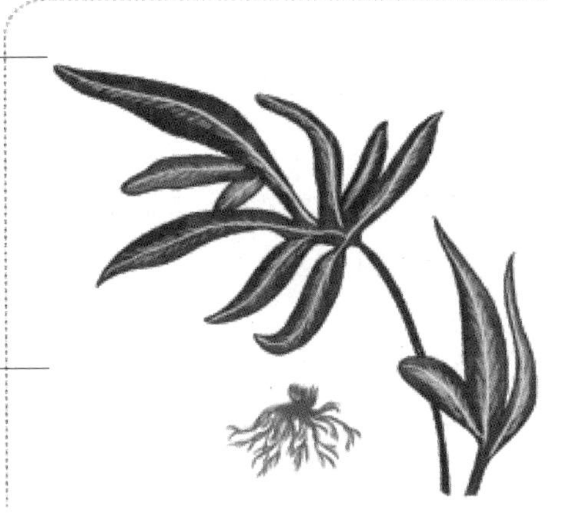

性味功效

味甘、苦，性寒。清热利湿，凉血止痢。

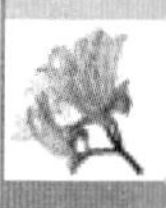

【附方】

第一方

方剂：凤尾草、连钱草、酢浆草各30克。

用法：水煎服。

主治：黄疸性肝炎。

第二方

方剂：凤尾草60克，地桃花根30克。

用法：水煎，用蜜糖冲服，日服3次。

主治：痢疾。

第三方

方剂：凤尾草30克，海金沙、车前草、薏苡仁根各15克。

用法：水煎服。

主治：赤白带。

第四方

方剂：凤尾草、金银花各30克。

用法：水煎，蜜糖冲服。

主治：便血。

第五方

方剂：凤尾草、夏枯草各30克，鸡蛋2个。

用法：上药与蛋共煮，吃蛋喝汤。每天1剂，连服半个月至1个月。

主治：淋巴结核。

第六方

方剂：凤尾草60克。

用法：水煎服。

主治：小便短赤涩痛、尿血。

第七方

方剂：鲜凤尾草15克，蝉蜕7个。

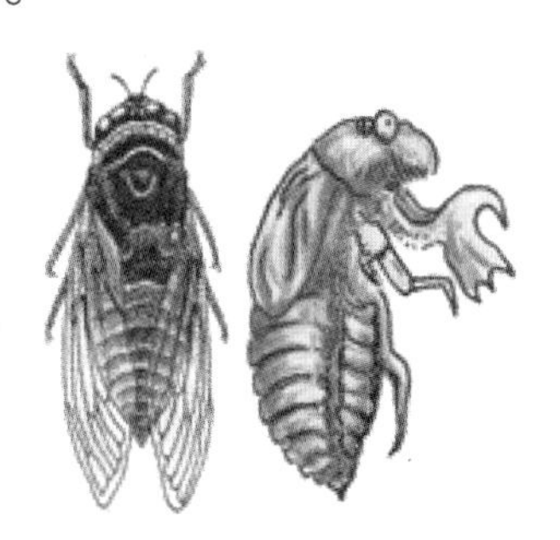

蝉蜕

用法：水煎服。

主治：小儿肝火烦热。

第八方

方剂：凤尾草、金砂厥各适量。

用法：捣烂，敷患处。

主治：乳痈。

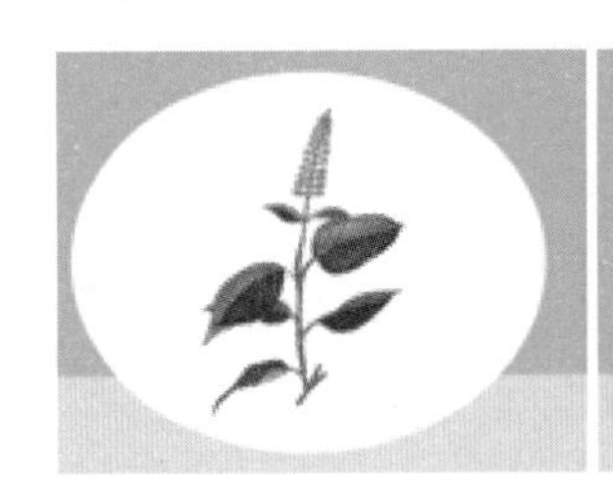

巴豆

【别名】刚子、芒子、红子仁、巴菽、巴果

【释义】

常绿乔木，高6～10米。幼枝绿色，被稀疏星状柔毛或几无毛；二年生，枝灰绿色，有不明显黄色细纵裂纹。叶互生；叶柄长2～6厘米；叶片卵形或长圆状卵形，先端渐尖，基部圆形或阔楔形，近叶柄处有2腺体，叶缘有疏浅锯齿，两面均有稀疏星状毛，主脉3出；托叶早落。3～6月开花，花单性，雌雄同株；总状花序顶生，上部着生雄花，下部着生雌花；花梗细而短，有星状毛。6～7月结果，蒴果长圆形至倒卵形，有3钝角。种子长卵形，3枚，淡黄褐色。花期3～5月。果期6～7月。8～9月果实成熟时采收，晒干后，除去果壳，收集种子，晒干。

生长环境

分布于四川、湖南、湖北、云南、贵州、广西、广东、福建、浙江、江苏等地。生于山谷、溪边、旷野或栽培。

性味功效

味辛，性热，有毒。泻寒积，通关窍，逐痰，行水，杀虫。

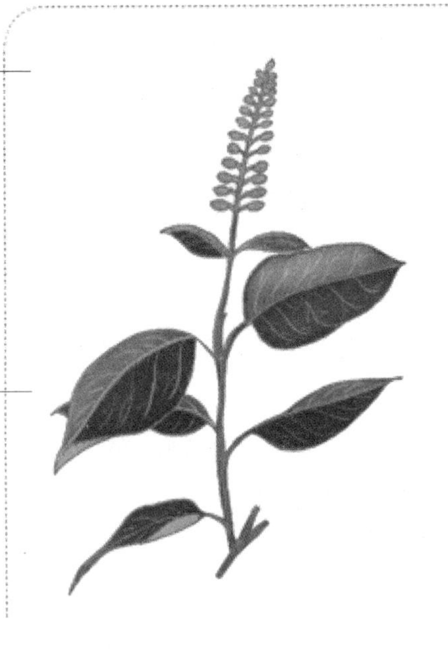

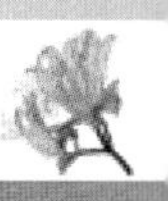

【附方】

第一方

方剂：巴豆仁适量。

用法：切碎，置胶囊内。每次服100毫克，小儿酌减，每4～5小时用药1次，至畅泻为度，每24小时不超过400毫克。

主治：胆绞痛，胆道蛔虫症。

第二方

方剂：巴豆适量。

用法：去壳留仁，用草纸包好，以铁锤打碎，去净油质后，用龙眼肉或荔枝肉包吞。根据患者的体质和年龄大小，每次用0.5～1克。

主治：肠梗阻。

第三方

方剂：巴豆皮0.5克。

用法：与烟叶适量制成卷烟2支。成人每天吸烟2～4支。

主治：粘连性肠梗阻。

第四方

方剂：巴豆适量。

用法：去壳去皮，保留整仁不碎。将黄蜡(蜂蜡)化开，用针尖扎上巴豆，在已溶开的黄蜡中蘸一下，取出旋转冷却，使黄蜡将巴豆全部均匀包住，不可缺损即可。每天早饭前吞服7粒，病情严重者可早晚各吞服7粒。

主治：结核病。

第五方

方剂：巴豆适量。

用法：去油，用鲜姜汁调成糊状，做成枣核大栓剂，中间留一小孔，外裹一层薄药棉。用时根据病情轻重，塞入一侧或双侧后鼻腔内，每天1次，每次置放1～2小时，7次为1个疗程。

主治：支气管哮喘及哮喘性支气管炎。

第六方

方剂：巴豆4～8粒。

用法：去壳取仁，投入250毫升50度白酒中煮沸后，将白酒盛于小口瓶内。乘热将劳宫穴(握拳时中指尖与掌心接触处)放在瓶口上熏，约20分钟，每天1次，10次为1个疗程。

主治：面神经麻痹。

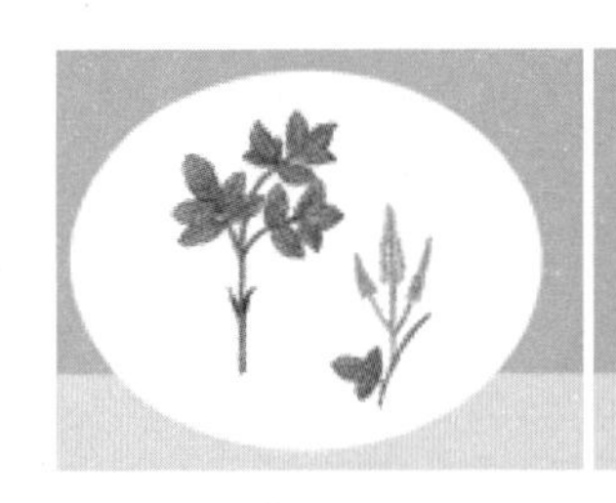

升麻

【别名】绿升麻、鸡骨升麻

【释义】

多年生草本，高1～2米。根茎为不规则块状，多分枝，呈结节状，有洞状茎痕，表面黑褐色，直径2～4厘米，须根多而细。茎直立，有疏柔毛。叶互生，基生叶和下部茎生叶为2～3回羽状复叶；小叶片长卵形或披针形，最下1对小叶常裂成3小叶，边缘有粗锯齿，叶面绿色，叶背灰绿色，两面均有短柔毛。7～8月开花，花小，黄白色，排成圆锥花序长达45厘米，生于枝顶；9月结果，果实密生短柔毛，长圆形略扁，长0.8～1.4厘米。根茎秋季挖出，晒干备用。

生长环境

我国大部分地区都有分布。多生于山坡草丛、林边、山路旁、灌木丛中。

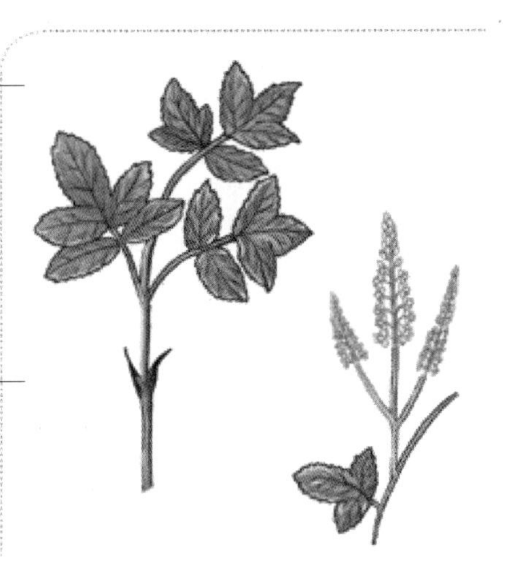

性味功效

味辛、微甘，性微寒。发表透疹，清热解毒，升举阳气。

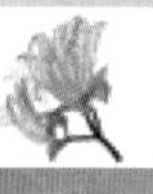

【附方】

第一方

方剂：升麻30～50克。

用法：浓煎取汁。用纱布蘸药液湿敷患处，要保持局部湿润。同时禁食生姜、大蒜、鱼、蛋等辛辣之品及发物。

主治：带状疱疹。

第二方

方剂：升麻6克，生石膏15克，白芷、葛根各3克。

用法：水煎服。

主治：前额部痛，寒热面赤。

第三方

方剂：升麻3克，黄芪20克，知母10克，柴胡、桔梗各5克。

用法：水煎服。

主治：子宫下垂，胃下垂，久泻脱肛。

第四方

方剂：升麻6克，黄芪12克，五倍子10克。

用法：水煎服。

主治：脱肛。

第五方

方剂：升麻10克，当归、黄连、生地黄各6克，牡丹皮5克。

用法：水煎服。

主治：胃火牙痛，前额头痛，扁桃体炎。

第六方

方剂：升麻5克，牛蒡子10克，葛根、甘草各3克。

用法：水煎服。

主治：麻疹初起，疹出不畅。

第七方

方剂：升麻5克，生石膏15克，生地黄、玄参各10克。

用法：水煎服。

主治：胃火牙痛，咽喉肿痛，口舌生疮。

第八方

方剂：升麻10克，荷叶1张，苍术6克。

用法：水煎服。

主治：头重痛有时如雷鸣，或夏秋头重痛、腹泻、苔腻。

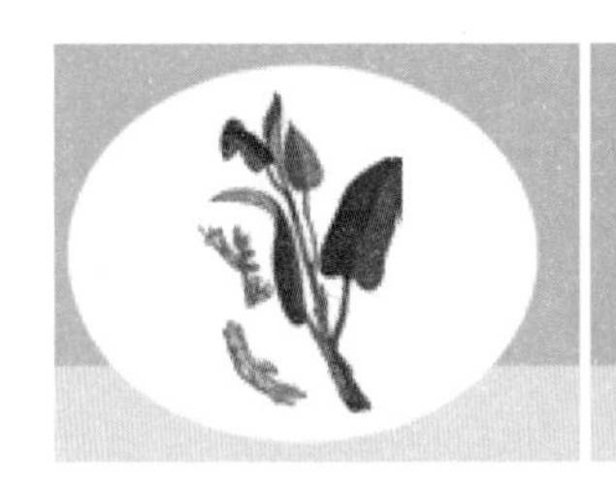

丹参

【别名】红丹参、血参、紫丹参、赤参

【释义】

多年生直立草本，高30～80厘米。全株密生黄白色柔毛及腺毛。根圆柱形，肉质，多分枝，鲜时表面棕红色，断面肉白色，渐变粉红色，干后呈棕红或暗棕红色。茎四方形，有纵槽纹。叶对生，单数羽状复叶，小叶通常3～5片；小叶片卵圆形、椭圆状卵形或宽披针形，先端尖，基部圆形，两面均有疏柔毛，叶背面较密，边缘有圆齿。4～8月开花，花紫蓝色，排列成总状花序生于枝顶或叶腋，5～9月结果，果实椭圆形，黑色。春、秋季挖根，晒干备用。

生长环境

全国中部、南部地区有分布。多生于向阳山坡、草丛、沟边、路旁较湿润处。

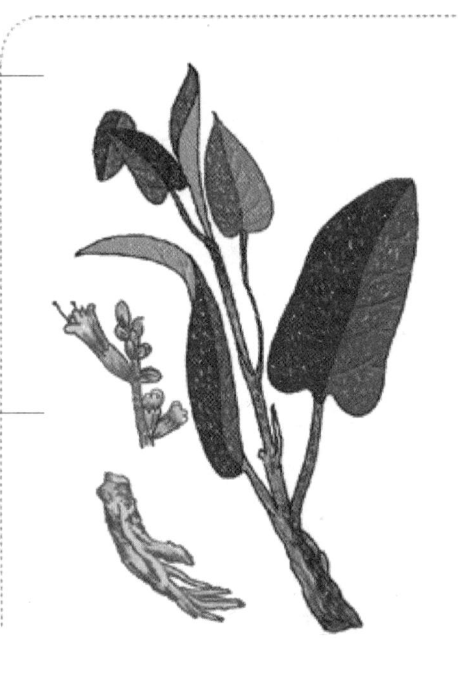

性味功效

味苦，性微寒。祛瘀止痛，活血通络，清心除烦。

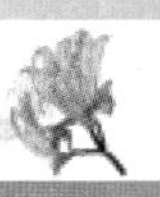

【附方】

第一方

方剂：丹参30克。

用法：水煎。每天1剂，早晚分2次服，30天为1个疗程。

主治：神经衰弱。

第二方

方剂：丹参、金银花、土茯苓、赤芍各30克，当归、川芎各15克。

用法：水煎服。

主治：血栓闭塞性脉管炎。

第三方

方剂：丹参15克，延胡索、香附各10克。

用法：水煎服。

主治：经闭血瘀腹痛。

第四方

方剂：丹参根适量。

用法：晒干后切片，加水煎煮取汁2次，过滤，滤液合并煎成30%～50%的煎剂，临用时酌加糖浆。每次服30～50毫升，每天2～3次，连服2～3个月。

主治：晚期血吸虫病。

第五方

方剂：丹参、金银花、紫花地丁各15克，连翘10克。

用法：水煎服。

主治：乳腺炎，淋巴结炎，丹毒。

第六方

方剂：丹参、连翘、金银花、瓜蒌、赤芍各10克。

用法：水煎服。

主治：痈肿疮毒。

第七方

方剂：丹参、柏子仁、夜交藤(何首乌藤)、酸枣仁各10克，远志5克。

用法：水煎服。

主治：心悸不眠。

第八方

方剂：白花丹参适量。

用法：晒干，碎为细末，加入55度白酒浸泡15天，配制成5%～10%的白花丹参酒。每次饮用20～30毫升，每日3次。

主治：血栓闭塞性脉管炎。

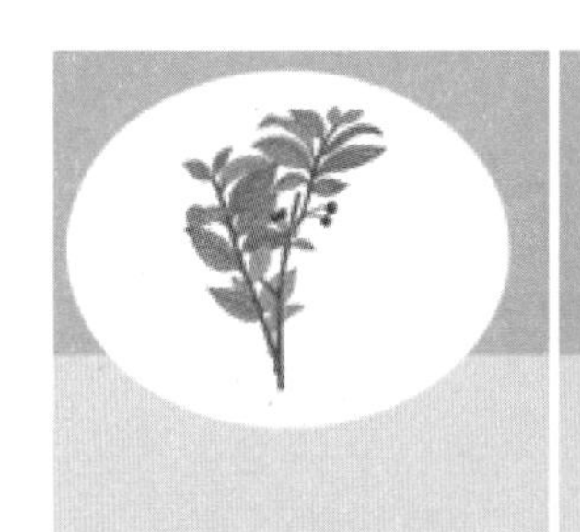

毛冬青

【别名】毛披树、六月霜、细叶冬青、茶叶冬青、水火药、喉毒药

【释义】

常绿灌木，高2～3米。根粗壮，淡黄色。小枝近四棱形，密被粗毛，稍呈“之”字形曲折。单叶互生，柄短，叶片膜质或纸质，椭圆形或卵状长椭圆形，长3～5厘米，宽1.5～2厘米，先端渐尖，全缘或具稀疏小尖齿，上面绿色，下面淡绿色，中脉被短柔毛。夏初开淡紫或白色花。雌雄异株；花序簇生，花瓣5～6片。核果浆果状，球形，熟时红色。根、叶入药，秋、冬季采根，切片晒干。叶鲜用。

生长环境

分布于我国南方各省区。多生于丘陵、灌木丛中。

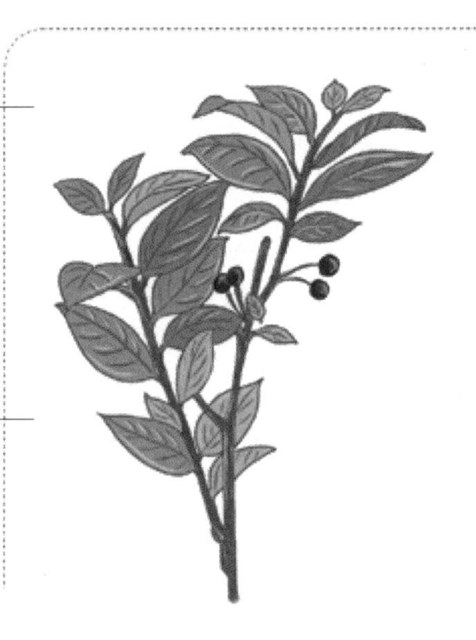

性味功效

味苦、甘，性平。活血通脉，消肿止痛，清热解毒。

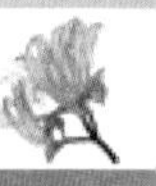

【附方】

第一方

方剂：毛冬青90克。

用法：水煎2次，分3次服。

主治：冠心病，心绞痛，急性心肌梗死。

第二方

方剂：毛冬青90克，猪蹄1只。

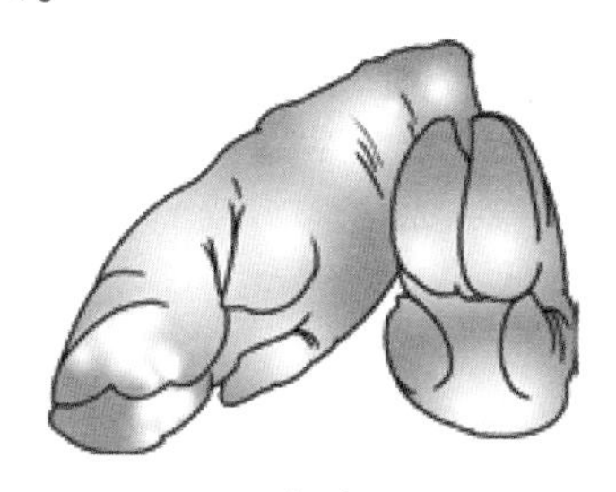

猪蹄

用法：共炖2小时，去药渣，分次于1天内服完。脚趾溃烂时用毛冬青90克，煎水浸泡患处。

主治：血栓闭塞性脉管炎。

第三方

方剂：毛冬青100克。

用法：水煎2次，分3次服，连服10～15天。

主治：脑血栓。

第四方

方剂：毛冬青根适量。

用法：水煎，待冷，冲白糖适量服，并取此药液涂患处，日涂3～6次。

主治：跌打肿痛，疔疮肿毒。

第五方

方剂：鲜毛冬青叶、鲜木芙蓉花各适量。

用法：共捣烂敷患处。

主治：痈疮初起。

第六方

方剂：毛冬青根15克。

用法：水煎，冲白糖适量，待冷徐徐咽下。

主治：喉痛，肺热喘咳，扁桃体炎。

第七方

方剂：鲜毛冬青叶适量。

用法：捣烂敷患处或晒干研细粉敷患处。

主治：刀伤出血。

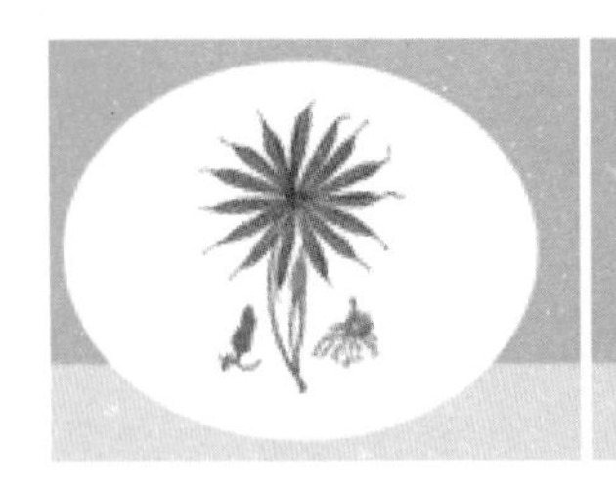

天南星

【别名】南星、一把伞南星、虎掌南星

【释义】

多年生草本，高20～35厘米。块茎扁球形，外皮黄褐色，生有须根。叶从叶芽苞内抽出，绿色，杂有褐色或赤色斑纹；小叶片呈辐射状排列，条形、披针形，先端渐尖，并延长为丝状。夏、秋季开花，肉穗花序从叶柄下部抽出。秋季结果，果序圆柱形，如玉米棒，果实红色。块茎于秋、冬季采挖，晒干备用。

生长环境

全国大部分地区都有分布，多生于阴湿沟边、山坡林下石缝中。

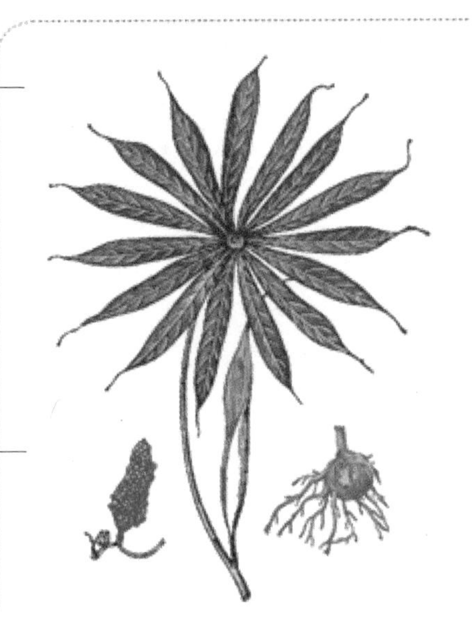

性味功效

味苦、辛，性温，有毒。燥湿化痰，散结消肿，祛风止痉。

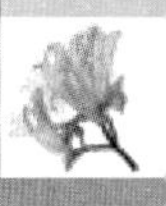

【附方】

第一方

方剂：天南星适量。

用法：研细末，加煤油调成糊状。涂患处，每天1～2次。

主治：神经性皮炎。

第二方

方剂：生天南星适量。

用法：研为细粉，加入食醋中。5天后外搽患处，每天3～4次。

主治：腮腺炎。

第三方

方剂：鲜天南星适量。

用法：加醋磨取汁。睡前涂患侧，纱布扎之，次晨去掉，每晚1次。

主治：面神经麻痹。

第四方

方剂：生鲜或干天南星约5克。

用法：磨醋(10毫升)成汁。涂患处及周围，涂搽范围越大效果越佳，每天2～3次，直至肿胀全部消失为止。

主治：毒蛇咬伤。

第五方

方剂：生天南星1枚。

用法：先取米醋适量，放入底面粗糙的瓷碗中，然后用拇指、食指紧捏住天南星，在碗底中反复旋转磨汁成糊状。不拘时用棉签蘸搽患处。

主治：发际疮。

第六方

方剂：鲜天南星、生附子各3克。

用法：研细末，加醋调和，敷两脚心涌泉穴。

主治：高血压。

第七方

方剂：天南星30克。

用法：捣烂，用醋调。于晚间外敷足心，男左女右。外以布条缠扎，每次敷12小时，连敷2～4次。

主治：小儿流涎。

第八方

方剂：鲜天南星适量。

用法：捣烂敷患处。

主治：用于麻醉、止血、止痛。

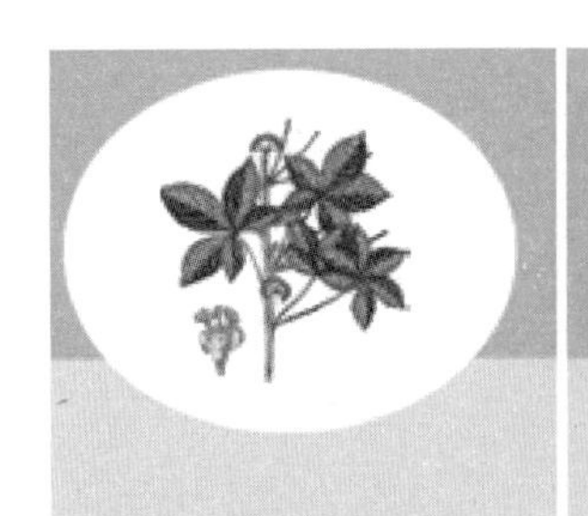

五加皮

【别名】五人掌、土五加皮、五爪龙、五加、南五加皮、白刺

【释义】

落叶灌木。茎或刺或有钩刺。掌状复叶互生，叶柄细长，光滑或有小刺；小叶5片，倒卵形至披针形，中间一片较大，边缘有钝锯齿，两面无毛或叶背散小刺毛。夏季开小白色花，腋生或顶生伞形花序。浆果球形，秋季成熟，蓝黑色。全年采其根。

生长环境

我国中南、西南、沿海各省区都有生长。多生长于山坡或路旁的灌木丛中。

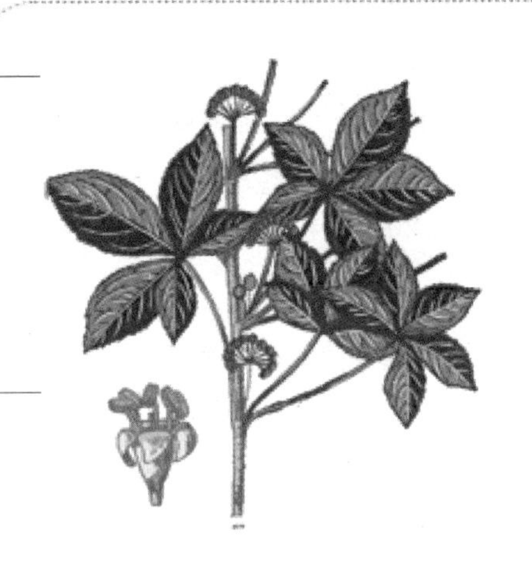

性味功效

味甘，性温。祛风湿，壮筋骨，利尿。

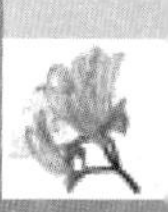

【附方】

第一方

方剂：五加皮200克，牛膝100克，当归120克，白酒2500毫升。

用法：将药浸泡于酒中，半个月后，每次服15～20毫升，日服2次。

主治：鹤膝风。

第二方

方剂：五加皮100克，猪蹄1只，黄酒500毫升。

用法：同煮至熟烂服食。

主治：风湿痹痛。

第三方

方剂：五加皮100克，松节50克，豨莶草60克，白酒2500毫升。

用法：同浸泡7天后，每次饮用30～50毫升。

主治：风湿性关节炎。

第四方

方剂：五加皮30克，络石藤15克，牛膝10克，猪蹄1只。

用法：用上药炖猪蹄，吃猪蹄，喝汤。

主治：风湿性膝、踝关节痛。

第五方

方剂：五加皮12克，黄芪30克。

用法：水煎服。

主治：气虚水肿。

第六方

方剂：五加皮30克，土牛膝10克。

用法：水煎，分2次服，每天1剂。

主治：脚气疼痛。

第七方

方剂：五加皮60克，猪尾1条。

用法：水煎服。

主治：风湿腰痛。

第八方

方剂：五加皮、乌药各10克，鱼腥草根、辣椒根、钩藤根、拔葜各15克。

用法：水煎服。

主治：胃寒痛。

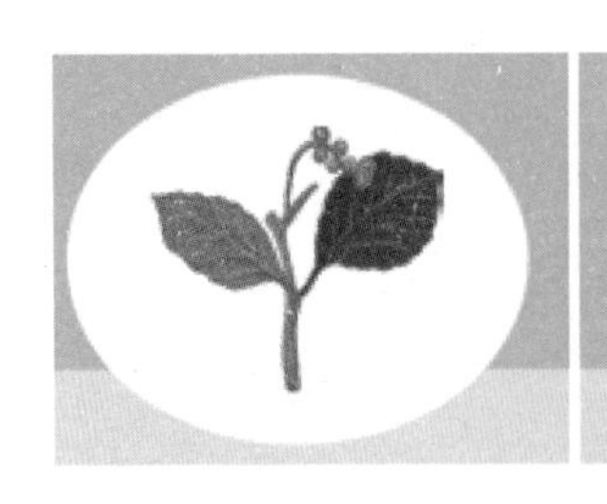

五味子

【别名】北五味子、面藤、五梅子、辽五味子

【释义】

落叶木质藤本，茎皮灰褐色，皮孔明显，小枝褐色，稍具棱角。叶互生，柄细长；叶子薄而带膜质；卵形、阔倒卵形以至阔椭圆形，先端尖，基部楔形、阔楔形具长梗，椭圆形，雄蕊5个，基部合生；雌花花被6～9枚，雌蕊多数，子房倒梨形，无花柱，受粉后花托逐渐延长成穗状。浆果球形，成熟时呈深红色，内含种子1～2枚，花期5～7月。果期8～9月。霜降后果实完全成熟时采摘，拣去果枝及杂质，晒干。

生长环境

分布于东北、华北及湖南、四川等地。生于阳坡杂木林中，缠绕在其他植物上。

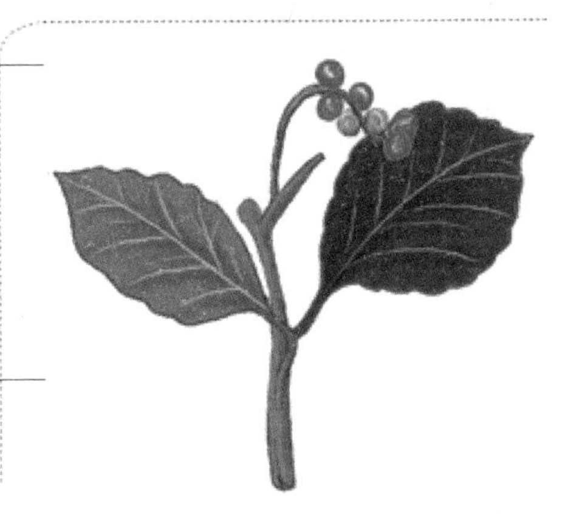

性味功效

味酸、甘，性温。收敛固涩，益气生津，补肾宁心。

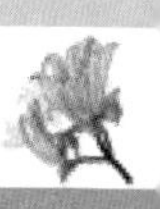

【附方】

第一方

方剂：五味子6克，补骨脂10克，吴茱萸3克。

用法：水煎服。

主治：脾肾阳虚，五更泻。

第二方

方剂：五味子6克，制半夏、茯苓各10克，细辛2.5克，干姜3克。

用法：水煎服。

主治：肺寒，痰饮咳嗽。

第三方

方剂：五味子6克，珍珠母30克，石菖蒲5克。

用法：水煎服。

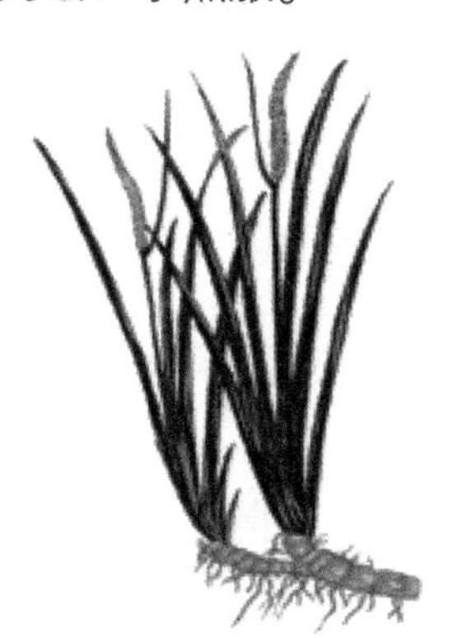

石菖蒲

主治：神经衰弱失眠，疲倦乏力。

第四方

方剂：五味子、麦冬各10克，牡蛎15克。

用法：水煎服。

主治：体虚多汗。

第五方

方剂：五味子、五倍子各3克。

用法：炒熟煎水服。

主治：百日咳。

第六方

方剂：五味子6克，牡蛎15克，金樱子、桑螵蛸各10克。

用法：水煎服。

主治：盗汗，遗精。

第七方

方剂：五味子6克，淮山药、地黄、山茱萸各15克，茯苓10克。

用法：水煎服。

主治：虚咳气喘。

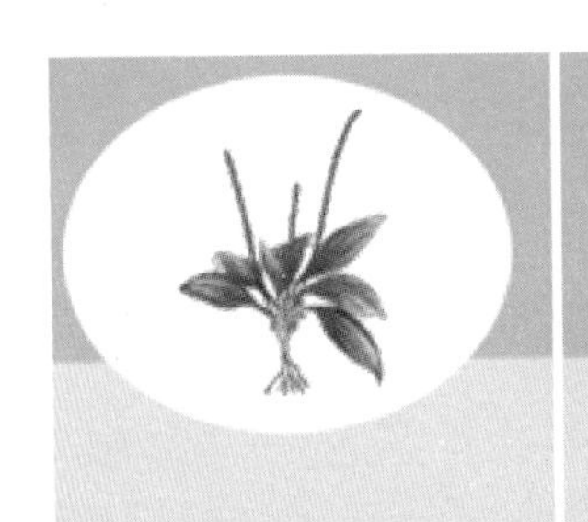

车前草

【别名】车前、牛甜菜、车轮菜、鸭脚板、蛤蟆草、尿不通、车轱辘菜

【释义】

多年生草本，高10~20厘米。叶簇生地上，卵形或椭圆形，先端尖或钝。基部狭窄成长柄，全缘或有不规则波状浅齿，通常有5~7条弧形脉。花梗从叶丛中抽出，花极小，白色，成细长花穗。果实成熟时环状裂开。种子细小，黑褐色。全草和种子入药，夏、秋季采全草，鲜用或晒干，秋季采种子，晒干(种子不可用水洗)。

生长环境

我国南北各省均有分布。多生于田边、草地、路旁。

性味功效

味甘，性寒。清热解毒，凉血利尿。

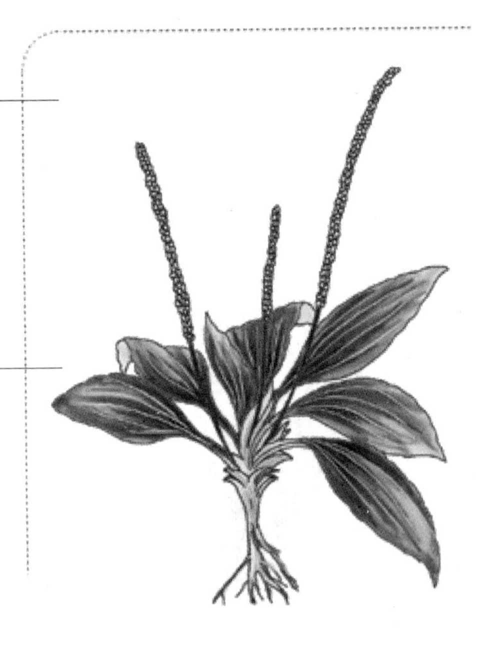

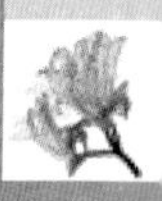

【附方】

第一方

方剂：鲜车前草适量。

用法：捣烂敷患处。

主治：外伤出血。

第二方

方剂：车前草根10克。

用法：洗净，捣烂，糯米淘米水适量兑服。

主治：白带。

第三方

方剂：车前子60克。

用法：水煎服。

主治：急性充血性青光眼。

第四方

方剂：车前草15克，灯芯草10克。

用法：水煎服。

主治：口腔糜烂。

第五方

方剂：鲜车前草适量。

用法：洗净，捣烂，外敷患处，每天换药1次，有止痛作用。

主治：鸡眼。

第六方

方剂：车前子(或车前草30克)、桑白皮各12克，桔梗、牛蒡子各10克，甘草6克。

用法：水煎服。

主治：肺热咳嗽痰多，咯痰不爽。

第七方

方剂：车前子25克，绿豆100克。

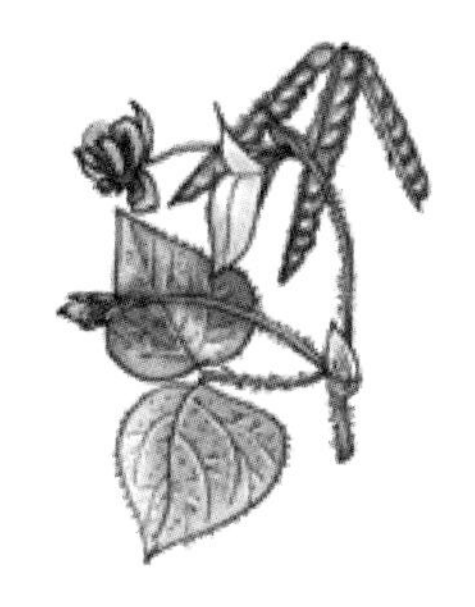

绿豆

用法：水煎，分2次服，每天1剂。

主治：夏季腹泻，泻而不爽。

第八方

方剂：车前草30克。

用法：水煎，分2次服，每次加白酒5毫升同服，连服3～5天。

主治：流行性腮腺炎。

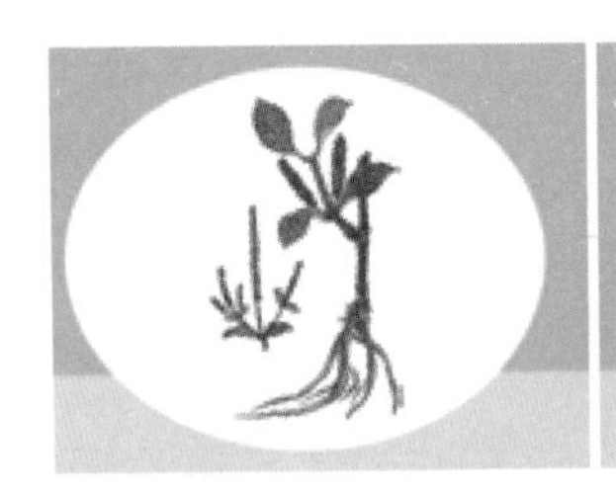

牛膝

【别名】怀牛膝、鸡胶骨

【释义】

多年生草本，根细长，外皮土黄色。茎直立。四棱形，具条纹，疏被柔毛，节略膨大，节上对生分枝。叶对生，叶柄长5～20毫米；叶片椭圆形或椭圆状披针形，先端长尖，基部楔形或广楔形，全缘，两面被柔毛。穗状花序腋生兼顶生；花皆下折贴近花梗；花被绿色，直立，披针形，有光泽，边缘膜质；子房长圆形，花柱线状，柱头头状。胞果长圆形，光滑。种子1枚，黄褐色。花期7～9月，果期9～10月。冬季挖根晒干备用。

生长环境

分布于山东、山西、河南、江苏、江西、湖南、四川、云南、贵州等地。野生于山野路边或栽培。

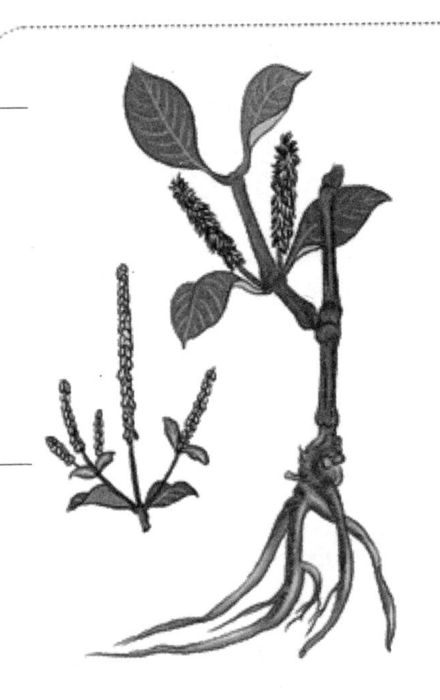

性味功效

味苦、甘，性微凉。散瘀血，消痈肿。

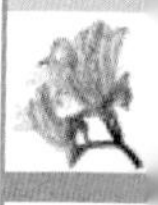

【附方】

第一方

方剂：牛膝30克，当归、黄芩各20克。

用法：水煎服。

主治：小便不通，阴茎疼痛，妇女血结，腹坚痛。

第二方

方剂：鲜牛膝适量。

用法：水煎服或代茶饮。剂量视病情及患儿年龄大小而定，3~4岁每天50克，5~6岁每天80克。

主治：流行性腮腺炎。

第三方

方剂：牛膝、野蔷薇根皮各15克。

用法：水煎，频频含咽。

主治：口腔糜烂。

第四方

方剂：鲜牛膝、月季花根各60克，小蓟根30克。

用法：水煎，冲红糖服。

主治：月经不调，痛经。

第五方

方剂：鲜牛膝根500克。

用法：捣烂，加入适量沸水，绞取汁500毫升，隔水蒸30分钟。1~2岁每次服15毫升，3~5岁每次服20~25毫升，每隔4~6小时服1次。

主治：小儿肺炎。

第六方

方剂：牛膝60克，黄麻根30克。

用法：水煎服。

主治：小肠气痛。

第七方

方剂：鲜牛膝30~60克。

用法：取上药(剂量视病情轻重及年龄大小而定)，加水煎煮2次，每次40分钟。分2次内服，服药12小时后，发热仍不退者按前法再服，直至热退。

主治：急性扁桃体炎。

第八方

方剂：川牛膝30~45克。

用法：水煎。顿服或分2次服。一般连服2~4天，出血停止，病程较长者，血止后减量连续服5~10天，加以巩固。

主治：功能性子宫出血。

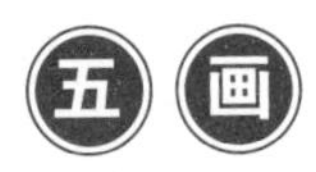

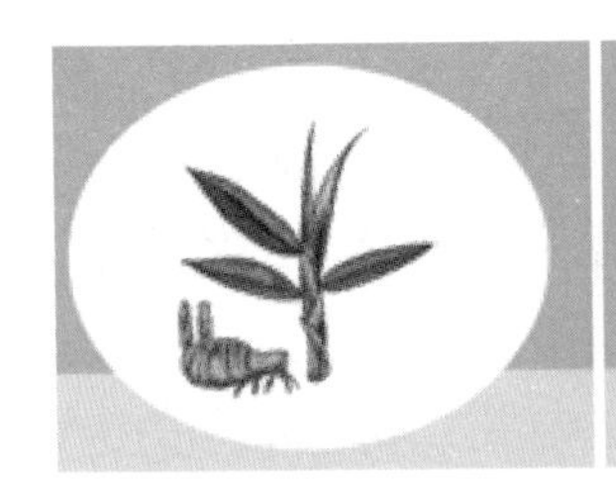

生姜

【别名】鲜姜、老姜

【释义】

多年生草本，高50~100厘米。根茎肉质，扁圆横走，分枝，具芳香和辛辣气味。叶互生，2列，无柄，有长鞘，抱茎；叶片线状披针形，先端渐尖，基部狭，光滑无毛。叶膜质。花茎自根茎抽出，穗状花序椭圆形，稠密，苞片卵圆形，先端具硬尖，绿白色，背面边缘黄色，花萼管状，长约1厘米，具3短齿；花冠绿黄色；管长约2厘米，裂片3，披针形，略等长，唇瓣长圆状倒卵形，较花冠裂片短，稍为紫色，有黄白色斑点；雄蕊微紫色，与唇瓣等长；子房无毛，3室，花柱单生，为花药所抱持。蒴果3瓣裂。种子黑色。花期7~8月(栽培的很少开花)。果期12月至翌年1月。根块可入药。夏季采挖，除去茎叶及须根，洗净泥土。

生长环境

全国大部分地区都有栽培。

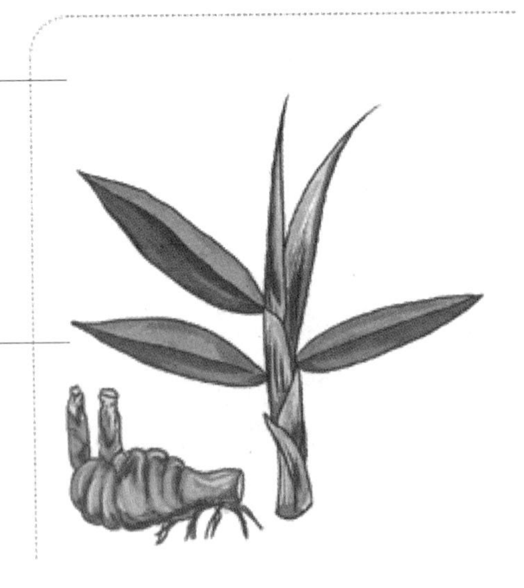

性味功效

味辛，性温。发表散寒，止呕祛痰。

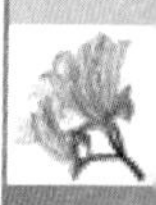

【附方】

第一方

方剂：鲜生姜120克。

用法：磨碎，沸水淬汁，用姜汁调蜂蜜120克。1次顿服，或在半小时内频频服完，小儿酌减，每天1～2次。

主治：蛔虫性肠梗阻。

第二方

方剂：炮姜9克，陈棕炭、乌梅炭各10克。

用法：共研细末，每次10克，沸水送服，每天3次，连服3～5天。

主治：功能性子宫出血(属虚寒证者)。

第三方

方剂：鲜生姜45克，红糖30克。

用法：共捣为糊状。每天分3次服，7天为1个疗程。

主治：急性细菌性痢疾。

第四方

方剂：生姜6克，鲜竹茹30克，莲子心3克。

用法：水煎服。

主治：胃热呕吐。

第五方

方剂：鲜生姜适量，鸡蛋1个。

用法：取生姜1块如鸡蛋黄大，去皮，切碎，放鸡蛋1个搅拌均匀，再放入油中煎成黄色。趁热吃，每天晨起1次，7天为1个疗程。

主治：咳喘。

第六方

方剂：生姜适量。

用法：洗净，切成薄片。用姜片擦患处至发热，再取1片姜蘸细盐少许，涂擦患处5次，擦至患处皮肤略呈淡红色，然后抹上一层细盐。每天3次，擦后禁用水洗，用药1周即可。

主治：花斑癣。

第七方

方剂：鲜生姜适量。

用法：取新鲜多汁的生姜1块，洗净，切成薄片。用时取生姜片放入口中咀嚼，边嚼边咽姜汁，一般嚼1～3片后呃逆可止。伴有急性口腔炎、咽喉发炎者慎用。

主治：呃逆。

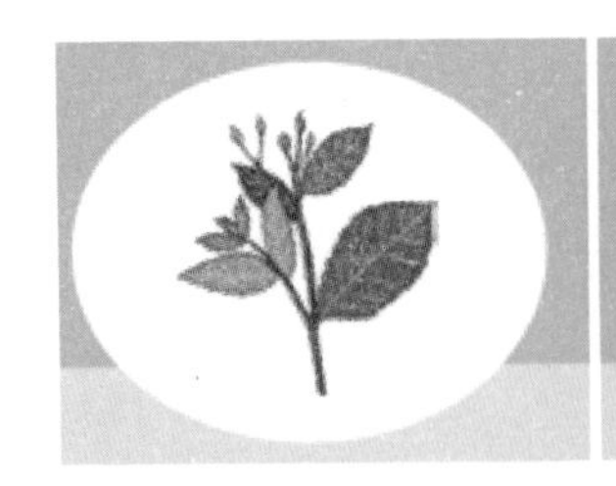

玄参

【别名】重台、正马、玄台、逐马、野脂麻

【释义】

多年生草本，根圆柱形，下部常分叉，外皮灰黄褐色。茎直立，四棱形，光滑或有腺状柔毛。叶对生；叶片卵形或卵状椭圆形，先端渐狭，基部圆形或近截形，边缘具钝锯齿，聚伞花序，呈圆锥状；花梗长1～3厘米，花序和花梗都有明显的腺毛；萼片5裂，卵圆形；花冠暗紫色，管部斜壶状，有5裂片，雄蕊4枚；花盘明显；子房上位，2室，花柱细长。蒴果卵圆形，先端短尖，深绿或暗绿色，萼宿存。花期7～8月，果期8～9月。秋、冬季挖根，晒干备用。

生长环境

浙江、江苏、安徽、湖南、贵州、陕西等地栽培或生于山坡林下。

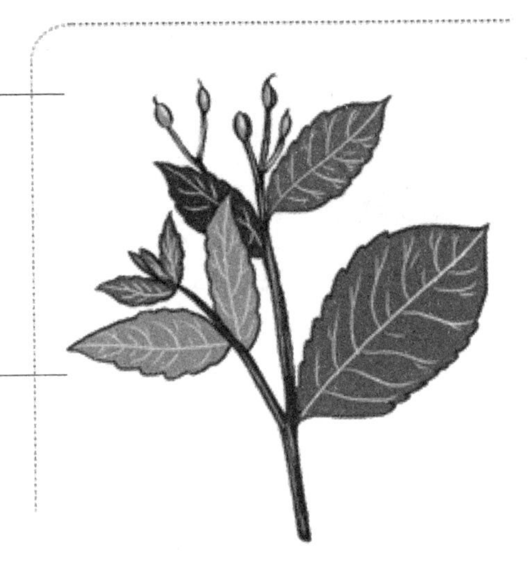

性味功效

味苦、微咸，性凉。滋阴，降火，解毒。

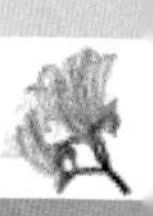

【附方】

第一方

方剂：玄参60克。

用法：加水煎取浓汁500毫升。温饮，每天1～2次。

主治：风热感冒。

第二方

方剂：玄参15克，麦冬、桑葚各12克。

用法：水煎服。

主治：阴虚口燥，便秘。

第三方

方剂：鲜玄参30克，天葵子15克。

用法：水煎服。

主治：淋巴结结核(瘰疬)。

第四方

方剂：玄参12克，茵陈、板蓝根各15克，泽泻、青皮各10克。

用法：水煎服。

主治：急性黄疸性肝炎。

第五方

方剂：玄参、生地黄各15克，麦冬5克。

用法：水煎服。

主治：热病伤津，咽干，便秘。

第六方

方剂：玄参10克，桔梗5克，甘草3克。

用法：水煎服。

主治：慢性咽炎。

第七方

方剂：玄参、生石膏(先煎)、生地黄各15克，牛膝、麦冬各10克。

用法：水煎服。

主治：牙龈炎。

第八方

方剂：玄参适量。

用法：根据患者年龄大小取上药，5～10岁用21克，水煎取汁80～100毫升；11～16岁用33克，水煎取汁150～180毫升；17岁以上用51克，水煎取汁200～250毫升。分4～5次服，以温服为宜，或放入保温瓶内，便于服用。每天1剂。

主治：乳糜尿。

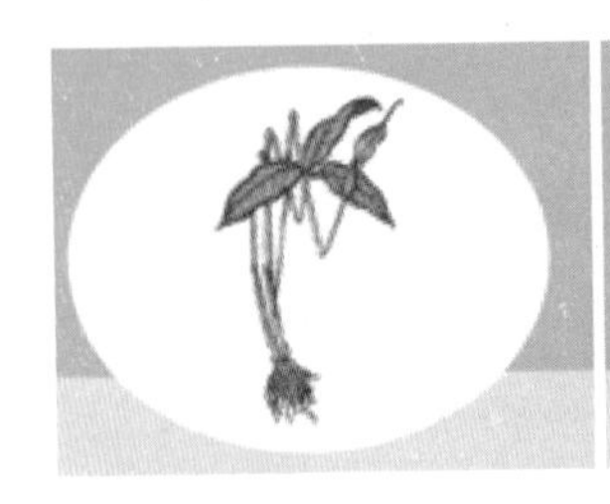

半夏

【别名】三叶半夏、珠半夏、三步跳

【释义】

多年生草本，高15～20厘米。块茎球形或扁球形，叶出自块茎顶端；叶柄下部内侧生一白色珠芽。5～7月开花，肉穗花序顶生，花序顶端的附属体延长伸出绿色或带淡紫色佛焰苞外，呈鼠尾状，雄花生于肉穗花序上部，雌花生于下部，两者之间有一段不育部分。8～9月结果，果实卵状椭圆形，熟时红色。夏、秋季采块茎，放入筐内于河水中撞去外皮，洗净晒干，即为生半夏。将生半夏浸泡1～2天，沥干，用生姜汁拌匀，加明矾粉拌匀，放缸内腌3～4天后，加水再腌3～4天，然后洗净，切片晒干，即为制半夏。

生长环境

全国大部分省区均有产。生于山坡湿地、林边、田野、溪谷草丛中、林下或栽培。

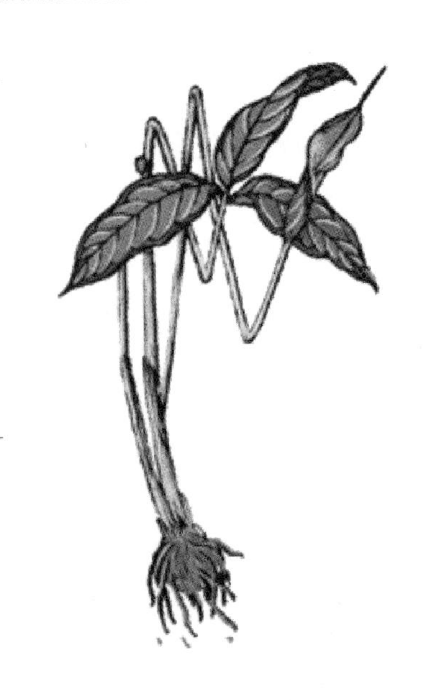

性味功效

味辛，性温，有毒。燥湿化痰，降逆止呕，消痞散结。

【附方】

第一方

方剂：半夏适量。

用法：研为细末。用清洁水洗净患处，消毒后用手术刀削去鸡眼角化组织，呈一凹面，取药末适量纳入，外贴胶布。1周后鸡眼坏死脱落，生出新生肉芽组织，再过数天即可痊愈。

主治：鸡眼。

第二方

方剂：制半夏、茯苓、陈皮各10克，甘草6克。

用法：水煎服。

主治：慢性气管炎，咳嗽痰多。

第三方

方剂：鲜半夏适量。

用法：剥去外皮，用醋3～4滴，置碗内磨取汁。涂患处，每天3次。操作完后两手洗净，以免入口中毒。

主治：顽癣。

第四方

方剂：制半夏、紫苏梗、党参各10克，生姜5克。

用法：水煎服。

主治：妊娠呕吐，胃寒呕吐。

第五方

方剂：生半夏适量。

用法：洗净晒干，研成细末，然后置砂锅内，加适量水煮沸，使成糊状即可。先用无菌生理盐水清洁创面，然后将糊剂涂于无菌纱布上，敷盖患处包扎，每天换药1次，一般2～3次即可痊愈。

主治：淋巴结核(瘰疬)已溃。

第六方

方剂：鲜半夏适量。

用法：洗净去外皮，削成适当大小的块。塞入患侧或对侧鼻孔内(疗效相似)，1～2小时后取去。每天或间隔7～8小时塞1次，连续3次无效，则改用其他方法治疗。

主治：急性乳腺炎。

第七方

方剂：生半夏30克。

用法：研为极细末，用陈醋适量调糊。敷患处，包扎固定，每天换药1次。

主治：闪挫伤筋及跌打损伤表皮未破者。

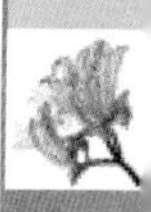

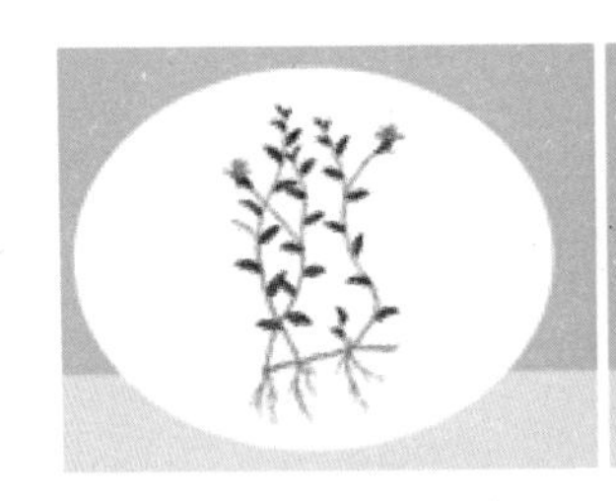

半边莲

【别名】急解索、细米草、蛇利草

【释义】

多年生草本，高10～30厘米。全株光滑无毛，有乳汁。茎细弱，直立或匍匐，基部横卧地上，节上生根。叶互生，条形或条状披针形，先端尖，基部渐狭，全缘或有微锯齿；叶柄短近于无柄。5～8月开花，花单生于叶腋，花柄细长；萼筒倒三角状圆锥形，萼齿5个，披针形；花冠淡红色或紫红色，花冠只有半边，一侧深裂，裂片5枚，白色、淡红色或淡紫色，无毛或内部有细毛。8～10月结蒴果，蒴果2瓣裂。全年采全草，晒干备用或鲜用。

生长环境

我国长江流域各省及南部各省区有分布。野生于坡边、田边湿润地。

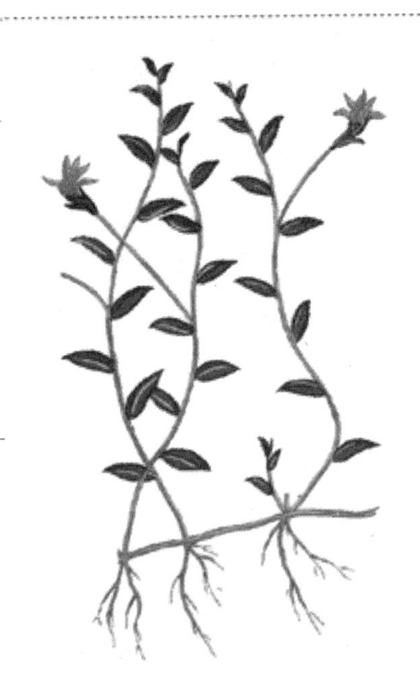

性味功效

味微辛，性凉，有毒。清热解毒，利水。

【附方】

第一方

方剂：半边莲30克。

用法：煎汤，煮猪肺1个，喝汤吃肺。

主治：百日咳。

第二方

方剂：鲜半边莲、鲜犁头草各适量。

用法：加盐少许，共捣烂敷患处。

主治：疔疮。

第三方

方剂：半边莲、旱莲草、红花、地桃花、羊咪青（大青木）各适量。

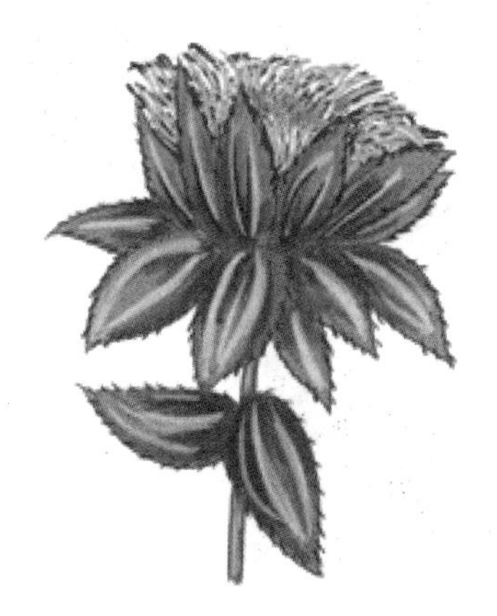

红花

用法：共捣烂，敷患处。

主治：疮疡肿痛。

第四方

方剂：半边莲、田基黄各90克。

用法：共捣烂，取汁冲酒服，药渣敷伤口四周。

主治：毒蛇咬伤。

第五方

方剂：半边莲30克。

用法：水煎，代茶饮，连服30天。

主治：口腔癌，肝硬化。

第六方

方剂：鲜半边莲、鲜田边菊各30克。

用法：将鲜草洗净，捣烂，绞汁内服。

主治：急性胃肠炎，腹痛。

第七方

方剂：半边莲15～30克(鲜品60克)。

用法：水煎服。

主治：腹水，水肿。

第八方

方剂：半边莲60克。

用法：捣汁，取汁冲沸水服。

主治：野菌中毒。

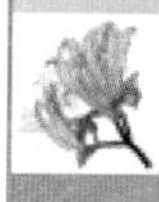

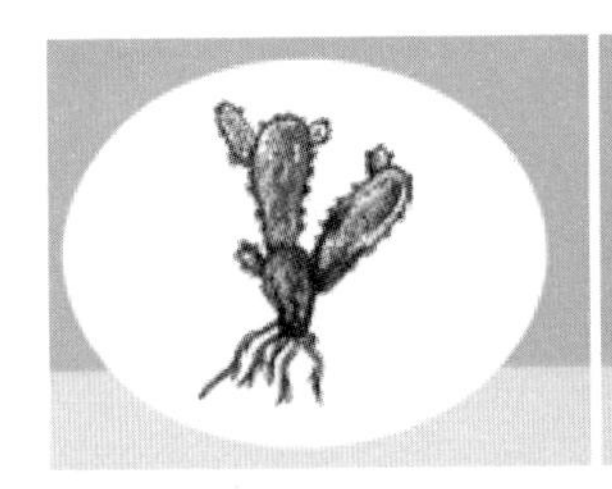

仙人掌

【别名】霸王树、火焰、老虎古、山巴掌

【释义】

多年生肉质植物，有时丛生呈大灌木状，高0.5～2.5米；茎下部近木质化，圆柱形，上部肉质，扁平，具节；节间倒卵形至椭圆形，长15～20厘米，幼时鲜绿色，老时灰绿色，表面有光泽，散生点状小瘤体；瘤体上密被灰黄色长端毛并生有长1～3厘米的针刺和无数长6毫米、具倒钩的刺。叶很小，青色或紫色，生有瘤体的针刺下面，早落。花夏季开放，黄色，单生或数朵聚生，直径2～8厘米，有多数雄蕊。浆果肉质，倒卵形或梨形，紫红色，果肉可食。全年采茎，洗净去刺切片晒干备用或鲜用。

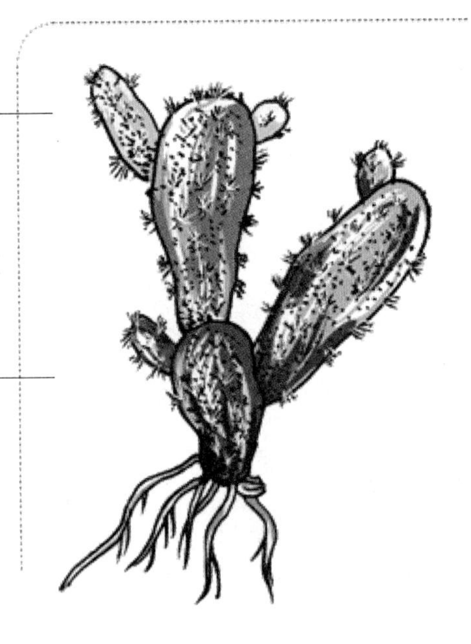

生长环境

我国东南部各省区有栽种，海南省及雷州半岛的沙滩上也有野生。

性味功效

味苦、涩，性凉。清热解毒，消炎镇痛。

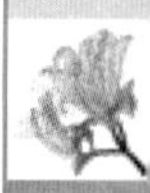

【附方】

第一方

方剂：鲜仙人掌60克。

用法：去刺，猪鼻肉适量，煲服。

主治：齿龈出血。

第二方

方剂：仙人掌、鱼腥草、一箭球、百部各10克。

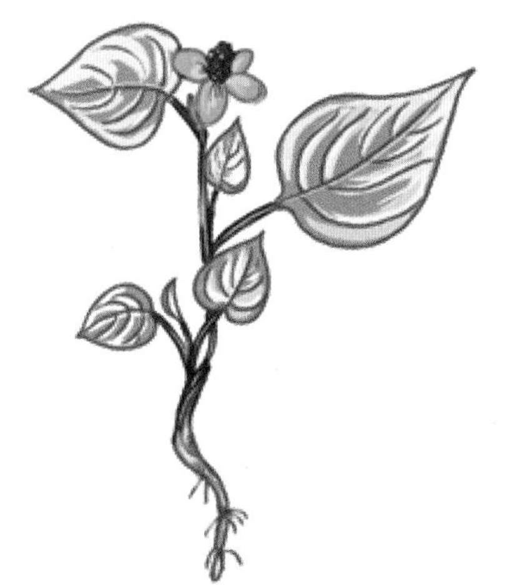

鱼腥草

用法：水煎服。

主治：慢性支气管炎，支气管哮喘。

第三方

方剂：仙人掌适量。

用法：去毛刺，切片晒干，研细末，每次1克，空腹沸水送服，每天2次。胃酸过多者加乌贼骨粉3克。

主治：急、慢性胃炎及胃、十二指肠溃疡。

第四方

方剂：鲜仙人掌60克。

用法：去皮去刺，切片，水煎服。

主治：肺热咳嗽。

第五方

方剂：鲜仙人掌60克。

用法：水煎，分2次服。

主治：咳嗽，痰黄。

第六方

方剂：仙人掌凝结块(夏、秋季取汁风干即可)3克。

用法：水煎，分数次喂服。

主治：小儿惊风。

第七方

方剂：鲜仙人掌适量。

用法：捣烂敷患处；或将干仙人掌适量，焙干研粉，调茶油成糊状涂患处。

主治：乳腺炎。

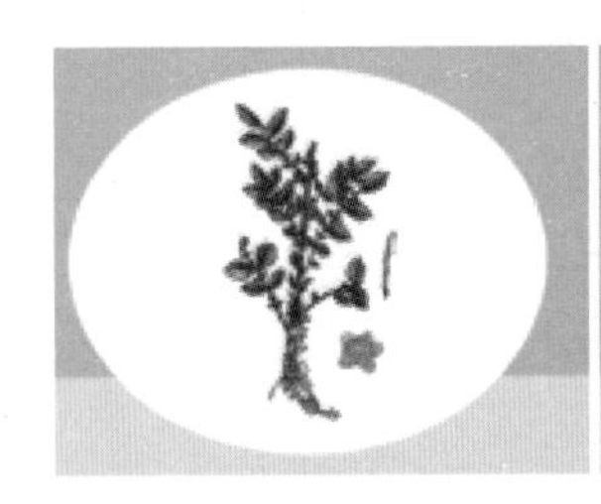

仙鹤草

【别名】龙芽草、脱力草、子母草、路边黄

【释义】

多年生草本，高40～120厘米。全株有白色长毛。茎出自根端，圆形。叶互生，奇数羽状复叶，小叶大小不等，顶生小叶和1～3对侧生小叶较大，长约6厘米，边缘有锯齿，在大型小叶之间有数对小型小叶；叶柄基部有2片卵形，叶状托叶，抱茎。夏季，枝梢叶腋开黄色小花，总状花序。瘦果小，包在有钩刺的宿存花萼内。全草入药，四季可采，晒干。

生长环境

我国大部分地区均有分布。多生于田野、路旁等地。

性味功效

味苦、涩，性平。收敛止血，解毒，止痢，杀虫。

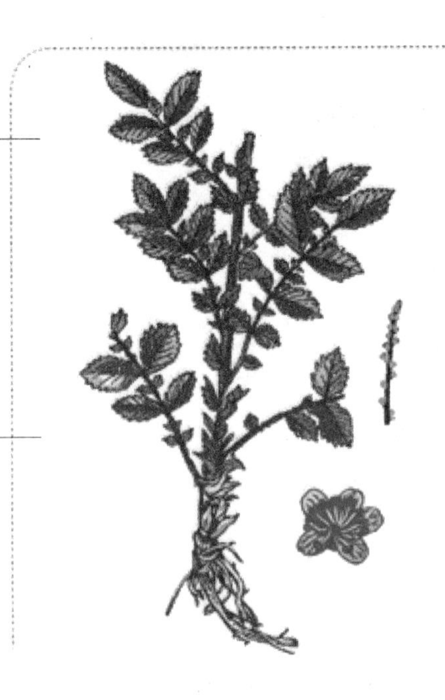

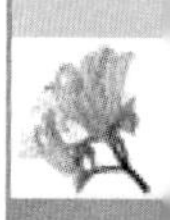

【附方】

第一方

方剂：仙鹤草100克。

用法：水煎服，分2次服，每天1剂。

主治：梅尼埃病。

第二方

方剂：仙鹤草、白茅根各30克。

用法：水煎服。

主治：血小板减少性紫癜。

第三方

方剂：仙鹤草根（干品）30克。

用法：水煎15分钟。取汁漱口内服，每天2次。以上为1天量，5天为1个疗程。急性发作者1个疗程内即能好转，慢性患者2～3个疗程即愈。如小儿和不愿口服药物者，可将本品研为细末，吹入口腔内，特别是炎症部位，每天4～5次，3天为1个疗程。

主治：口腔炎、口腔溃疡。

第四方

方剂：鲜仙鹤草、白糖各30克。

用法：将仙鹤草切碎，捣烂，加入白糖，冲入开水，不断搅拌，绞汁顿服，每天2～3次，连服数天。

主治：支气管扩张所致咯血。

第五方

方剂：仙鹤草1000克。

用法：洗净切碎，加水3000毫升，煎至1000毫升，去渣浓缩至500毫升，而成200%的仙鹤草水煎液。用时先以苯扎溴铵(新洁尔灭)液冲洗阴道，然后用棉球蘸仙鹤草水煎液均匀地涂擦整个阴道，再塞入蘸满仙鹤草液的带线棉球，放置3～4小时后取出，每天1次，7天为1个疗程。

主治：滴虫性阴道炎。

第六方

方剂：仙鹤草40克，地锦草30克。

用法：水煎去渣，赤痢加白糖，白痢加红糖，分3次服，每天1剂。

主治：痢疾、腹泻。

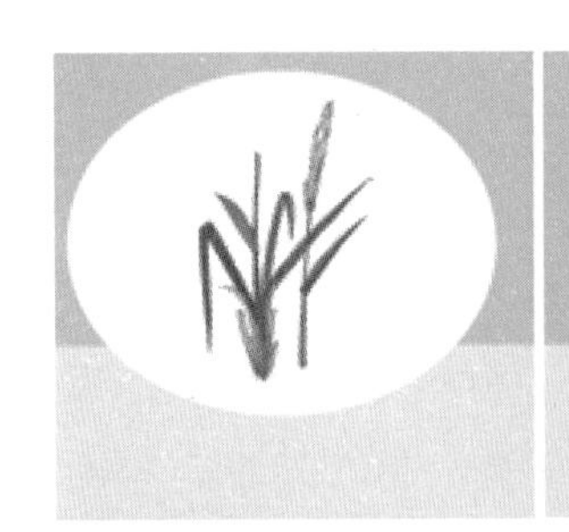

白茅根

【别名】茅根、茹根、百花茅根、甜草根、茅草根、丝毛草根

【释义】

多年生草本。秆从生，直立，高30～90厘米，具2～3节。叶多丛集基部；叶鞘无毛，老时基部或破碎呈纤维状；叶舌干膜质，钝头；叶片线形或线状披针形，先端渐尖，基部渐狭，根生叶长，茎生叶较短。圆锥花序柱状，分枝短缩密集；小穗披针形或长圆形，基部密生长丝状柔毛；第一外稃具长短不等的小穗柄；两颖相等，除背面下部略呈草质外，余均膜质。边缘具纤毛，背面疏生丝状柔毛，稃卵状长圆形，先端钝，内稃缺如；第二外稃披针形，先端尖，两侧略呈细齿状；内稃长，先端截平，具尖钝大小不同的数齿；雄蕊2枚，花药黄色，长约3毫米；柱头2枚，深紫色。颖果。花期夏、秋季。春、秋季采挖根，晒干备用。

生长环境

全国各地均有分布，生于路旁、山坡、草地上。

性味功效

味甘，性寒。止血，清热，利尿。

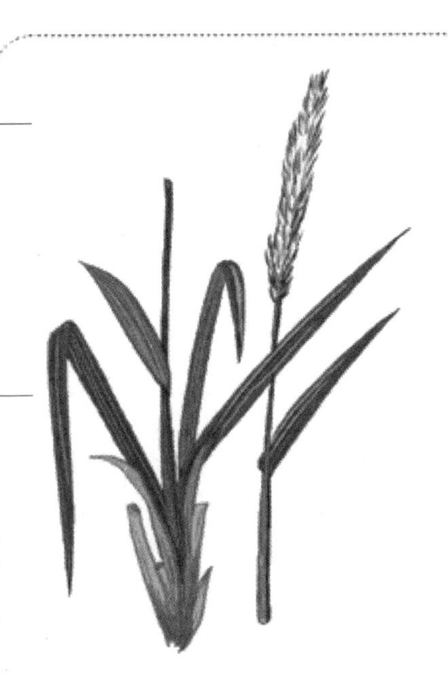

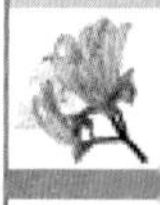

【附方】

第一方

方剂：鲜白茅根300克。

用法：水煎。分2次服，每天1剂。

主治：黄疸性肝硬化腹水。

第二方

方剂：鲜白茅根60克，藕节炭、栀子炭、仙鹤草各15克，侧柏叶炭20克。

用法：水煎服。

主治：肺结核咯血。

第三方

方剂：鲜白茅根250克，荠菜30克，马鞭草20克。

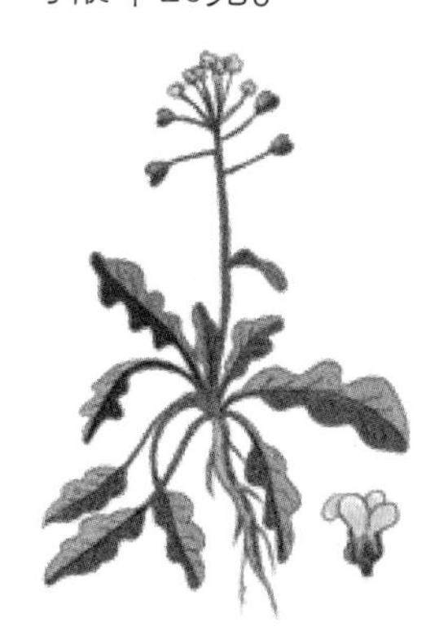

荠菜

用法：水煎服，每天1剂，连服3～5天。

主治：乳糜尿。

第四方

方剂：白茅根60克。

用法：水煎2次。分2次服，每天1剂。

主治：病毒性肝炎。

第五方

方剂：白茅根100克。

用法：水煎2次，早晚空腹服，15天为1个疗程。

主治：血尿。

第六方

方剂：白茅根干品250克。

用法：加水800毫升，煎至300毫升，分早晚2次服。

主治：肾小球肾炎。

第七方

方剂：白茅花适量。

用法：取白茅花干敷伤口，轻轻加压后包扎。

主治：刀伤出血。

第八方

方剂：鲜白茅根50克。

用法：水煎，代茶饮。

主治：麻疹疹透后身热不退。

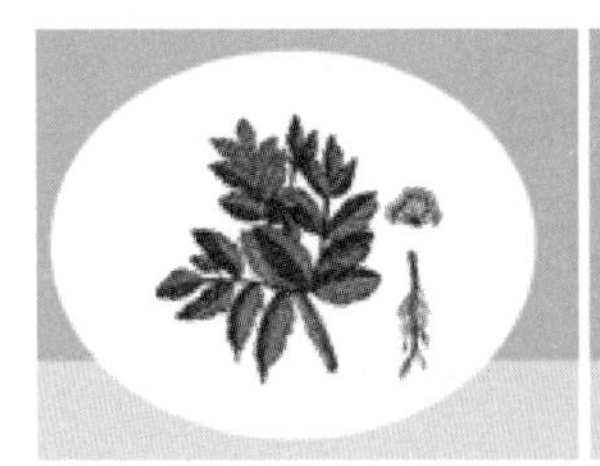

白芷

【别名】兴安白芷、泽芬、白臣

【释义】

多年生高大草本，高1～2米。根圆柱形或圆锥形，有分枝，表面黄褐色。茎中空，有纵长沟纹，基部粗大，无毛，通常紫色。叶互生，呈羽状分裂，先端尖急，边缘有不规则的锯齿。7～8月开花，花白色，排成复伞形花序生于枝顶或侧生。8～9月结果，果实长圆形或卵圆形，近海绵质，侧棱翅状。根可入药，夏、秋季采挖，晒干备用。

生长环境

山西、河南、河北、湖南、湖北、四川以及东北、华北有产。多生于林下、河岸、溪旁、山谷草地等处。

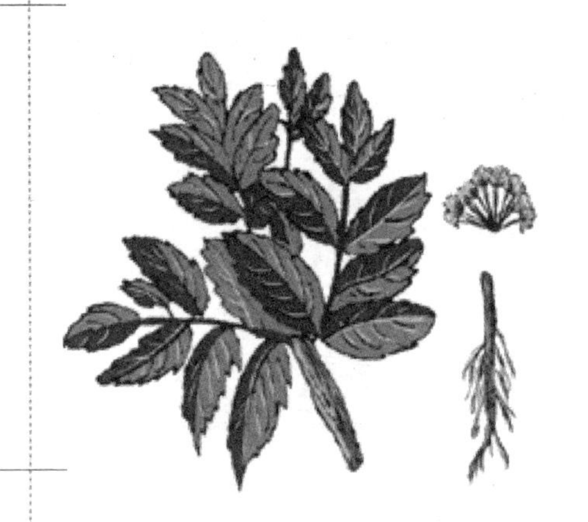

性味功效

味辛，性温。散风除湿，通窍止痛，消肿排脓。

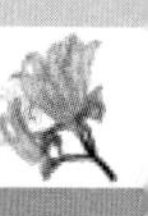

【附方】

第一方

方剂：生白芷适量。

用法：研为细末。用黄酒调敷于患处，每天换药1次。

主治：膝关节积水。

第二方

方剂：白芷3克，冰片1克。

用法：共研细粉，吹入鼻腔内。

主治：虫牙痛。

第三方

方剂：新鲜白芷全草60~70克。

用法：越新鲜越好，最好随采随用。水煎服，每天1剂，15天为1个疗程。

主治：肝硬化腹水。

第四方

方剂：白芷、白及、硫黄、枯矾、炉甘石各15克，月石(硼砂)10克。

用法：共研细粉，桐油调匀涂患处，涂药前用干葛根煎水洗。

主治：下肢溃疡。

第五方

方剂：白芷适量。

用法：洗净晒干，研为细末，炼蜜丸如弹子大。每次嚼服1丸，以清茶或荆芥汤化下，每天2次。

主治：头痛，眩晕。

第六方

方剂：白芷、忍冬藤(金银花藤)、紫草、白前、冰片各适量。

用法：共研细粉，香油调敷患处。

主治：烧伤。

第七方

方剂：白芷、黄芩(酒炒)各10克。

用法：水煎服。

主治：感冒风寒，眉棱骨痛。

第八方

方剂：白芷30克。

用法：水煎。分2次服，每天1剂。

主治：腰麻后头痛。

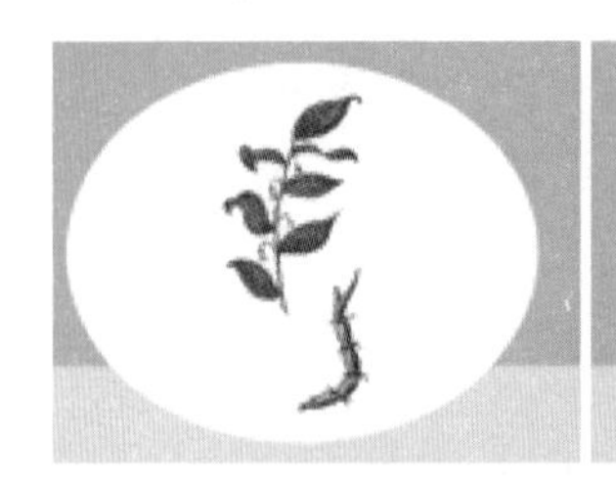

玉竹

【别名】山包玉、尾参、萎香、连竹

【释义】

多年生草本，地下根茎横走，黄白色，密生多数细小的须根。茎单一，光滑无毛，具棱。叶片略带革质，椭圆形或狭椭圆形，上面绿色，下面淡粉白色，叶脉隆起。4～5月开花，花被筒状，白色，先端6裂，裂片卵圆形或广卵形，带淡绿色；雄蕊，着生于花被筒的中央，花药狭长圆形，黄色；子房上位，具细长花柱，柱头头状。8～9月结果，浆果球形，成熟后紫黑色。根茎可入药。于秋季采挖为佳，晒软后反复揉搓，晾晒至无硬心，再晒干备用；或蒸透后，揉至半透明，晒干备用。

生长环境

我国大部分地区均有分布。生于山林或石隙间的阴湿处。

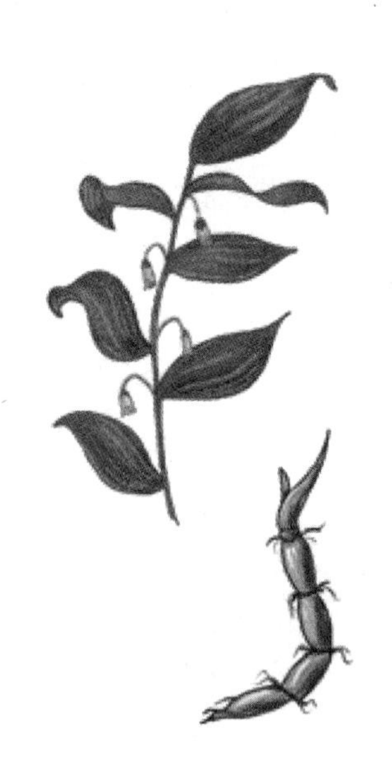

性味功效

味甘，性平。养阴润燥，除烦止渴。

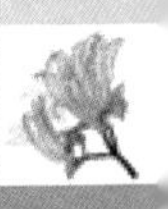

【附方】

第一方

方剂：玉竹15克。

用法：水煎2次。早晚分服。

主治：充血性心力衰竭，小便频数。

第二方

方剂：玉竹15克，党参、白术各10克。

用法：水煎服。

主治：身体虚弱，病后体虚。

第三方

方剂：玉竹、白薇各10克，葱头5个，桔梗、薄荷各3克。

用法：水煎服。

主治：阴虚感冒，发热，咳嗽，口干咽痛。

第四方

方剂：玉竹15克，麦冬、北沙参、桑叶、天花粉各10克。

用法：水煎服。

主治：阴虚肺热，干咳无痰，咽干舌燥。

第五方

方剂：玉竹500克。

用法：加水13碗，文火煎至3碗。分多次1天内服完。

主治：阴虚型高血压病。

第六方

方剂：玉竹、黄芪、防风各10克，土党参15克。

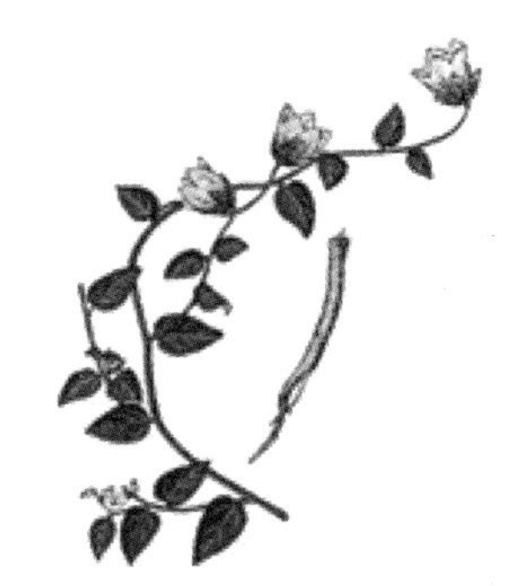

党参

用法：水煎服。

主治：多汗。

第七方

方剂：玉竹15克。

用法：和适量猪肉一起蒸煮，食用。

主治：虚火牙痛。

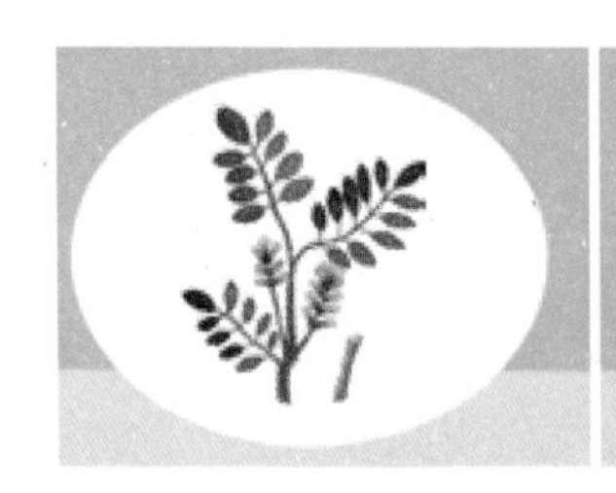

甘草

【别名】美草、甜草、甜根子、棒草、灵通

【释义】

多年生草本，高30～70厘米。根茎圆柱状；主根甚长，粗大，外皮红褐色至暗褐色。茎直立，稍带木质，被白色短毛及腺鳞或腺状毛。单数羽状复叶，托叶披针形，早落；小叶片卵圆形、卵状椭圆形或偶近于圆形，先端急尖或近钝状，基部通常圆形，两面被腺鳞及短毛。花期6～7月，总状花序腋生，花密集，花萼钟形。7～9月结果，荚果线状长圆形，镰刀状或弯曲呈环状，通常6～8毫米，密被褐色的刺状腺毛。种子扁圆形或肾形，黑色光滑。甘草的根及根状茎入药。

生长环境

分布于东北、华北、西北等地。生于向阳干燥的草原、沙质土地。

性味功效

味甘，性平。和中缓急，润肺解毒，调和诸药。

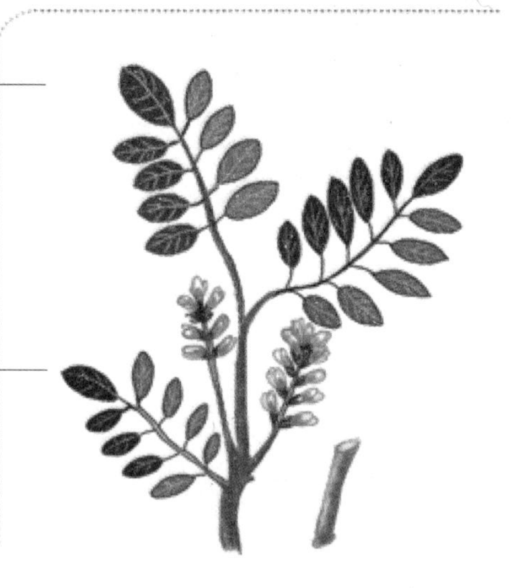

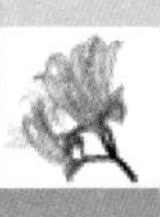

【附方】

第一方

方剂：甘草6克，姜制半夏、茯苓各10克，陈皮5克。

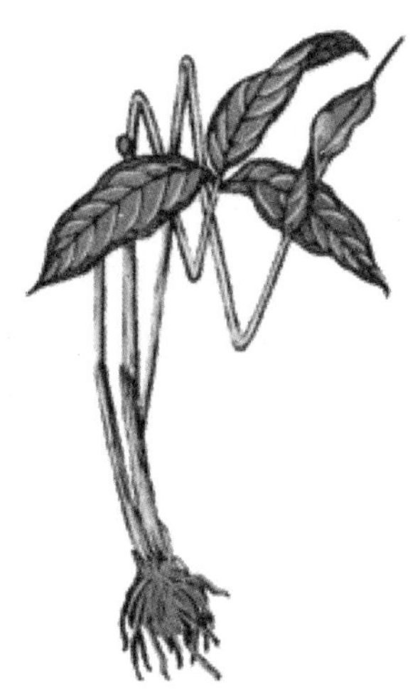

半夏

用法：水煎服。

主治：咳嗽多痰，胸满呕吐。

第二方

方剂：甘草适量。

用法：焙干研为细末，口服，每天4次，每次5克。

主治：尿崩症。

第三方

方剂：生甘草30克。

用法：加水煎煮2次。分2次服，每天1剂。

主治：过敏性紫癜。

第四方

方剂：炙甘草、党参、白术、茯苓、陈皮各10克。

用法：水煎服。

主治：脾虚食少或腹泻。

第五方

方剂：生甘草15克。

用法：水煎，代茶频饮，每天1剂。

主治：链霉素中毒。

第六方

方剂：甘草10克，金银花15克，桔梗、牛蒡子各10克。

用法：水煎服。

主治：咽喉肿痛，或有寒热咳嗽。

第七方

方剂：炙甘草适量。

用法：研为极细末，加麻油调匀。外敷患处，每天换药1次。

主治：臁疮。

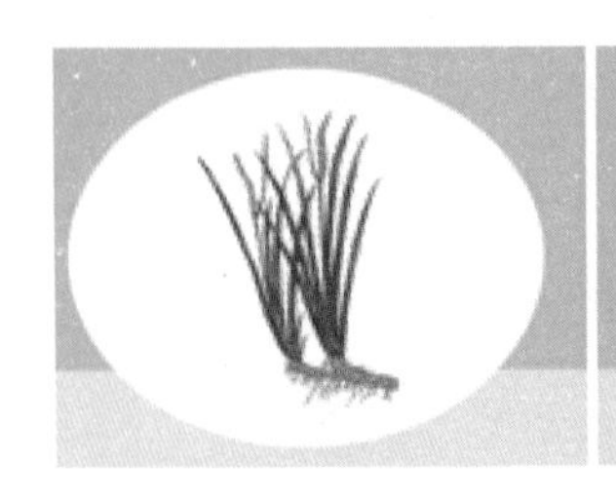

石菖蒲

【别名】香菖蒲、药菖蒲、水剑草、山菖蒲

【释义】

多年生丛生草本。根茎横生卧，直径0.5~0.8厘米，弯曲、分枝、密生环节。叶基生，长10~30厘米，宽0.5~0.7厘米，剑形条状，基部对折，中脉不明显。肉穗状花序圆柱形，叶状苞(佛焰苞)长5~15厘米。花小，黄绿色。浆果倒卵形。冬、春采根状茎，晒干。叶多鲜用，随用随采。根、叶均有香气。

生长环境

分布于长江流域及南部各省。多生于山谷、溪沟旁，亦有栽培。

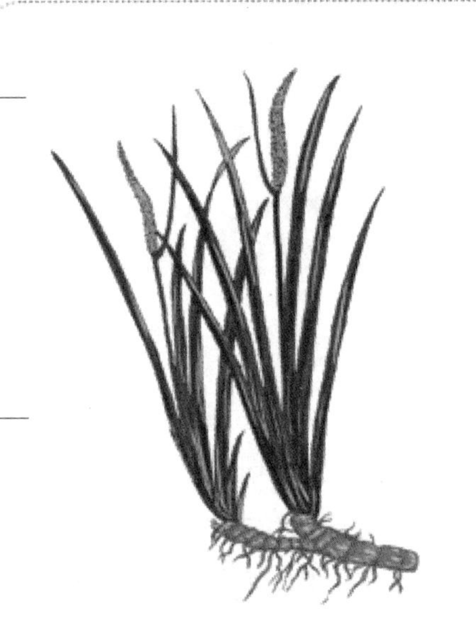

性味功效

味辛，性温。开窍辟秽，化湿健胃，安神益智。

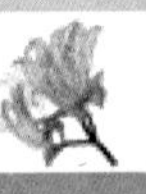

【附方】

第一方

方剂：石菖蒲15克。

用法：水煎服。

主治：风湿、类风湿关节炎。

第二方

方剂：石菖蒲根6～15克。

用法：水煎顿服，每天1剂，连服数旬。

主治：神经性耳聋。

第三方

方剂：鲜石菖蒲适量，地龙7条，竹沥40毫升。

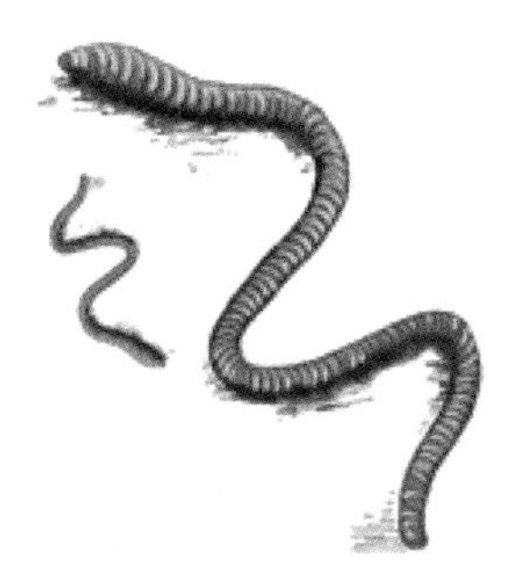

地龙

用法：将鲜石菖蒲洗净，捣烂绞汁20毫升；再将地龙洗净，加白糖适量化水，与竹沥共调匀，分数次灌服。每天1剂。

主治：小儿急惊风，喉间痰涎壅盛者。

第四方

方剂：石菖蒲9克。

用法：水煎分3次服，每天1剂，30天为1个疗程，可连续服用。

主治：癫痫。

第五方

方剂：石菖蒲适量。

用法：研末口服。

主治：食牛肉中毒。

第六方

方剂：石菖蒲150～200克。

用法：洗净，加水适量，煎煮。外洗患处，每天2次。

主治：疥疮。

第七方

方剂：鲜石菖蒲10～15克。

用法：磨碾后冷开水服。

主治：中暑腹痛。

第八方

方剂：石菖蒲适量。

用法：捣成汁液，饮服。

主治：食巴豆中毒。

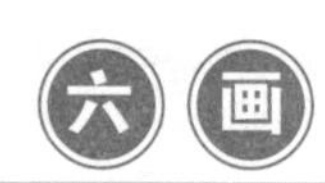

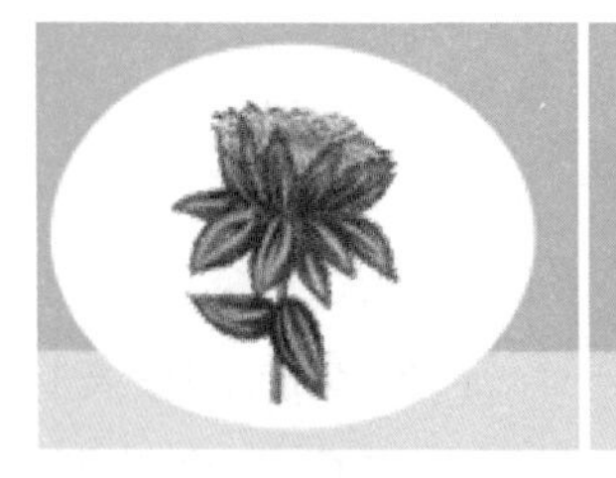

红花

【别名】刺红花、草红花、红蓝花

【释义】

一年生草本，高40～90厘米，全体光滑无毛。茎直立，基部木质化，上部多分枝。叶互生，质硬，近于无柄而抱茎；卵形或卵状披针形，基部渐狭，先端尖锐，边缘具刺齿；上部叶逐渐变小，成苞片状，围绕头状花序。花序大，顶生，总苞片多列，外面1～3列呈叶状，披针形，边缘有针刺；内列呈卵形，边缘无刺而呈白色膜质；花托扁平；管状花多数，通常两性，橘红色。果期8～9月。瘦果椭圆形或倒卵形，基部稍歪斜，白色，红花的花可入药。孕妇慎用。5～6月当花瓣由黄变红时采摘，晒干、阴干或烘干。

生长环境

全国各地均有栽培。

性味功效

味辛，性温。活血通经，祛瘀止痛。

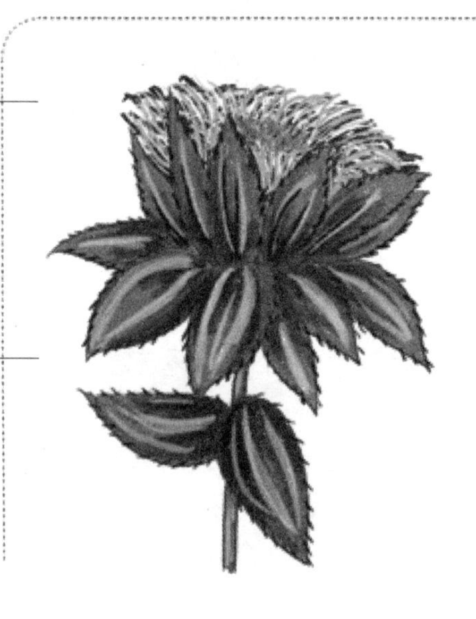

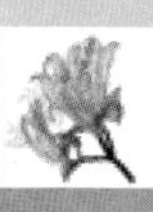

【附方】

第一方

方剂：红花、山楂各10克，益母草15克。

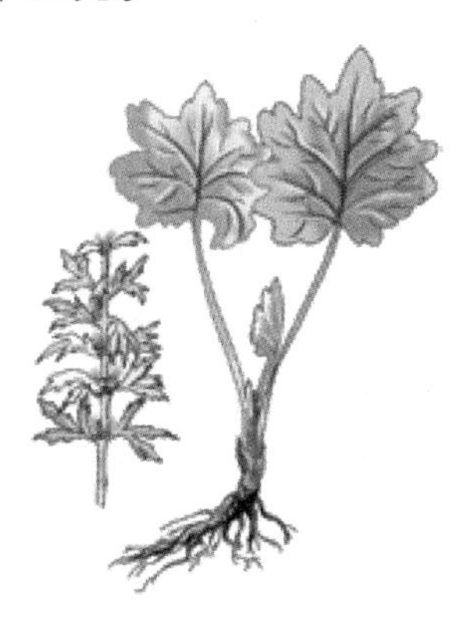

益母草

用法：加红糖适量，水煎服。

主治：产后恶血不止，腹痛。

第二方

方剂：红花、香附各10克。

用法：水煎服。

主治：产后腹痛、上下攻窜、部位不定，并伴有纳呆、便秘者。

第三方

方剂：红花10克。

用法：红花放入米酒500毫升内，小火煎至250毫升，去红花。将药液分2次温服。

主治：关节痛。

第四方

方剂：红花、川芎、当归、桃仁各10克。

用法：水煎服。

主治：腹中包块。

第五方

方剂：藏红花2克。

用法：加入猪瘦肉50～100克，再加白糖适量蒸熟。食肉，隔天1次。

主治：红斑。

第六方

方剂：红花15克。

用法：药量根据患儿年龄大小而定，水煎。每天1剂，早晚温服，连服10剂为1个疗程。

主治：儿童扁平疣。

第七方

方剂：红花、桃仁、当归、白芍各10克，熟地黄12克。

用法：水煎服。

主治：痛经，经闭。

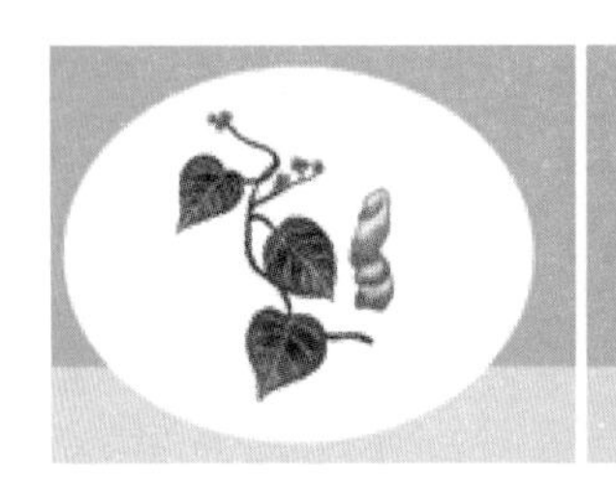

防己

【别名】汉防己、石蟾蜍、倒地拱、山乌龟

【释义】

多年生草质藤本。主根圆柱状，肉质，直径1～5厘米，表面淡棕色或淡灰黄色，切断面白色，干后呈灰白色，粉性。嫩茎通常紫红色，无毛。叶互生，单叶；叶片盾状着生，阔三角形或三角状近圆形，一般长4～7厘米，宽5～10厘米，长和宽近相等或宽度稍大于长度，两面或仅叶背有密生贴伏状短柔毛，叶边全缘，叶背灰绿色或粉白色。夏季开花，花小，黄白色或淡黄色，组成头状花序，在腋生下垂的枝条上作总状式排列；雌花和雄花的萼片及花瓣均4片；雄蕊4枚，合生成柱状体，花药着生在柱状体边缘。秋季结果，果实近球形，成熟时红色，直径3～4毫米。秋季挖根，鲜用或晒干备用。

生长环境

我国南方诸省有产。多生于旷野、山坡、路旁、田边、村边、沟边灌木丛中。

性味功效

味苦，性寒。利水消肿，祛风止痛。

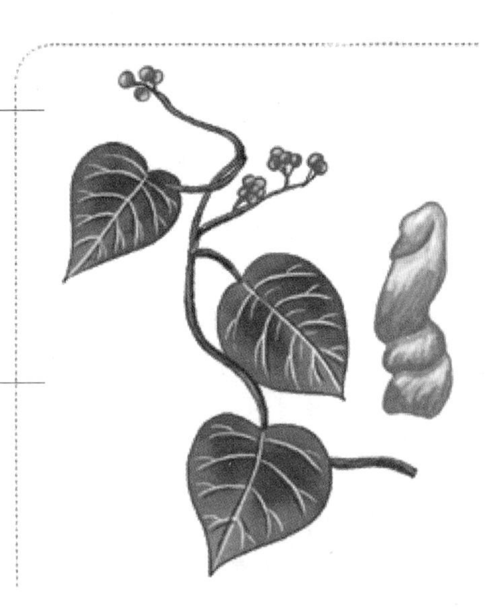

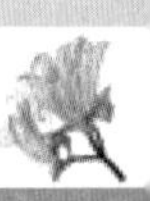

【附方】

第一方

方剂：防己、三白草、五加皮各15克。

用法：水煎服。

主治：脚气，水肿。

第二方

方剂：鲜防己适量。

用法：刮去外皮，晒干，一半炒至黄色，另一半生用，共研细末，每服3克，沸水送服。

主治：痧气腹痛。

第三方

方剂：防己15克、黄芪、茯苓、桂枝、甘草各10克。

用法：水煎服。

主治：体虚、脾虚水肿，腹水。

第四方

方剂：木防己适量。

用法：与60度白酒以1：10比例混合浸泡60天，制成木防己酒。每次10～20毫升，每天2～3次，口服，10天为1个疗程。

主治：关节炎或类风湿关节炎。

第五方

方剂：生木防己全草150克。

用法：洗净，与粳米250克放入冷开水1000毫升中，用双手混合搓转1000次，滤液。分2次服，重者每天服4次，轻者服2次，连服3天。

主治：毒蕈中毒。

第六方

方剂：防己、当归各15克，红花、桃仁各5克。

用法：共研细粉，冲酒服，每服3克。

主治：跌打伤痛。

第七方

方剂：鲜防己适量。

用法：捣烂敷患处。

主治：无名肿毒。

第八方

方剂：防己15克，威灵仙、野菊花、钩藤各10克。

用法：水煎服。

主治：口眼歪斜。

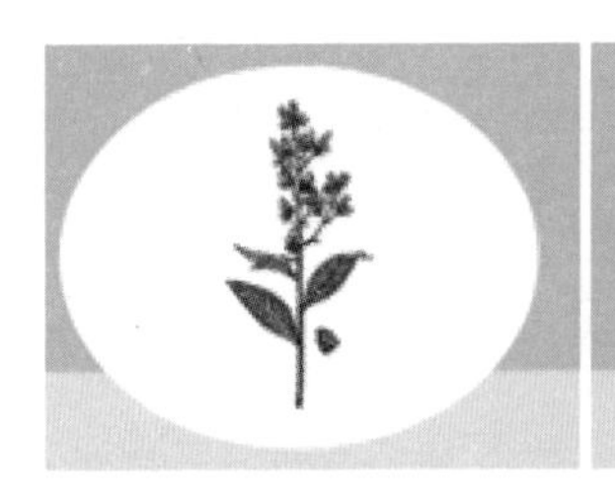

刘寄奴

【别名】鸭脚菜、鸭脚艾、白花蒿、四季菜

【释义】

多年生草本，高40～90厘米，揉碎有香气。茎直立，嫩时有稀疏柔毛，后脱落无毛。叶互生，基生叶，叶片羽状分裂，裂片卵形、长卵形或椭圆形，边缘有锯齿，两面均无毛；茎生叶，叶片通常掌状3深裂，侧裂1～3对。8～9月开花，花白色，组成头状花序长圆形，直径约3毫米，无梗，基部无小苞片，排成圆锥花序式生于枝顶，或在分枝上排成复穗状花序；总苞片半膜质或膜质，背面无毛；管状。8～10月结果，果实倒卵形，细小，顶端无冠毛。地上部分夏季开花时采割，鲜用或晒干备用。

生长环境

全国大部分省区都有分布。多生于林边、田边、路旁、草丛中。

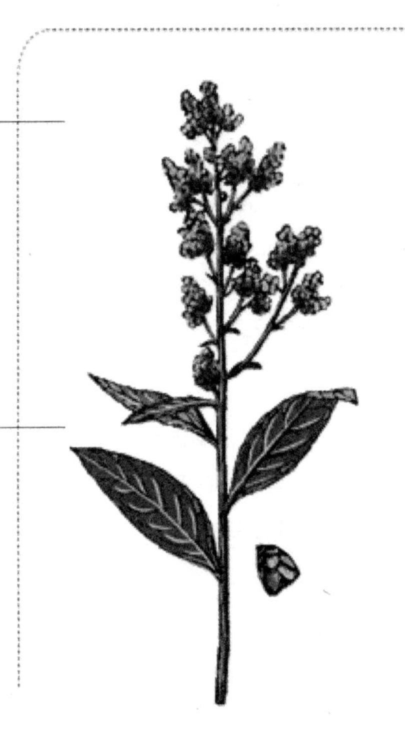

性味功效

味微苦、辛，性温。活血散瘀，祛风止咳，利湿解毒，通经止痛。

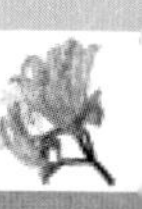

【附方】

第一方

方剂：刘寄奴、菊三七各等量。

用法：研细粉，敷患处。

主治：外伤出血。

第二方

方剂：鲜刘寄奴、糯米各适量。

用法：糯米泡15分钟，与刘寄奴共捣烂敷患处。

主治：小儿丹毒。

第三方

方剂：刘寄奴、当归各15克，延胡索10克。

用法：水煎服。

主治：闭经，产后瘀血腹痛。

第四方

方剂：刘寄奴15克，茵陈10克。

用法：水煎服。

主治：黄疸。

第五方

方剂：刘寄奴30克。

用法：水煎服。

主治：月经不调，经闭，跌打瘀肿，胃肠气胀。

第六方

方剂：刘寄奴、地耳草各15克。

用法：水煎服。

主治：慢性肝炎。

第七方

方剂：刘寄奴15克，白背叶根30克。

用法：水煎服。

主治：白带。

第八方

方剂：鲜刘寄奴、鲜韭菜各60克。

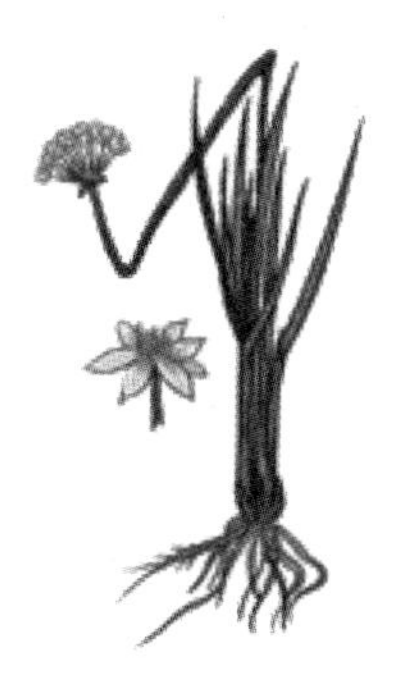

韭菜

用法：水煎服。

主治：跌打内伤。

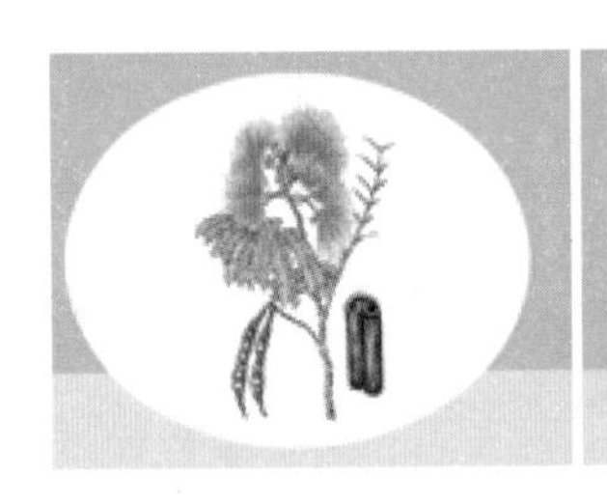

合欢皮

【别名】夜合皮、合欢木皮、合昏皮

【释义】

落叶乔木，高达10多米。树干灰黑色；小枝无毛，有棱角。2回双数羽状复叶，互生；羽片6～15对；小叶10～30对，无柄；小叶片镰状长方形，先端短尖，基部截形，不对称，全缘，有缘毛，下面中间闭合；托叶线状披针形。6～8月开花，头状花序生于枝端，总花梗被柔毛；花淡红色；花萼筒状，先端5齿裂，外被柔毛；花冠漏斗状，外被柔毛，先端5裂，裂片三角状卵形。8～10月结果，荚果扁平，黄褐色，嫩时有柔毛，后渐脱落，通常不开裂。种子椭圆形而扁，褐色。夏、秋季采，剥下树皮，晒干，备用。

生长环境

分布于华南、西南、华东、东北及华北等地。生于山坡、野外或栽培于庭园中。

性味功效

味甘，性平。解郁和血，宁心，消痈肿。

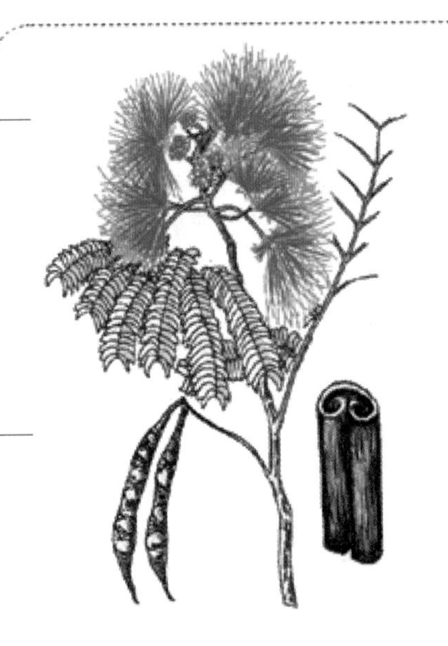

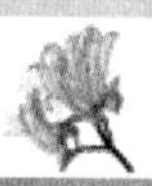

【附方】

第一方

方剂：合欢皮手掌大1块。

用法：水煎。每天1剂。服药期间忌食辛、辣、煎、炒刺激性食物。

主治：肺硅沉着症（硅肺）。

第二方

方剂：合欢皮、麻油各少许。

用法：烘干，研细末，麻油调涂伤处。

主治：蜘蛛咬伤。

第三方

方剂：合欢花10克或合欢皮20克，甘松9克。

用法：水煎，分2次服，每天1剂。

主治：小儿多动症。

第四方

方剂：合欢皮、鲜景天三七各15克，夜交藤30克。

用法：水煎，分2次服，每天1剂，连服3～5天。

主治：心烦不寐。

第五方

方剂：合欢皮15克，犁头草20克，野菊花12克。

用法：水煎服，每天1剂，连服3～5天。

主治：痈肿。

第六方

方剂：合欢花10克，鸡肝1具或猪肝50克。

用法：水蒸服。

主治：风火所致两目作痒。

第七方

方剂：合欢皮30克，土牛膝12克。

用法：水煎服。

主治：跌打损伤。

第八方

方剂：合欢皮15克，鱼腥草(后下)12克，薏苡仁20克，桃仁6克。

用法：水煎，分2次服，每天1剂，连服5～7天。

主治：肺痈。

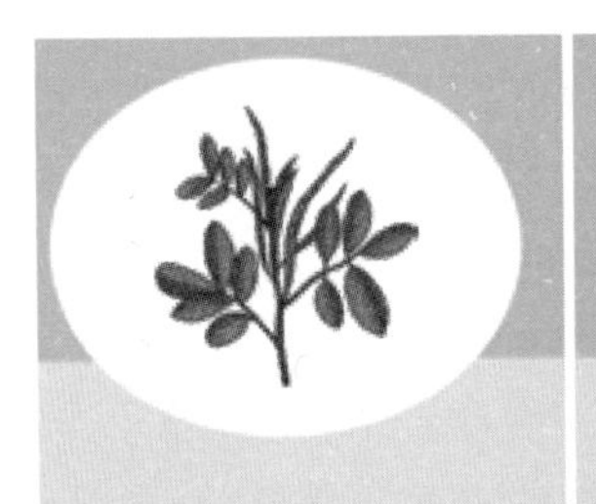

决明子

【别名】狗尿豆、假绿豆、羊角豆、野青豆、猪屎蓝豆、夜关门、草决明

【释义】

一年生草本，高约1米。茎直立，上部多分枝，全体枝短柔毛。叶互生；双数羽状复叶；叶柄上面有沟，叶轴上2小叶间有腺体；托叶线状，早落；小叶3对，倒卵形，先端圆形，有微突尖，基部广楔形或近圆形，一边倾斜，全缘，上面近无毛，下面被柔毛。6~8月开花，花腋生，成对；总花梗被柔毛；萼片5个，卵圆形，外面被柔毛；花瓣5，倒卵形或椭圆形，具短爪，黄色；雄蕊10个，上面3枚退化，下面7枚发育完全；子房细长，弯曲，被毛，具柄，花柱极短，柱头头状。9~10月结果，荚果，线形，略扁，弓形弯曲，被疏柔毛。种子多数，菱形，灰绿色，有光亮。决明的叶、成熟种子可入药，秋季采收，晒干备用。

生长环境

全国大部分地区都有分布。生于山坡、河边或栽培。

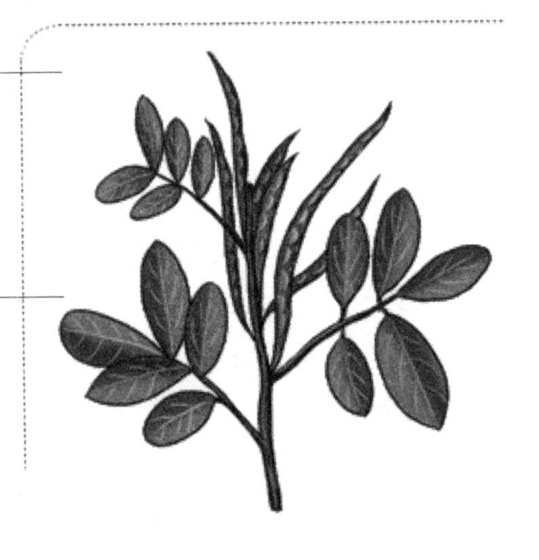

性味功效

味甘、苦、咸，性微寒。清热明目，润肠通便。

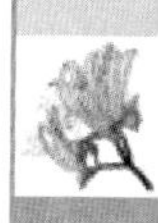

【附方】

第一方

方剂：决明子25～100克。

用法：根据病情轻重和体质强弱取上药，每天1剂，水煎服。

主治：急性乳腺炎。

第二方

方剂：决明子20克。

用法：用沸水500毫升泡后代茶饮。

主治：高脂血症。

第三方

方剂：决明子10～15克。

用法：水煎10分钟，加蜂蜜20～30克调和，每晚1剂。

主治：习惯性便秘。

第四方

方剂：生决明子300克。

用法：每次取25～50克，沸水冲泡，代茶饮。

主治：男性乳房发育症。

第五方

方剂：决明子30克。

用法：加水1000毫升，煎至400毫升。分2次服，每天1剂，小儿酌减。

主治：急性睑腺炎。

第六方

方剂：决明子、千里光、路边菊各10克。

用法：水煎服。

主治：风火眼痛。

第七方

方剂：决明子适量。

用法：研为细末，每25克加水500毫升，煎成糊状，冷却后放灭菌瓶内备用。用时冲洗患处，涂抹或含漱。

主治：口腔溃疡。

第八方

方剂：决明子、香附、姜黄各10克。

用法：水煎服。

主治：胃痛。

第九方

方剂：决明子30克。

用法：加水适量煮沸15分钟。乘热用药液熏外阴，待温时浸洗外阴及阴道，每天1次，每次15～20分钟，10天为1个疗程。

主治：真菌性阴道炎。

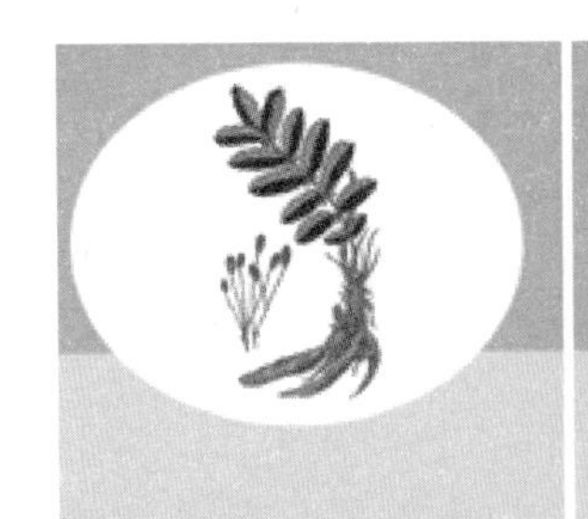

地榆

【别名】山枣子、黄瓜香、玉扎、红地榆、紫地榆、枣儿红

【释义】

多年生草本，高60～200厘米。根纺锤形或细长圆锥形，暗棕色或红棕色。茎直立，上部分枝，时带紫色。单数羽状复叶，基生叶比茎生叶大，有长柄；茎生叶互生，几乎无柄；小叶6～20片，椭圆形至长圆形。夏季茎顶开暗紫红色小花，密集成顶生的圆柱状穗状花序。瘦果椭圆形，棕色。秋、冬、早春采根，除去茎基及须根、根梢，切片晒干。

生长环境

全国大部分地区都有分布。生于田边、土坎、草丛中。

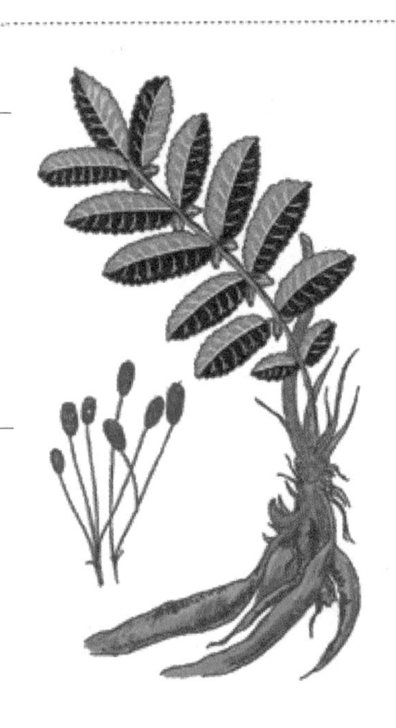

性味功效

味苦、酸，性微寒。凉血止血，收敛止泻，清热解毒。

【附方】

第一方

方剂：地榆75克。

用法：水煎浓缩至200毫升。每次服10毫升，每天3次。

主治：胃、十二指肠溃疡出血。

第二方

方剂：地榆50克，杏仁30克，甘草25克。

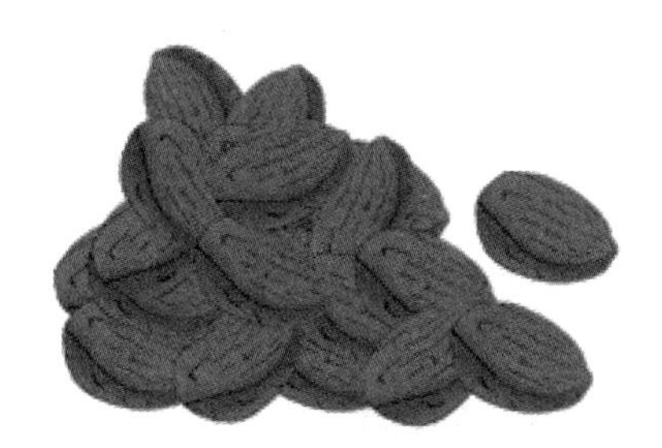

杏仁

用法：水煎服。另取地榆研细粉调浓敷患处。

主治：狂犬咬伤。

第三方

方剂：地榆(炒)20克，荔枝干7个。

用法：水煎服。

主治：月经过多。

第四方

方剂：地榆30克，白花蛇舌草15克。

用法：水煎，分2～3次服，每天1剂，连续服。

主治：肠伤寒。

第五方

方剂：地榆炭100克，食醋500毫升。

用法：共煎至300毫升，1天分2～3次服完。每日1剂。

主治：膀胱肿瘤。

第六方

方剂：地榆30克。

用法：水煎服，米酒做药引送服。

主治：乳痈。

第七方

方剂：地榆、鸭跖草各60克，大蓟30克，车前草15克。

用法：水煎服。

主治：白带。

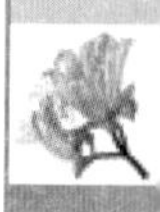

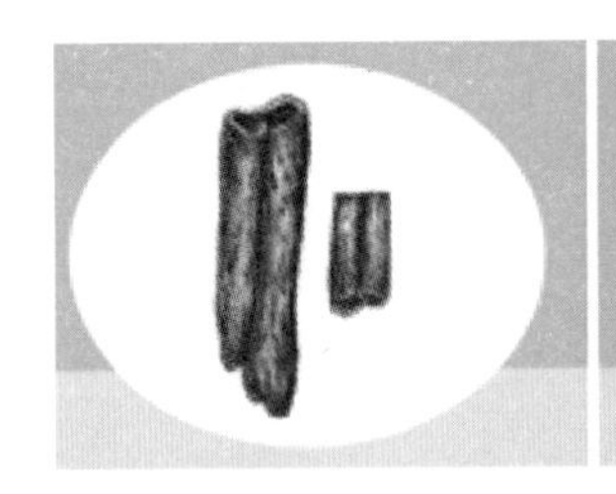

地骨皮

【别名】枸杞根、枸杞根皮、杞根

【释义】

地骨皮的原植物为落叶灌木，高约1米。枝条细长，常弯曲，淡灰色，嫩枝顶端成刺状，叶腋有锐刺。叶互生或3~5片丛生，单叶；叶片卵形、卵状菱形或卵状披针形，顶端尖，基部狭，全缘，两面均无毛。5~10月开花，花淡紫色或粉红色，单朵或3~4朵生于叶腋或同叶簇生；花萼通常3齿裂或4~5齿裂，裂片边缘有毛；花冠漏斗状，5深裂，裂片边缘有毛；雄蕊5枚，花丝近基部有密生绒毛，此密生绒毛稍短于花冠。6~11月结果，果实卵形，成熟时红色。皮可入药。另外，枸杞菜、枸杞叶(叶的中药名)、杞子、土杞子、枸杞子(果实的药名)均可入药。春初或秋后采挖根，洗净剥下根皮，晒干备用。叶、果肉亦可入药。

生长环境

全国均有栽培。多生于山坡、荒地、丘陵地、盐碱地、路旁、村边、宅旁，各地普遍栽培作蔬菜食用。

性味功效

味甘，性寒。凉血除蒸，清肺降火。枸杞叶味苦、甘，性凉。清肝明目，清热，止渴。枸杞子：味甘，性平。益精明目，滋补肝肾。

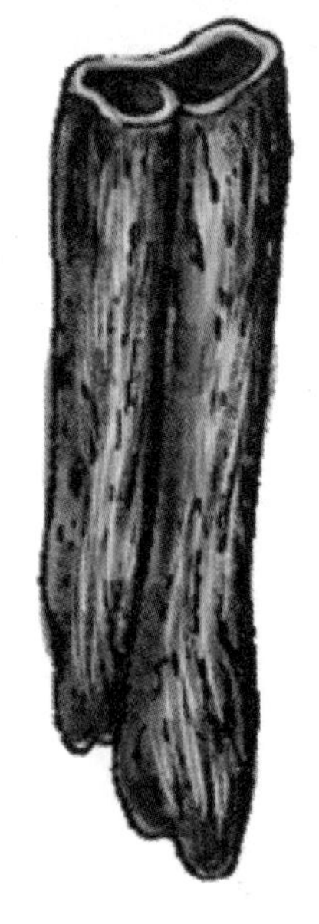

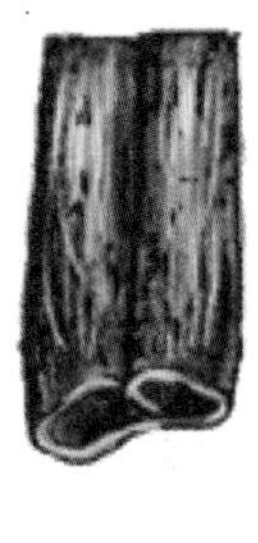

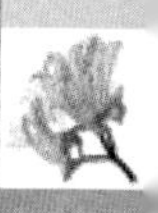

【附方】

第一方

方剂：鲜地骨皮60克。

用法：酌加冰糖，水煎服。

主治：虚劳潮热。

第二方

方剂：地骨皮30克。

用法：加水500毫升，煎至50毫升，过滤。以棉球醮药液填入已清洁的窝洞内。

主治：牙髓炎。

第三方

方剂：鲜枸杞根120克，甘草10克。

用法：水煎，代茶饮。

主治：鼻渊(鼻旁窦炎，慢性鼻炎)。

第四方

方剂：枸杞根、鱼腥草、功劳木各15克。

用法：水煎服。

主治：肺结核潮热。

第五方

方剂：地骨皮50克。

用法：研为粗末。用沸水冲泡，代茶饮，每天1剂。

主治：鼻出血。

第六方

方剂：地骨皮60克。

用法：加水3碗，煎取1碗，加少量白糖或加猪肉煎煮。隔天1剂，5剂为1个疗程，必要时可加服1～2个疗程。

主治：原发性高血压。

第七方

方剂：鲜地骨皮适量。

用法：洗净捣烂。外敷患处，每天换药1次。一般经2～3次换药后，坏死组织就能全部去掉，然后再按外科常规换药。

主治：创面感染。

第八方

方剂：地骨皮50克。

用法：加水1000毫升，文火煎至500毫升，留置瓶中。少量频饮代茶。另辅用维生素C、B族维生素。

主治：糖尿病。

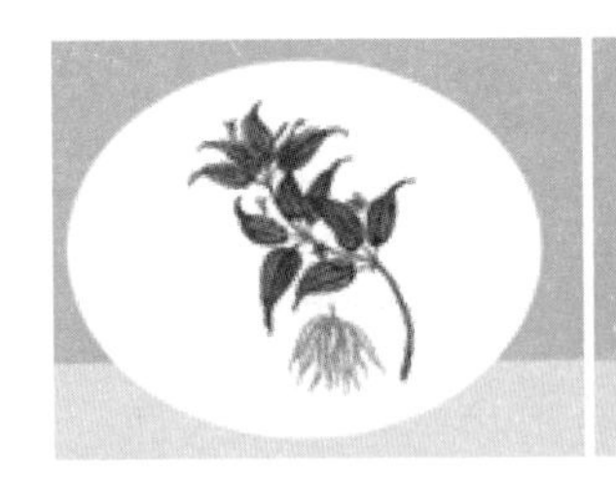

百部

【别名】百条根、山百根、药虱药、一窝虎

【释义】

多年生草本，高60～90厘米。块根肉质，纺锤形，黄白色，几个或数十个簇生。茎下部直立，上部蔓生状。叶4片轮生（对叶百部对生），叶柄长，叶片卵状披针形，长3.5～5厘米，宽2～2.5厘米，宽楔形或截形，叶脉5～7条。5月开花，总花梗直立，丝状，花被4片，浅绿色，卵形或披针形，花开放后向外反卷；雄蕊紫色。蒴果广卵形，种子紫褐色。块根入药，初春或晚秋采挖，洗净，去须根，沸水浸烫至刚透为度，晒干。

生长环境

分布于南方各省区，可栽培。多生于向阳山坡林下。

性味功效

味甘、苦，性微温。润肺止咳，杀虫止痒。

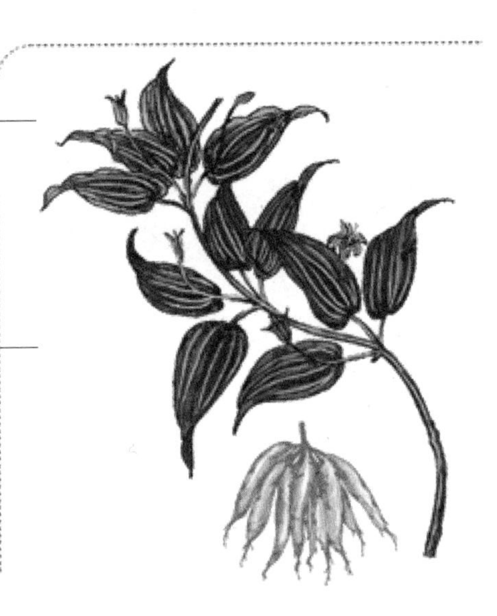

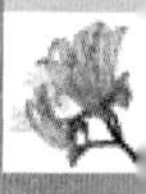

【附方】

第一方

方剂：百部30克。

用法：用75%的酒精100毫升浸泡，1周后去渣备用。外涂患处。

主治：皮肤瘙痒症。

第二方

方剂：百部250克，蜂蜜适量。

用法：将百部研细末，炼蜜制丸，梧桐子大，每天服3次，1岁以下每次3～5丸，2～4岁10～15丸，5～8岁20～30丸，沸水送服。

主治：百日咳。

第三方

方剂：百部500克。

用法：加水4升煎膏。每次1匙，每天2次，连服半月。

主治：肺痨咳嗽。

第四方

方剂：百部500克，蜂蜜适量。

用法：将百部加水煎3次，取汁浓缩，加蜂蜜收膏。每天2～3次，每次1汤匙，沸水送服。

主治：慢性咽喉炎。

第五方

方剂：百部20克。

用法：水煎2次约60毫升。每次服20毫升，每天3次。

主治：慢性支气管炎。

第六方

方剂：百部50克，95%酒精100毫升。

用法：将百部瓶装，加酒精浸泡10天。每天用棉签蘸搽患处3次。连续使用1个月以上。

主治：酒糟鼻。

第七方

方剂：百部100克，75%酒精500毫升。

用法：百部加入酒精瓶中浸泡10天，外用涂擦。

主治：头虱，体虱，阴虱。

七画

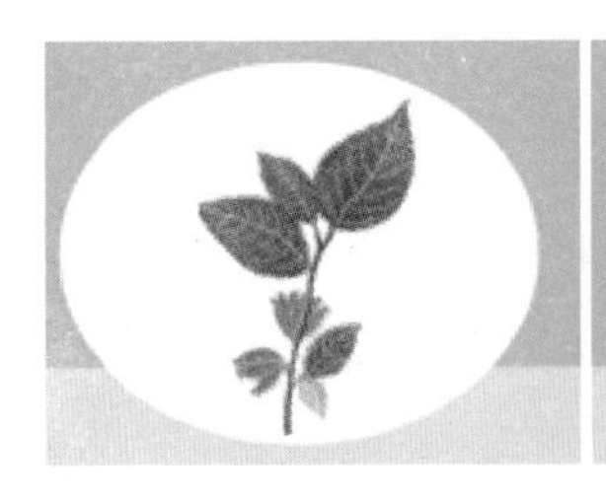

杜仲

【别名】木棉、石思仙、丝楝树皮、扯丝皮

【释义】

落叶乔木，高可达20米左右。小枝光滑，黄褐色或较淡，具片状髓。皮、枝及叶均含胶质。单叶互生，椭圆形或卵形，先端渐尖，基部广楔形，边缘有锯齿，幼叶上面疏被柔皮，下面毛较密，老叶上面光滑，下面叶脉处疏被毛；4～5月开花，花单性，雌雄异株，与叶同时开放，或先叶开放，生于一年生枝基部苞片的腋内，有花柄，无花被，雄蕊5～10枚。6～9月结果，果实扁平，长椭圆形，长2～3.5厘米，周边有膜质状翅，内含种子1粒。树皮于4～6月剥取为佳，趁鲜刮去粗皮，刷去泥土，鲜用或堆放，内皮呈紫褐色后晒干备用。

生长环境

甘肃、陕西、河北、河南、湖南、湖北、四川、贵州、云南、浙江有分布。现今广泛栽培。多生于低山坡地疏林中。

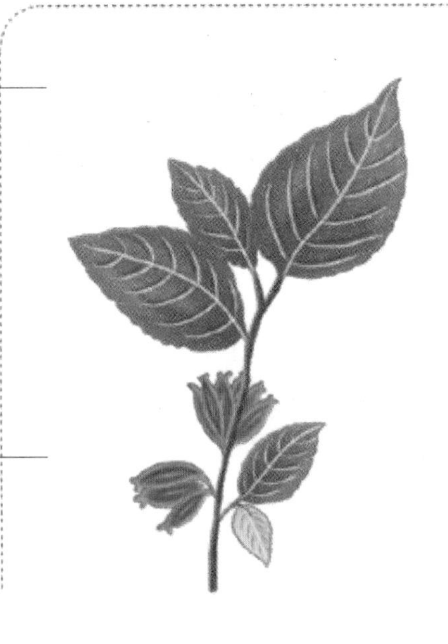

性味功效

味甘，性温。补肝肾，强筋骨，安胎。

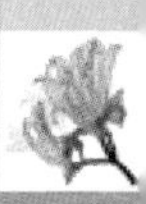

【附方】

第一方

方剂：杜仲、夏枯草、黄芩各10克。

用法：水煎服。

主治：早期高血压。

第二方

方剂：杜仲12克，熟地黄15克，续断、菟丝子各10克，核桃仁30克。

用法：水煎服。

主治：肾虚腰背酸痛，腿膝软弱，小便频数。

第三方

方剂：杜仲30克。

用法：水煎，取汁煮桂圆肉(龙眼肉)适量及鸡蛋1～2枚多次分服。

主治：外痔。

第四方

方剂：杜仲、红花、白芷、小松树根、铜绿各适量。

用法：共捣烂，复位后外敷伤处。

主治：外伤骨折。

第五方

方剂：杜仲15克，猪腰2个。

用法：共煲服。

主治：腰痛。

第六方

方剂：杜仲15克，锦鸡儿、千斤拔各30克，猪蹄1只。

用法：加水共炖烂，吃肉喝汤。

主治：半身不遂，腰膝无力。

第七方

方剂：杜仲叶100克，蚯蚓10条。

用法：洗净，捣烂，外敷伤处，每天换药1次。

主治：跌打筋断。

第八方

方剂：杜仲、续断各等量。

用法：共研细粉，用红枣汤送服。每次10克，1天3次，连服10～20天。

主治：习惯性流产。

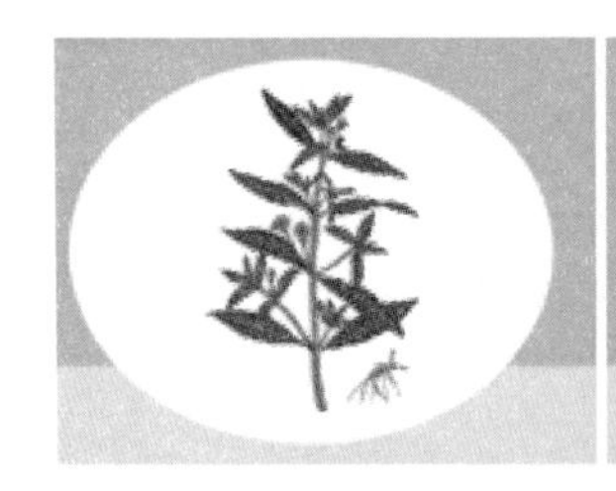

旱莲草

【别名】黑水草、墨旱莲、鳢肠、墨汁草

【释义】

一年生草本，高20～60厘米。全株有粗毛。茎直立或平伏，多分枝，茎节着地生根。叶对生，叶片披针形，边缘常有细锯齿，无柄。折断茎叶即流出液汁，数分钟后即变成蓝黑色，头状花小，色白，生于叶腋或枝顶。瘦果黑色。全草干燥后呈黑色，故称墨旱莲。全草入药，夏、秋季采收，鲜用或晒干。

生长环境

我国南北各地均有分布。多生于溪沟、田边、屋旁阴湿处。

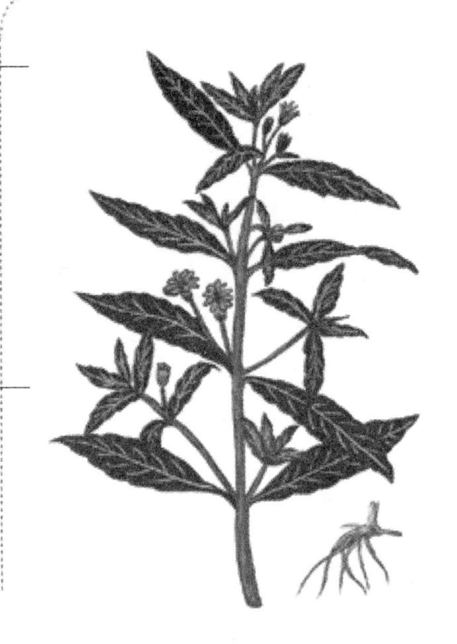

性味功效

味甘、酸，性凉。凉血止血，消肿排脓，滋阴补肾。

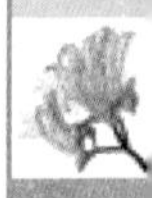

【附方】

第一方

方剂：旱莲草120克。

用法：加红糖或白糖，水煎，温服，每天1剂。

主治：红痢、白痢。

第二方

方剂：鲜旱莲草50克，米酒适量。

用法：捣烂，加水、米酒搅匀，取汁服。

主治：夹阴伤寒，症见高热、头重、全身酸楚、眼花、舌苔黄。

第三方

方剂：鲜旱莲草适量。

用法：洗净捣汁，每次服30~40毫升，每天3次。

主治：急性出血性坏死性肠炎。

第四方

方剂：旱莲草90~120克。

用法：洗净捣汁。外涂患处，每天数次。

主治：带状疱疹。

第五方

方剂：旱莲草20克，仙鹤草15

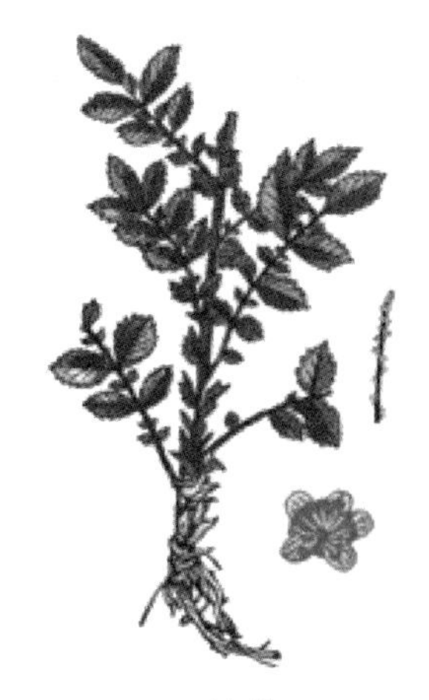

仙鹤草

克，白茅根30克。

用法：水煎服，每天1剂。

主治：吐血，咯血，衄血，尿血，月经过多。

第六方

方剂：鲜旱莲草适量。

用法：洗净，将茎叶置手中搓烂，外敷伤口。或将鲜旱莲草洗净焙干，研成细粉，外涂于伤口上。

主治：外伤出血。

第七方

方剂：旱莲草30克。

用法：水煎，分2次服，每天1剂。

主治：月经过多。

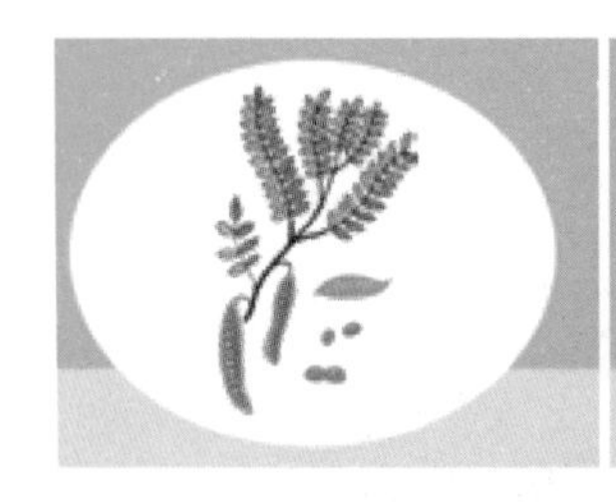

皂荚

【别名】皂角、肥皂荚、大皂、天丁、皂丁

【释义】

落叶乔木，高达10米以上。树枝、树干上有圆筒状分枝的坚硬针刺(皂角刺)，小枝有细毛。偶数羽状复叶互生，小叶8～14枚；小叶互生，极接近，叶片卵形、矩圆形或披针形。花淡黄绿色。荚果扁长而微弯，形似镰刀，厚木质，两面突起，紫黑色，有光泽。秋季采荚果，四季采刺，晒干。

生长环境

全国大部分地区都有分布。多生于路边、村庄附近，多为栽培。

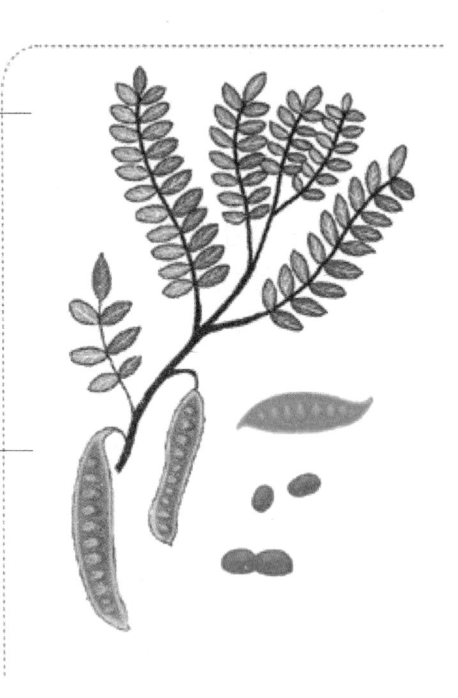

性味功效

味辛，性温，有小毒。消痰平喘，通窍攻坚。

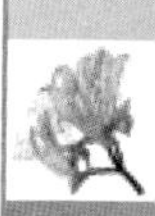

【附方】

第一方

方剂：皂角刺30克。

用法：与大枣10枚煎半小时以上，弃渣取药液300～400毫升，与粳米30克煮成粥。分2次服用。

主治：亚急性盆腔炎。

第二方

方剂：皂角子200粒。

用法：同陈醋500毫升、红糖6克，放入砂锅内浸7天，上火熬干，皂荚子微黄时研为细粉，分20包。每天1次，每次1包，煎汤冲服。

主治：淋巴结核。

第三方

方剂：皂荚适量。

用法：放铁锅内，火煅存性，碾细为末。1～2岁每天服1克，3岁以上每天2克。用糖拌吞服。

主治：小儿急、慢性泄泻。

第四方

方剂：皂荚2枚。

用法：与盐15克同烧赤，研细。夜夜揩齿。

主治：齿龈萎缩，牙齿松动。

第五方

方剂：皂角适量。

用法：烧灰研末。用茶油调涂伤口及周围。

主治：马咬伤。

第六方

方剂：皂荚适量。

用法：放锅中火煅存性，研细为末。每次1克，每天2次，用糖拌吞服。

主治：小儿厌食症。

第七方

方剂：皂角10个。

用法：研成细末，米醋适量调和。涂于颈与下颌部，干即换涂。

主治：乳蛾。

第八方

方剂：皂角粉少许。

用法：涂入鼻腔，待打喷嚏时，用手指堵住无异物之鼻孔，以增加压力即可。

主治：鼻腔异物（多见于小儿）。

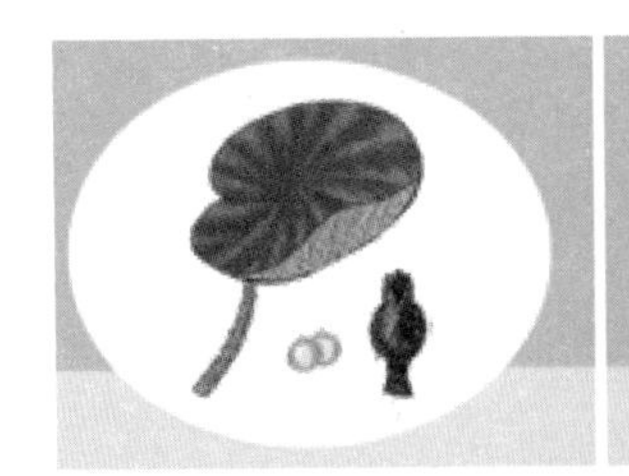

芡实

【别名】鸡头米、鸡头子、野鸡头

【释义】

一年生水生草本。具有白色须根及不明显的茎。初生叶沉水，箭形；后生叶浮于水面，圆形，直径65~130厘米，正面多皱纹，反面紫色，两面均有刺；叶柄生叶底中央。花鲜紫红色，在水面平放，日开夜合。浆果带刺，如鸡头状。种子球形，黑色，坚硬，内含白色粉质胚乳。秋季采种子，晒干去壳取仁入药。

生长环境

我国大部分地区都有分布。生于池沼湖泊中，有栽培。

性味功效

味甘、涩，性平。固肾涩精，补脾止泻，止带。

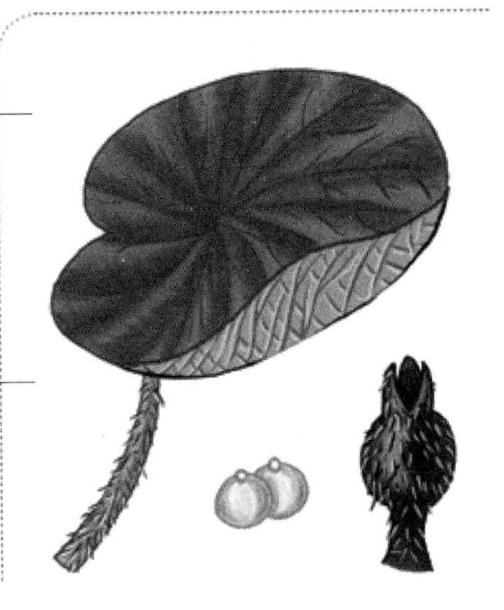

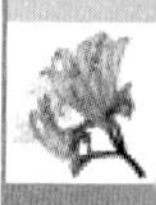

【附方】

第一方

方剂：鲜芡实根30克，蜂蜜、蛋清、麻油各1匙。

用法：将芡实根水煎，去渣，加入蜂蜜等3味，趁热服。

主治：难产。

第二方

方剂：芡实根适量。

用法：切片，煮熟，蘸作料、醋食之。

主治：腹股沟斜疝。

第三方

方剂：芡实、薏苡仁各15克，莲子（去心）20克，淮山药18克。

用法：加水煮烂，加白糖适量，连渣分2次服。

主治：脾虚久泻。

第四方

方剂：芡实15克，莲须6克，金樱子30克。

用法：水煎分2次服，每天1剂。

主治：梦遗滑精。

第五方

方剂：芡实15克，白果6克，车前草5克，筋骨草10克。

用法：水煎服，每天1剂。

主治：湿热带下。

第六方

方剂：芡实根250克，鸡1只。

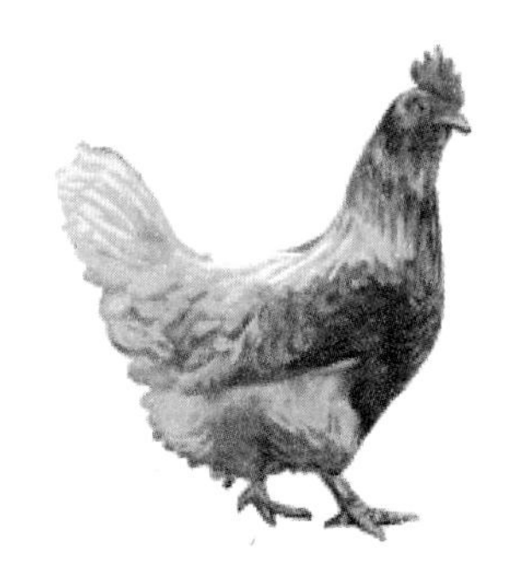

鸡

用法：将鸡去毛和内脏，加水共炖烂，去药渣，加作料，吃鸡喝汤。

主治：脾肾虚弱所致的白带过多。

第七方

方剂：芡实、糯米各30克，白果10枚。

用法：共煮粥吃，每天1次，10天为1个疗程，间歇服2～4个疗程。

主治：慢性肾炎蛋白尿。

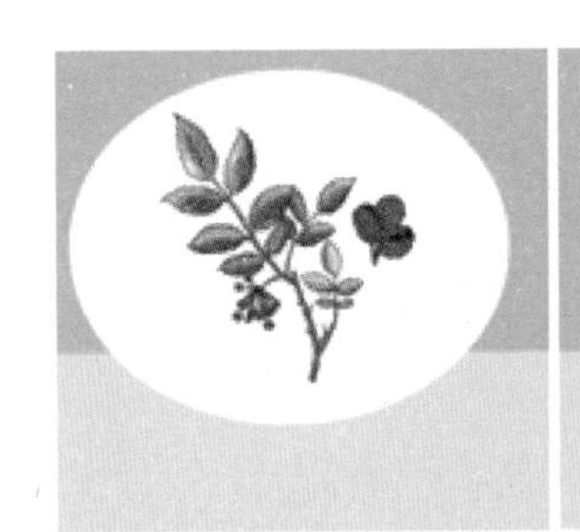

花椒

【别名】点椒、川椒、汉椒、巴椒、南椒、蜀椒

【释义】

灌木，高1～3米。树皮暗灰色，疏生平直而尖锐的刺。单数羽状复叶互生，叶轴具窄翼，具稀疏而略向上的小皮刺，小叶5～10片，卵形或卵状披针形，边缘有细小圆齿，叶脉上有时生长刺。花小，淡绿色。蓇葖果球形，熟时暗红色，表面有众多瘤状突起，嗅之有浓烈的辛香味。种子黑色，有光泽。秋季采成熟果实，晒干。

生长环境

分布于东北、西北、中南及四川等地。于山坡及灌木丛中，有栽培。

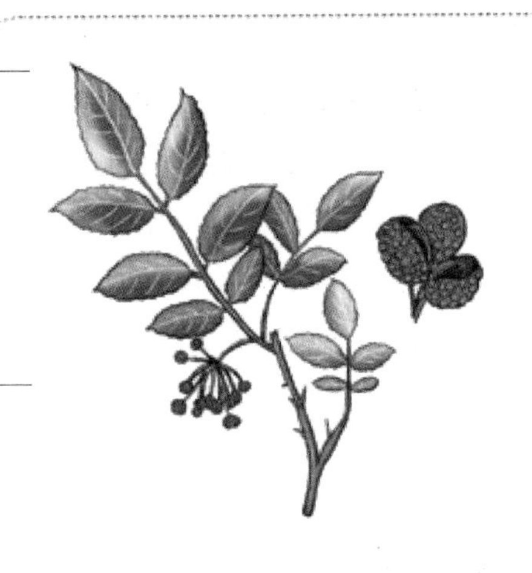

性味功效

味辛，性温。温中散寒，燥湿杀虫，行气止痛。

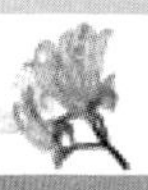

【附方】

第一方

方剂：花椒20粒。

用法：加醋100毫升、水50毫升、蔗糖少许，煎后温服，症状未除者，4小时后再服。

主治：胆道蛔虫病。

第二方

方剂：花椒、蛇床子各30克，藜芦、吴茱萸各15克，明矾20克。

用法：水煎熏洗、坐浴。

主治：妇女阴痒。

第三方

方剂：花椒10克。

用法：放油锅内炸至变黑，出味后去椒温服油。

主治：儿童蛔虫性肠梗阻。

第四方

方剂：花椒、枯矾各100克，冰片10克。

用法：将花椒、枯矾炒黄，研细末，再加入冰片研细备用。用时取适量，撒布创面，或加麻油调涂。

主治：皮肤溃疡感染，创面焮红痛痒。

第五方

方剂：川椒50克。

用法：研细末，与250毫升白酒在酒壶内煮沸，用酒壶中冒出的热气对准乳头及周边肿块部位，进行熏蒸。

主治：产后乳汁不通。

第六方

方剂：花椒3～5粒，大蒜头1个，葱白10厘米。

用法：同捣烂，敷患处。24小时后换1次。

主治：鸡眼。

第七方

方剂：花椒25克，紫皮大蒜100克。

用法：共捣成药泥，敷患处。

主治：顽癣。

第八方

方剂：花椒、制香附各6克，炮姜8克，饴糖15克。

用法：将前3味水煎去渣，加入饴糖溶化，分2次空腹服。

主治：胃腹冷痛。

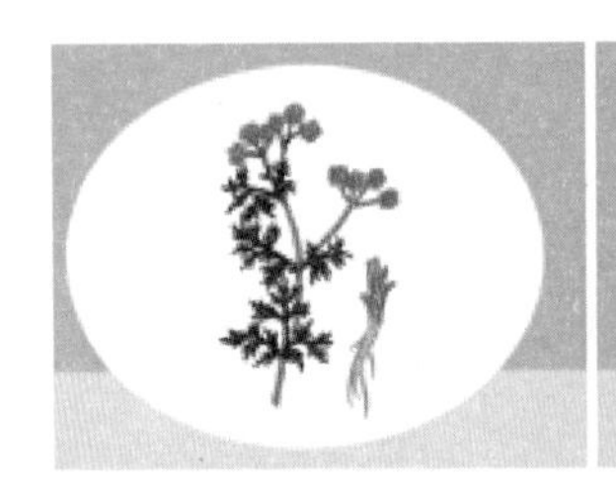

芫荽

【别名】香菜、胡荽、园荽

【释义】

一年生草本，全体无毛，有强烈的香气。主根细长纺锤形，多须根。茎直立，中空，高20～60厘米，有纵向条纹。基生叶有长柄，1～2回羽状全裂，裂片宽卵形或扇形，长1～2厘米，边缘深裂或具缺刻；茎生叶互生，2～3回羽状全裂，末回裂片狭条形，长2～15毫米，宽0.5～1.5毫米，先端钝，边缘全缘。4～7月开花，花小，白色或淡紫色，排成复伞形花序生于枝顶；无总苞片，小总苞片通常3片，条形或线状锥形；花萼5齿裂；花瓣5片，倒卵形；雄蕊5枚。7～9月结果，果实近球形，表面黄棕色，有较明显纵向的棱线，有香味、微辣。全草于春季采收，阴干备用；果实秋季采收，晒干备用。

生长环境

全国各省区均有产。

性味功效

味辛，性温。发汗透疹，消食下气，健胃消炎。

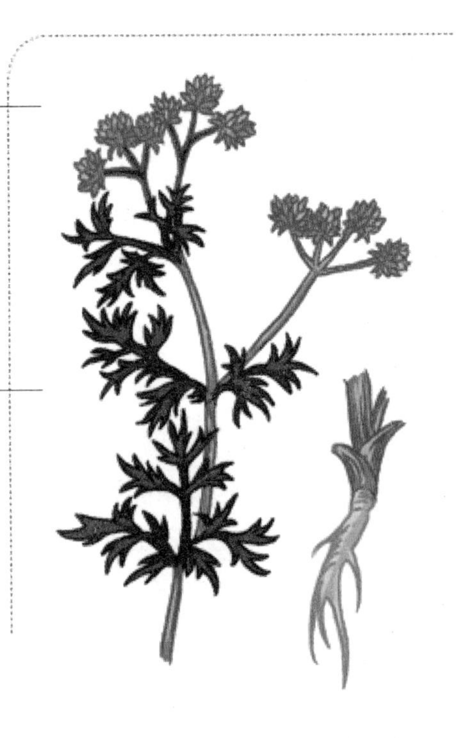

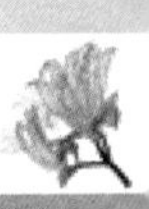

【附方】

第一方

方剂：鲜芫荽15克，鲜浮萍10克。

用法：水煎服。

主治：麻疹初起，疹出不透。

第二方

方剂：芫荽子60克。

用法：水煎服。

主治：食肉中毒。

第三方

方剂：芫荽子适量。

用法：研细末，每次3克，每日3次，沸水送服。

主治：胸膈满闷。

第四方

方剂：炒芫荽子。

用法：研末，每次服6克，日服3次，沸水送服。

主治：痢疾下血，痔疮便血。

第五方

方剂：芫荽子（略炒）、枯矾各等量。

用法：研极细末，每次吹入患耳中少许。

主治：中耳炎。

第六方

方剂：鲜芫荽30克。

用法：水煎服。

主治：消化不良腹胀。

第七方

方剂：鲜芫荽25克。

用法：适量酒、水煎服。

主治：虚寒胃痛。

第八方

方剂：芫荽子6克，陈皮、六曲（神曲）各10克，生姜3片。

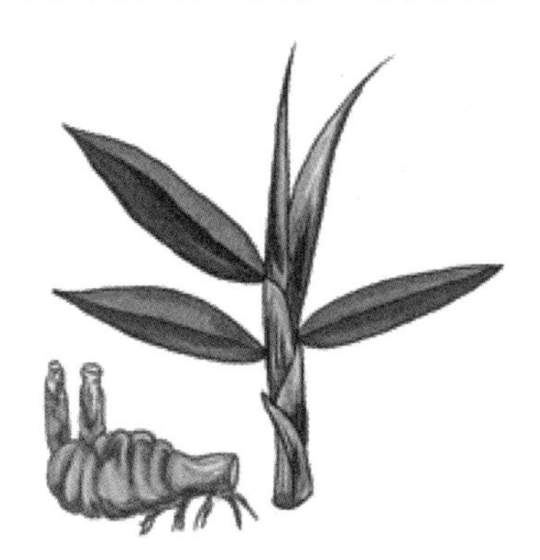

姜

用法：水煎服。

主治：消化不良，食欲不振。

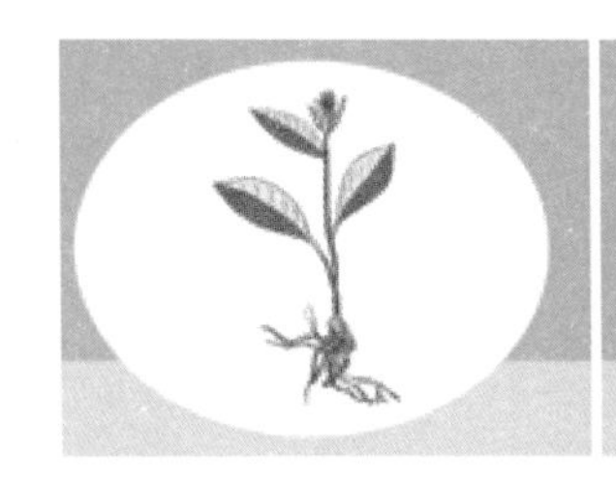

苍术

【别名】茅苍术、北苍术、赤术、南苍术

【释义】

多年生草本。地下根茎结节状圆柱形或疙瘩块状，直径1～4厘米，表面灰棕色或黑棕色。茎直立，高30～80厘米，有稀疏的蛛丝状毛或无毛。叶互生，中下部茎叶长8～12厘米，宽5～8厘米，大头羽状深裂或半裂，侧裂片1～2对或3～4对，椭圆形、长椭圆形或倒卵状长椭圆形，宽0.5～2厘米，顶裂片宽1.5～4.5厘米；有时中下部茎叶不分裂。或全部茎叶不分裂，叶片倒卵形、长倒卵形、倒披针形或长倒披针形，长2～9厘米，宽1.5～5厘米，上部叶基部有时有1～2对三角形刺齿裂。全部叶无毛，质地硬，边缘有针刺状毛或三角形刺齿。6～10月开花，花白色或紫蓝色，组成头状花序单生于枝顶；总苞直径约1.5厘米，总苞片针刺状羽状全裂或深裂；全部为管状花。6～10月结果，果实有毛，顶端有刚毛状冠毛，长约8毫米，基部连合成环。根于春、秋季挖为佳，晒干备用。

生长环境

我国北方地区有广泛分布。多生于山坡、灌木丛、草丛、岩缝、林下等地。

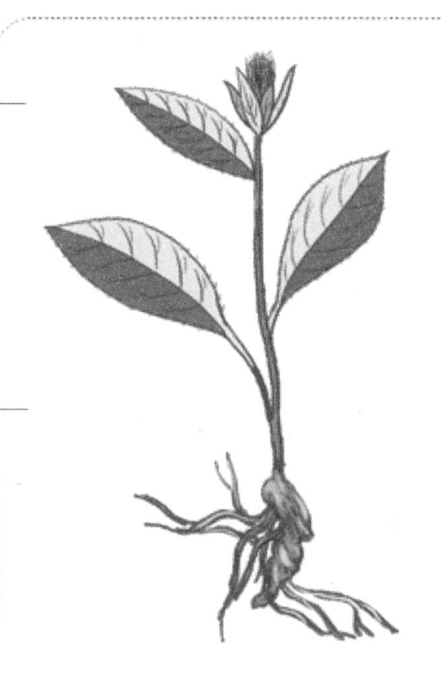

性味功效

味辛、苦，性温。健脾燥湿，祛风散寒。

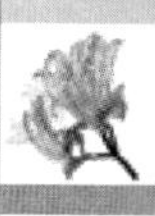

【附方】

第一方

方剂：苍术1000克。

用法：加水2升，煮浓缩成膏，加蜂蜜250克调匀。每次1匙，每天2次，沸水冲服。

主治：慢性丹毒。

第二方

方剂：苍术适量。

用法：研细末，与白芝麻油调成稀糊状敷患处。每天1～2次，至愈止。

主治：烧烫伤。

第三方

方剂：苍术适量。

用法：将其削成圆锥形，中刺数小孔，塞进外耳道，然后将艾炷放在苍术上点燃。每次5～7壮，每天或隔天1次，10次为1个疗程。孕妇忌用。

主治：耳鸣。

第四方

方剂：苍术18克。

用法：水煎取汁。每天上午1次服下。

主治：夜盲症。

第五方

方剂：苍术10克，厚朴5克，陈皮、甘草各3克。

用法：水煎服。

主治：消化不良，食少便溏，胸闷腹胀，呕恶口腻。

第六方

方剂：苍术20克。

用法：泡茶饮，每天1剂。

主治：胃下垂属湿阻中焦者。

第七方

方剂：苍术、黄柏、牛膝各10克，薏苡仁15克。

用法：水煎服。

主治：膝关节肿痛，下肢风湿痛。

第八方

方剂：苍术适量。

用法：研为细末。每天3克，分3次用沸水冲服，儿童酌减。

主治：结膜干燥症。

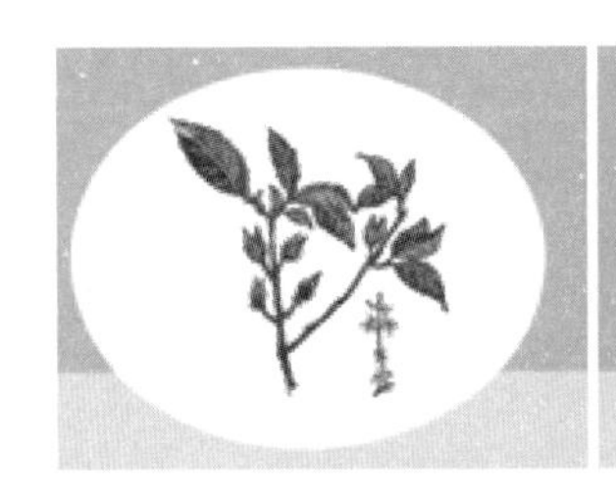

连翘

【别名】旱连子、大翘子、连壳、空壳、黄花条

【释义】

落叶灌木，高2～4米。枝细长，开展或下垂，嫩枝褐色，略呈四棱形，散生灰白色细斑点，节间中空。叶对生，叶片卵形、宽卵形或椭圆状卵形至椭圆形，两面均无毛。3～4月开花，花黄色，通常单朵或2至数朵生于叶腋，花先叶开放；花萼深4裂，边缘有毛；花冠深4裂，雄蕊2枚。7～9月结果，果实卵球形、卵状椭圆形或长卵形，先端喙状渐尖，表面有多数凸起的小斑点，成熟时开裂，内有多粒种子，种子扁平，一侧有翅。果实初熟或熟透时采收。初熟果实蒸熟晒干，尚带青色，称为“青翘”；熟透的果实，晒干，除去种子及杂质，称为“老翘”；其种子称为“连翘心”。

生长环境

河北、山西、陕西、河南、山东、安徽、湖北、四川有分布。多生于山坡灌木丛、草丛、山谷、山沟疏林中或栽培。

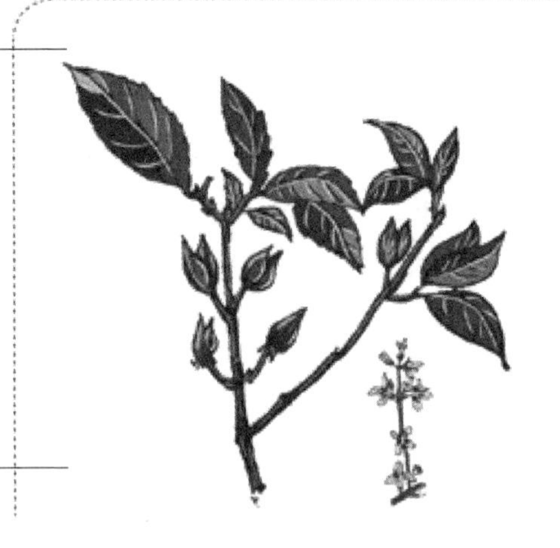

性味功效

味苦，性寒。清热解毒，消肿散结。

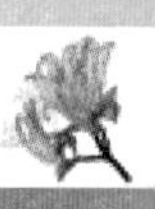

【附方】

第一方

方剂：连翘30克。

用法：加水煎至150毫升。分3次饭前服，连用5～10天。忌食辛辣及盐。

主治：急性肾炎。

第二方

方剂：连翘500克。

用法：研细末。每天20～25克，分3次饭前服。忌辛辣食物及酒。

主治：肺结核。

第三方

方剂：连翘18克。

用法：加水用文火煎成150毫升。分3次饭前服。

主治：血小板减少性紫癜、过敏性紫癜。

第四方

方剂：连翘20～30克。

用法：文火水煎。分3次饭前服。

主治：视网膜黄斑区出血。

第五方

方剂：连翘心60克。

用法：炒焦煎水服，或炒焦研末服，每次10克，每天3次。

主治：呃逆。

第六方

方剂：连翘适量。

用法：去梗洗净，曝干，装罐备用。每次用15～30克，沸水冲泡或煎沸代茶饮，连服1～2周。

主治：便秘。

第七方

方剂：连翘适量。

用法：将连翘制成注射液，每毫升含连翘1克。采用气管滴入法合并肌肉注射。气管滴入一般用6～10毫升，每日1次；症状好转后隔日1次。

主治：肺脓肿。

第八方

方剂：连翘、雄鼠屎、蒲公英、川贝母各10克。

用法：文火水煎，分3次饭前服。

主治：乳痈，乳核。

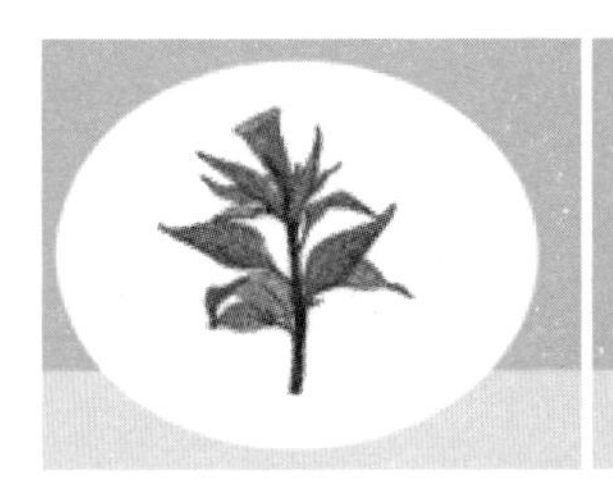

鸡冠花

【别名】鸡角枪、鸡公花、鸡髻花

【释义】

一年生草本，高50～90厘米，全体无毛。茎直立，粗壮。叶互生；长椭圆形至卵状披针形，先端渐尖，全缘，基部渐狭而成叶柄。7～9月开花。穗状花序多变异，生于茎的先端或分枝的末端，常呈鸡冠状，色有紫、红、淡红、黄或杂色；花密生，每花有3苞片；花被5，广披针形，干膜质，透明。9～10月结果，胞果成熟时横裂，内有黑色细小种子2至数粒。8～10月间，花序充分长大，并有部分果实成熟时，剪下花序，晒干备用。

生长环境

全国大部分地区都有栽培观赏。

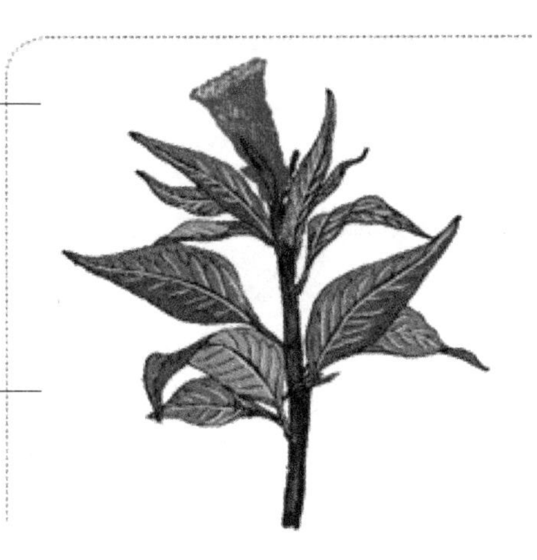

性味功效

味甘，性凉。凉血止血。

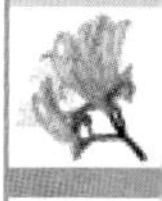

【附方】

第一方

方剂：炒鸡冠花、红糖各30克。

用法：水煎，代茶饮。每天1剂，一般服3剂即可见效，重者加大用量，连服10剂。

主治：功能性子宫出血。

第二方

方剂：鸡冠花30克。

用法：水煎服。

主治：便血，痔疮出血。

第三方

方剂：白鸡冠花15克，苍耳子（炒、去刺）8克，红枣10枚。

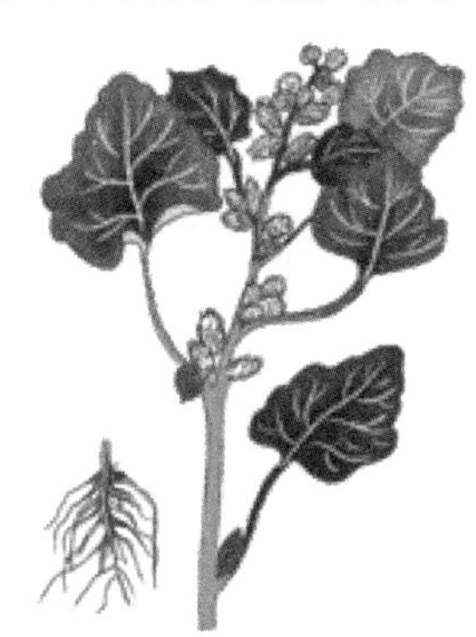

苍耳

用法：水煎服，并用鸡冠苗煎水洗患处。

主治：荨麻疹。

第四方

方剂：鸡冠花、萹蓄、地榆、鸭跖草各10克。

用法：水煎服。

主治：肾盂肾炎，尿血。

第五方

方剂：鲜白鸡冠花25克，猪肺500克(勿下水泡)。

用法：加水炖1小时，分2~3次饭后服。

主治：咯血。

第六方

方剂：白鸡冠花30克，红糖15克。

用法：水煎去渣,加红糖调服。

主治：白带过多。

第七方

方剂：鸡冠花、艾叶根、牡荆根各15克。

用法：水煎服。

主治：头风贯眼(青光眼)。

第八方

方剂：鸡冠花25克。

用法：水煎服或调白糖服。

主治：血热漏下。

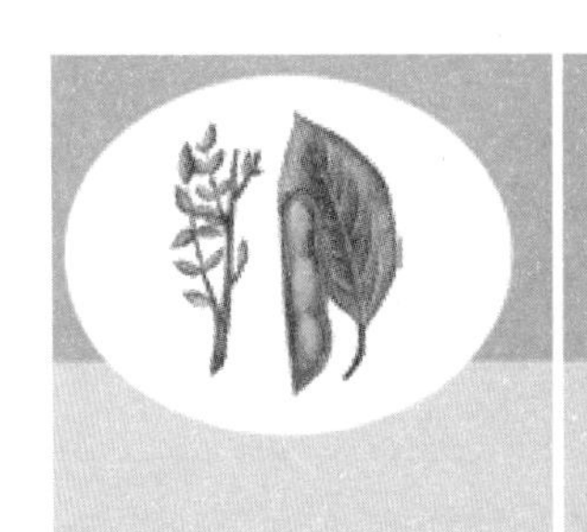

鸡血藤

【别名】血凤藤、大血藤、血龙藤、猪血藤、过岗龙、血风藤

【释义】

攀缘灌木。茎无毛。小叶3片，阔椭圆形，先端锐尖，基部圆形或近心形，上面疏被短硬毛，下面沿脉疏被短硬毛，脉腋间有细毛。花多数，排列成大型圆锥花序；萼筒状，两面被白色短硬毛，萼齿5个，三角形，上面2齿近合生；花冠蝶形，白色；花药2型，5个大，5个稍大；子房密被白色短硬毛。荚果刀状，被绒毛，有网脉，沿腹缝线增厚，仅顶部有一个种子。它的藤茎可入药，全年可采，截为小段，晒干备用。

生长环境

分布于云南、广西、广东等地。生于林中或灌丛中。

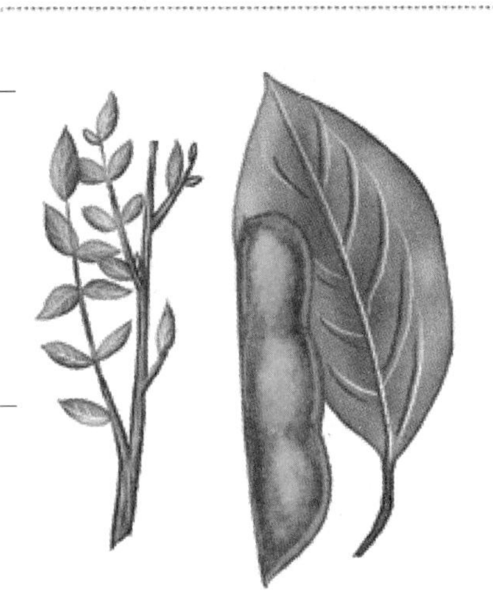

性味功效

味甘、辛，性温。活血舒筋。

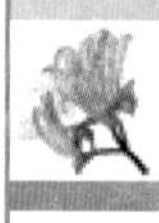

【附方】

第一方

方剂：鸡血藤糖浆。

用法：口服，每次10毫升，每天3次。儿童酌减。

主治：放射线引起的白细胞减少症。

第二方

方剂：鸡血藤60克。

用法：酒、水各半煎服。

主治：跌打损伤，关节风湿痛。

第三方

方剂：鸡血藤50克。

用法：水煎，冲红糖、黄酒，早晚空腹服。

主治：手脚酸麻。

第四方

方剂：鸡血藤、巴戟天、石斛各10克，益智仁3克。

用法：水煎服。

主治：遗精。

第五方

方剂：鸡血藤80克。

用法：加水煎煮2次，每次30分钟。分2次服，早晚各1次。

主治：急性乳腺炎早期。

第六方

方剂：鸡血藤、当归藤各15克，益母草10克。

用法：水煎服。

主治：月经不调，痛经，闭经。

第七方

方剂：鸡血藤60克。

用法：浸酒250毫升，浸半个月后可用，每次服15～30毫升，日服2～3次。

主治：血虚闭经。

第八方

方剂：鸡血藤、当归藤各30克，海风藤、五加皮、走马胎各15克。

用法：水煎服。

主治：风湿痛。

第九方

方剂：鸡血藤30克。

用法：加猪骨适量煎服。

主治：腰痛。

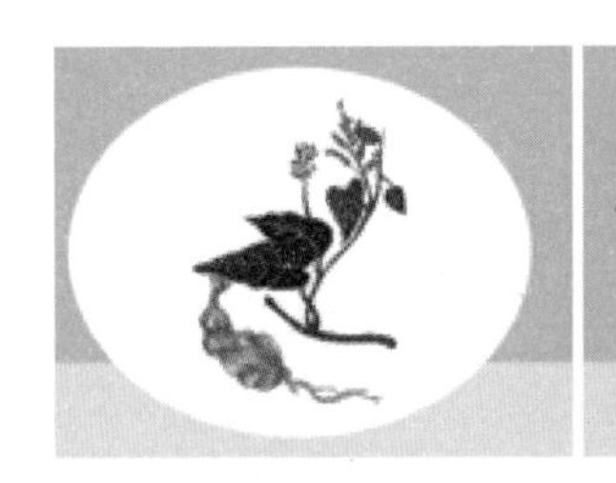

何首乌

【别名】首乌、地精、红内消、马肝石、小独根

【释义】

多年生缠绕草本。根细长，末端成肥大的块根，外表红褐色至暗褐色。茎基部略呈木质，中空。叶互生，具长柄，叶片狭卵形或心形，先端渐尖，基部心形或箭形，全缘或微带波状，两面均光滑无毛。托叶膜质，鞘状，褐色，抱茎。10月开花，花小，多数，密聚成大型圆锥花序，小花梗具节，基部具膜质苞片；花被绿白色，花瓣状，5裂，外面3片的背部有翅；11月结果，瘦果椭圆形，有3棱，黑色光亮，外包宿存花被，花被成明显的3翅，成熟时褐色。根茎入药。栽后3～4年春、秋季挖。秋季割茎藤，切段，晒干或烘干，即为夜交藤。把何首乌放盒内，用煎好的黑豆汁与黄酒加入拌匀，隔水蒸焖，使内部成棕褐色，晒干即为制首乌。

生长环境

我国中部、东南、西南地区有产。生长于草坡、路边、山坡石隙及灌木丛中。

性味功效

味苦、甘、涩，性微温。补肝益肾，养血祛风。

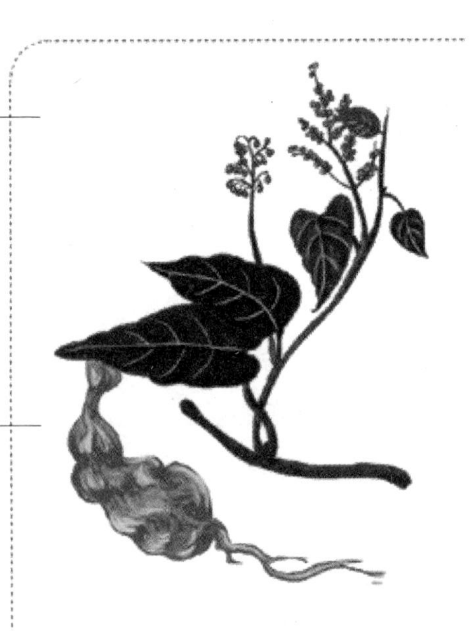

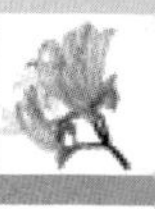

【附方】

第一方

方剂：何首乌18~24克，甘草1.5~3克。

用法：加水煎2小时。分3次饭前服，每天1剂。

主治：疟疾。

第二方

方剂：生首乌900克。

用法：烘干，研细末，每次15克，温开水送服，每天2次，连服30天。

主治：高脂血症。

第三方

方剂：首乌藤、地黄、柏子仁、酸枣仁(炒)、丹参各15克。

用法：水煎服。

主治：阴虚血少，头晕眼花，耳鸣，烦躁不眠。

第四方

方剂：何首乌、桑葚子各15克。

用法：水煎服。

主治：血虚便秘。

第五方

方剂：夜交藤60克。

用法：水煎服，每天1剂。

主治：失眠。

第六方

方剂：制何首乌15克，枸杞子、菟丝子各10克。

用法：水煎服。

主治：肝肾亏虚，头晕眼花，腰酸腿痛。

第七方

方剂：制何首乌30克。

用法：取上药，加水300毫升，煎20分钟左右，取汁150~200毫升。分2次温服，每天1剂，20天为1个疗程。

主治：高脂血症。

第八方

方剂：制首乌、夜交藤各90克，红枣5枚。

用法：共煎，分2次服，每天1剂，15天为1个疗程。

主治：精神分裂症。

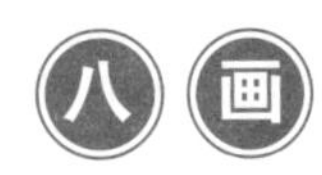

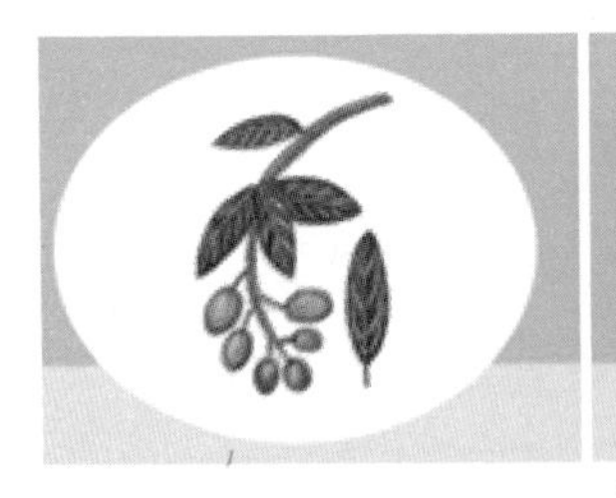

枇杷叶

【别名】巴叶

【释义】

常绿小乔木，高3～8米。茎直立，小枝粗壮，被锈色绒毛。单叶互生，革质，长椭圆形至倒卵状披针形，先端短尖，基部楔形，边缘有疏锯齿，上面深绿色有光泽，下面密被锈色绒毛。花淡黄白色，顶生圆锥花序。浆果状梨果卵形、椭圆形或近圆形，熟时橙黄色。全年采叶，鲜用或晒干，用时刷去叶背面绒毛。

生长环境

我国中部、东部、南部各省均有分布。常栽培于村旁、平地或坡地，亦有野生于山上者。

性味功效

味苦，性微寒。清肺止咳，降逆止呕。

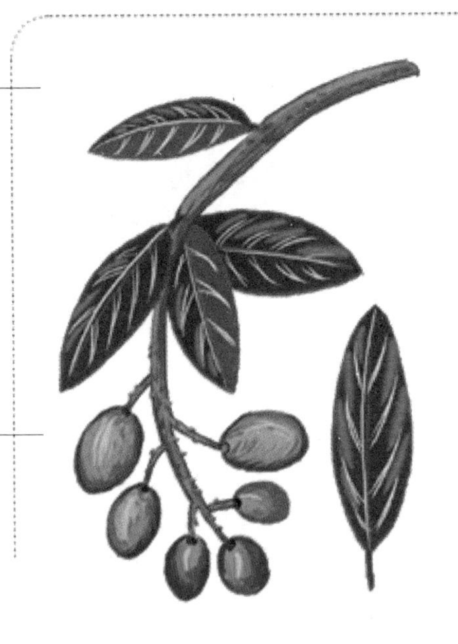

【附方】

第一方

方剂：枇杷叶适量。

用法：煎汤。加入水中沐浴。

主治：痱疹。

第二方

方剂：枇杷叶(去毛)50克。

用法：将枇杷叶焙干，研细末，每次6克，茶叶泡水送服，每日2次。

主治：衄血。

第三方

方剂：老枇杷叶(干品)60克。

用法：去毛洗净切碎，加水700毫升，用文火煎至350～400毫升。1天内分3次服完，每天1剂，服至停乳。

主治：断乳乳房胀痛。

第四方

方剂：枇杷叶(去毛，炒微黄)、母丁香各1克。

用法：共研细末,每用少许，涂于乳头上，令小儿吸吮，可制止吐乳。

主治：小儿吐乳不止。

第五方

方剂：枇杷叶7～8片(或100克)。

用法：去毛包煎。口服。

主治：咳嗽。

第六方

方剂：鲜枇杷叶适量。

用法：加水煮沸1小时，得药液200毫升，患儿于睡前及次日空腹时各服药液1000毫升。

主治：蛲虫病。

第七方

方剂：鲜枇杷叶(去毛)30克，淡竹叶15克。

用法：水煎服，每日1剂。

主治：声音嘶哑。

第八方

方剂：鲜枇杷叶20克(刷去毛)，大青叶、野菊花各15克，酢浆草30克。

用法：水煎服，每天1剂，连服2～4剂。

主治：风热感冒，咳嗽痰稠。

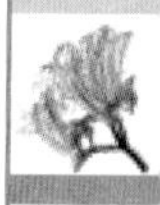

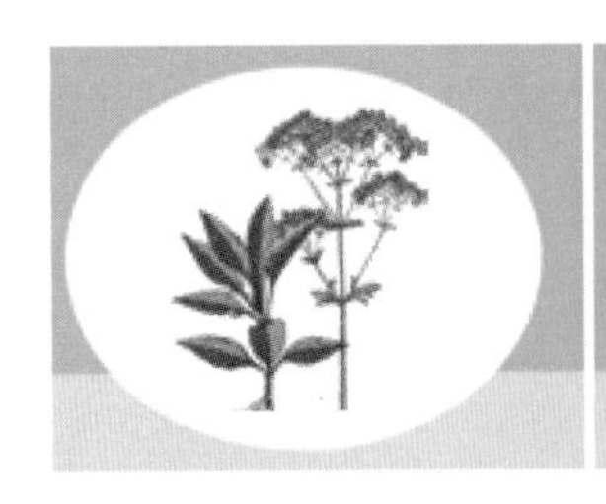

败酱草

【别名】假贾菜、野苦贾、山苦贾

【释义】

多年生草本，高达1米左右。根茎粗壮，横卧或斜上，有特殊臭气。茎直立，节间很长，上部光滑，下部有倒生的粗毛。基生叶丛生，卵状披针形，先端尖，边缘有粗锯齿，平滑或有白粗毛，叶柄长；茎上叶对生，羽状全裂或深裂，裂片5～11个，顶端裂片较大，披针形或条状披针形，先端渐尖或锐尖，以下逐渐变小，裂片边缘有粗锯齿，无毛或披白色刚毛，叶柄短。秋末开花，头状花序排成圆锥花丛，全为舌状花，黄色。8～10月结瘦果，长椭圆形，冠毛白色。秋季可采全草。

生长环境

我国大部分地区都有分布。主要生长在山坡、草地和路旁。

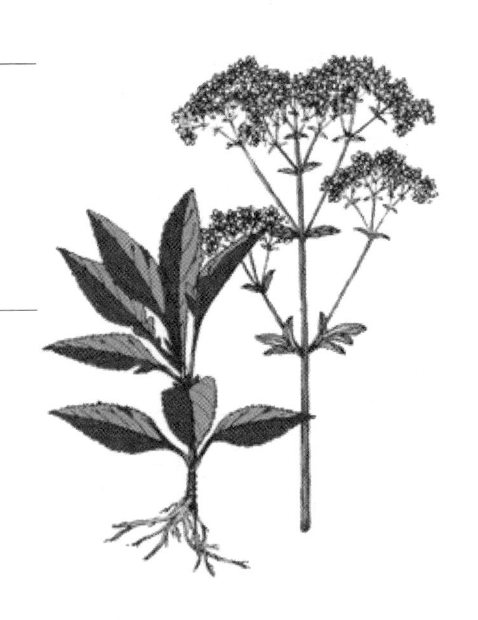

性味功效

味苦，性寒。清热解毒。

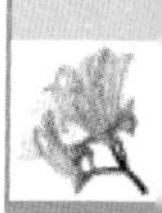

【附方】

第一方

方剂：鲜败酱草适量。

用法：洗净挤汁，储瓶备用(当天用，当天取汁)。1周岁以内患儿，每次服2毫升；1～2岁小儿，每次服3毫升，每天2次。可加少许红糖以调味。

主治：婴幼儿腹泻。

第二方

方剂：败酱草、薏苡仁、红藤各30克，制附子6克。

用法：水煎50分钟，分2次服。每天1剂。

主治：慢性或亚急性阑尾炎。

第三方

方剂：鲜白花败酱草50克，生石膏10克。

用法：两药相合捣碎，再加鸡蛋清调匀。外敷患处，用敷料包扎，每天换药1次。

主治：流行性腮腺炎。

第四方

方剂：鲜败酱草200克。

用法：水煎，分2次服。每天1剂。

主治：淋巴管炎。

第五方

方剂：鲜败酱草40～80克。

用法：水煎服，每天1剂。同时水煎熏洗患处，每天2～3次。

主治：各种肛门疾患。

第六方

方剂：鲜败酱、鲜大飞扬草各30克，鲜车前草20克。

用法：水煎，分2次服。每天1剂，连服3～5天。

主治：细菌性痢疾。

第七方

方剂：败酱草50克。

用法：加水2000毫升，煎30分钟，去渣取汁。分4次服，每6小时服1次。另取败酱草100克，加水2000毫升，煎30分钟，去渣待温。分2次冲洗前阴，每天1剂。

主治：淋病。

第八方

方剂：鲜败酱草100克。

用法：水煎，分3次服，每天1剂，连服3～5天。

主治：痈疽肿毒。

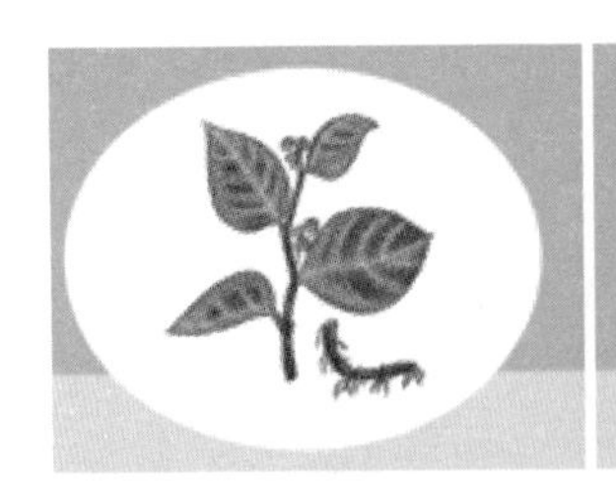

虎杖

【别名】活血莲、土大黄、土黄连、土黄芪

【释义】

多年生灌木状草本，高约1米，全体无毛。根状茎横生于地下，表面暗黄色。茎中空，直立，分枝，表面散生多数紫红色斑点。单叶互生，阔卵形，先端短尖，基部阔楔形或圆形，叶脉两面均明显，叶缘具极小的锯齿，茎节上具膜质的托叶鞘，抱茎。6~8月开两性花，为顶生或腋生的圆锥花序，花小，白色。8~11月结果，果实三角形，黑褐色，光亮，包于花被内，花被在果熟时增大，有翅。春、夏季采叶，秋、冬季采全株。

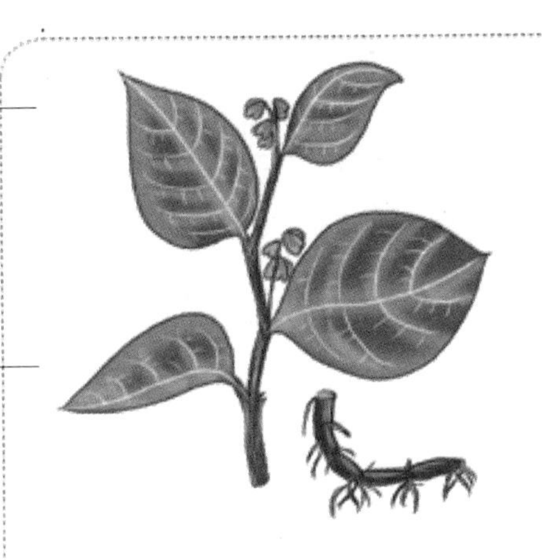

生长环境

我国各地均有分布。多生长于沟边、荒坡近阴湿地方。

性味功效

味苦、涩，性凉。清热解毒，消肿散瘀。

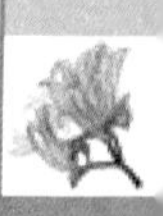

【附方】

第一方

方剂：虎杖根60克。

用法：水煎服，分2次服。

主治：湿热黄疸。

第二方

方剂：虎杖30克，茵陈、鲜马蹄金各20克。

用法：水煎服，每天1剂。

主治：胆囊炎。

第三方

方剂：虎杖、冰片各适量。

用法：取虎杖煎成50%溶液，每500毫升加冰片9克。装入经过消毒的喷雾器中，清洗干净创面，然后每天喷药5～6次。

主治：烧伤、烫伤。

第四方

方剂：虎杖500克。

用法：烘干，研细末，每次5克。

主治：高脂血症。

第五方

方剂：鲜虎杖60～120克(干品15～30克)。

用法：水煎，加糖少量，日服2～4次。

主治：黄疸性肝炎。

第六方

方剂：虎杖60克。

用法：加水500毫升，煎成300毫升，乘温冲洗阴道。洗后用鹅不食草粉胶囊(每粒含生药0.3克)塞入阴道，每天1次，7天为1个疗程。

主治：阴道炎。

第七方

方剂：虎杖30克，当归15克，红花9克。

用法：水煎，日服3次，每次加酒1小杯冲服。

主治：跌打损伤。

第八方

方剂：虎杖30克，猪脚爪1个，米醋30毫升。

用法：加水将虎杖、猪脚爪同炖烂，去药渣，加入米醋，分次吃之。

主治：腓肠肌痉挛(小腿抽筋)。

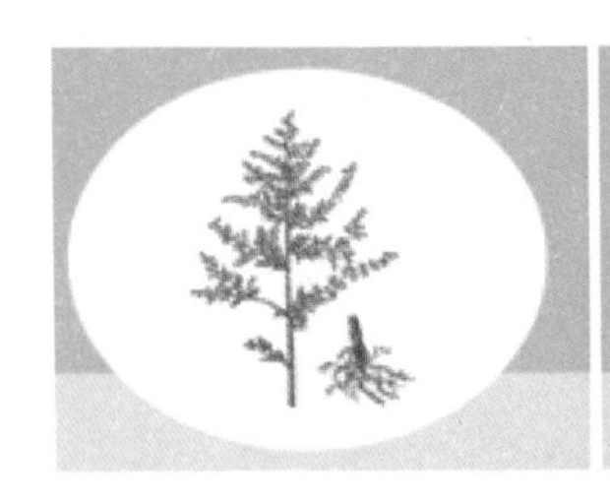

青蒿

【别名】黄花蒿、菊叶青蒿、臭蒿、香蒿

【释义】

一年生草本，高60～150厘米。茎直立，圆柱形，有浅纵条纹，无毛，多分枝，下部灰棕色，近木质化，上部绿色。叶互生，三回羽状细裂，叶面深绿色，背面淡绿色或淡黄绿色，密被细柔毛。秋季开花，头状花序球形，排列成圆锥状，生于枝梢，花黄绿色。瘦果极小，淡褐色。全株有特异气味，幼嫩时搓之有臭气，老后呈浊香气。夏、秋季采全草，春、初夏采幼苗，鲜用或晒干。

生长环境

我国南、北各省均产。多生于田野、荒地、路旁。

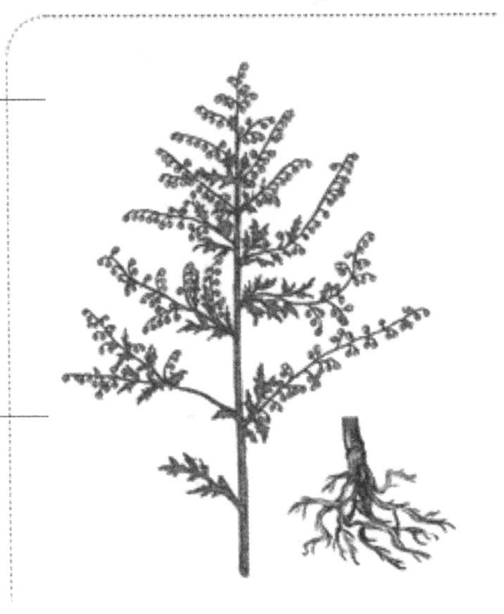

性味功效

味苦、辛，性寒。清热解暑，凉血，退虚热。

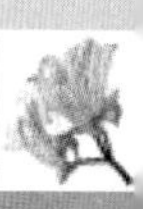

【附方】

第一方

方剂：鲜青蒿、鲜车前草各15克。

用法：水煎服。

主治：小儿暑热，口渴，腹泻，小便频赤。

第二方

方剂：鳖甲、冰糖各30克，青蒿、淮山药各15克，红枣60克。

用法：水煎服。

主治：骨蒸潮热。

第三方

方剂：青蒿根30克，猪蹄1只（250克）。

用法：加水炖烂，吃肉喝汤。

主治：风湿性关节炎。

第四方

方剂：青蒿10克，薄荷3克。

用法：水煎服。

主治：夏季感冒。

第五方

方剂：青蒿适量。

用法：水煎，洗患处。

主治：皮肤湿疹，疥癣。

第六方

方剂：青蒿30克，算盘子根25克。

用法：水煎去渣，于疟发前2小时服。连服3~5次。

主治：疟疾。

第七方

方剂：青蒿、凤尾草、马齿苋各6克。

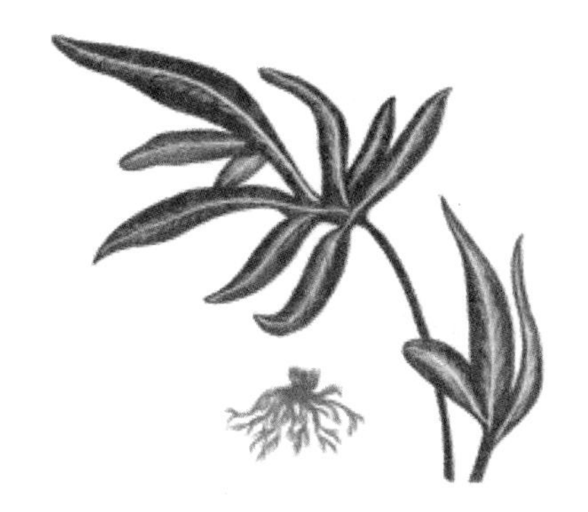

凤尾草

用法：水煎服。

主治：小儿热泻。

第八方

方剂：青蒿根10克，地骨皮20克，炙鳖甲6克，兰花参15克。

用法：水煎服。

主治：虚劳发热。

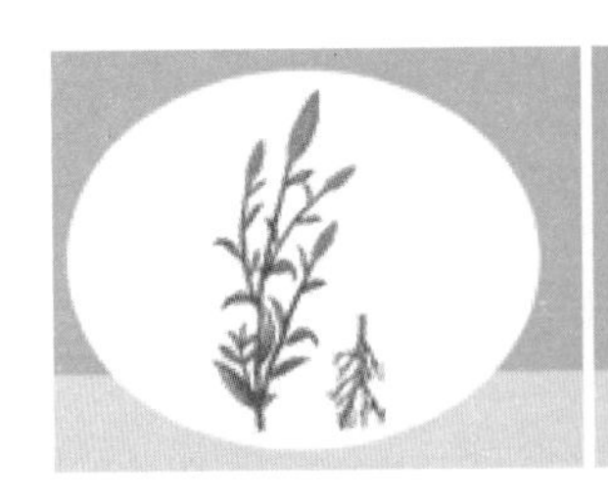

青葙子

【别名】野鸡冠花、狗尾巴子、圆鸡冠花

【释义】

一年生草本，高55～80厘米，全体无毛。茎直立，绿色或红紫色，通常分枝。叶互生；披针形或椭圆状披针形，先端渐尖，基部下延成叶柄，全缘。5～7月开花，穗状花序单生于茎顶或分枝末端，圆柱状或圆锥状，花着生甚密，初为淡红色，后变为银白色；每花具干膜质苞片3个；花被5个，干膜质，长圆状披针形；雄蕊5个，花药粉红色，丁字状着生；子房长圆形，花柱线形，红色，柱头2裂。果期7～9月，胞果球形盖裂；种子数粒，扁圆形，质坚硬，黑色有光泽。秋季果实成熟时采收。

生长环境

我国大部分地区均有分布。生于荒野路旁、河滩、沙丘，或栽培。

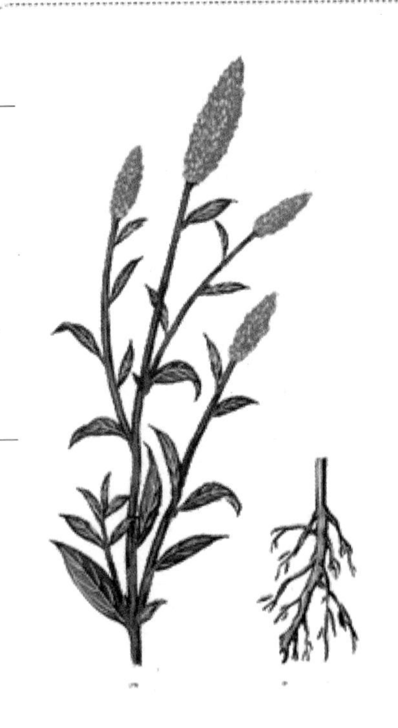

性味功效

味苦，性微寒。燥湿清热，杀虫止血。

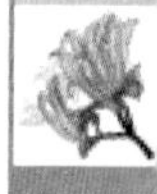

【附方】

第一方

方剂：青葙子30克。

用法：水煎2次，取汁混匀。分3次服，疗程为1周。

主治：高血压病。

第二方

方剂：青葙子全草20克，腐婢、仙鹤草各15克。

用法：水煎，分2次饭前服。

主治：痧胀。

第三方

方剂：青葙子茎、叶各100克，苦参50克，千里光30克。

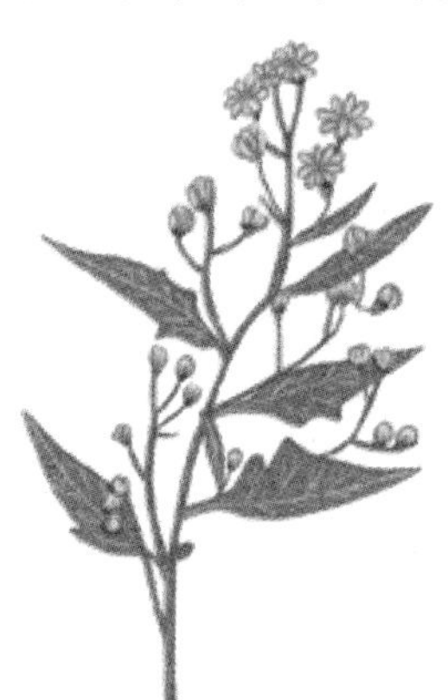

千里光

用法：水煎，熏洗患处。

主治：妇女外阴瘙痒。

第四方

方剂：青葙子60克，猪瘦肉90克。

用法：水煎，喝汤食肉。

主治：月经过多。

第五方

方剂：青葙子茎、叶各适量。

用法：水煎，洗患处。

主治：风热疮疹。

第六方

方剂：青葙子15克，白菊花10克，蝉衣3克。

用法：水煎服。

主治：风火赤眼，眼生白翳。

第七方

方剂：青葙花60克。

用法：水煎去渣，熏洗患眼。

主治：视网膜出血。

第八方

方剂：青葙子10克，莲蓬3个，夏枯草15克，野菊花6克。

用法：水煎，分2次服。

主治：头痛眼花，眉棱骨痛。

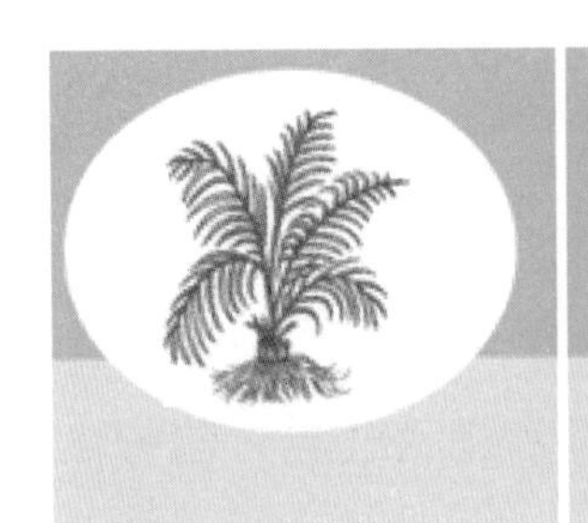

贯众

【别名】贯仲、昏鸡头、管仲、黑狗脊、草鸱头

【释义】

多年生草本，高30～80厘米。根状茎直立，连同叶柄基部密生棕褐色、卵状披针形大鳞片。羽状复叶簇生，叶片倒披针形，草质，小叶10～20对，近全缘或顶部有浅缺刻；侧脉羽状分叉。孢子囊群分布于中部以上的羽片上，生于小脉中部以下。囊群盖圆肾形。春、秋季采挖，削去须根及叶柄，晒干或鲜用。

生长环境

全国各地均产。生于林下阴湿处。

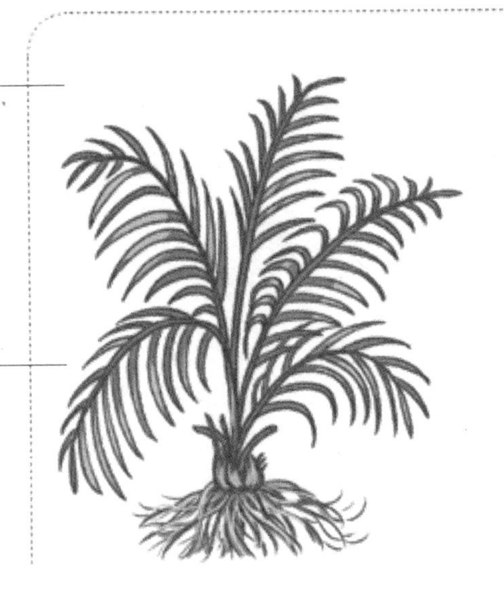

性味功效

味苦，性凉，有小毒。清热解毒，止血杀虫。

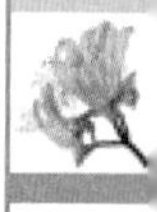

【附方】

第一方

方剂：贯众60克。

用法：加水约700毫升，煎至500毫升。每天早晚各服250毫升，或分次代茶饮。

主治：急性睾丸炎。

第二方

方剂：贯众适量。

用法：每天取上药9克，水煎。口服，每天2次。

主治：预防流行性感冒。

第三方

方剂：贯众适量。

用法：烘干，研细末，每次3克，沸水送服。

主治：鼻出血。

第四方

方剂：贯众炭30克，乌贼骨15克。

用法：共研细末，每用6克，沸水送服，日服2次。

主治：胃出血，尿血。

第五方

方剂：贯众30克，板蓝根10克，野菊花9克。

用法：水煎服，每天1剂。

主治：流行性感冒。

第六方

方剂：贯众50克。

用法：将贯众切片，加醋拌炒，研细末，每次用6克，米汤送服，每天2～3次。

主治：产后恶露不绝，体倦，面黄，多汗。

第七方

方剂：贯众（以尖耳贯众为佳）15克，田皂角30克。

用法：水煎服，每天1剂。连服2～3个月。

主治：颈淋巴结核。

第八方

方剂：贯众（以粗茎鳞毛蕨为佳，炒炭存性）30克，乌贼骨12克。

用法：共研细末，每次用5克，开水送服，每天3次。

主治：功能性子宫出血，月经过多。

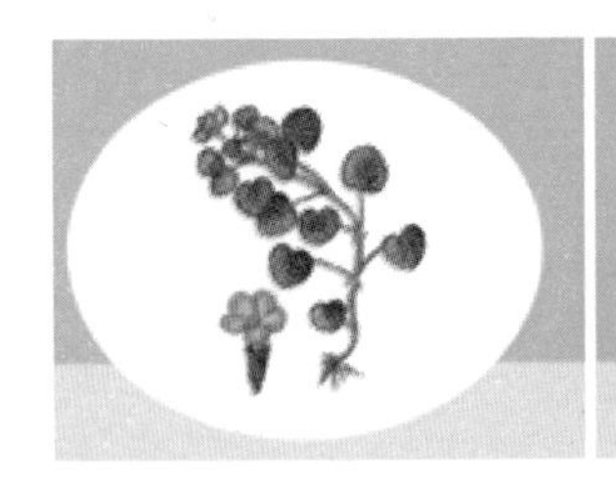

金钱草

【别名】铜钱草、铜钱疳、一面锣、地豆公

【释义】

多年生草本。茎横卧，密被黄色短毛。小叶1～3枚，圆形或矩圆形如铜钱状，全缘，如叶为3枚时，侧生的小叶比顶生的小，先端微凹，基部心形，叶面无毛，叶背密被灰白色绒毛，中脉及侧脉特别多。两性花，为顶生或腋生的总状花序，苞片被毛，卵形；花萼钟形，裂片5枚，被粗毛；花冠蝶形，紫红色；雄蕊10枚，其中9枚合生，1枚分离。荚果，被短毛。花期：秋季。夏、秋两季采收，晒干备用或鲜用。

生长环境

我国大部分省区都有分布。多生长于丘陵坡地、路旁或沟边。

性味功效

味甘，性平。活血消积，清热利尿，祛瘀。

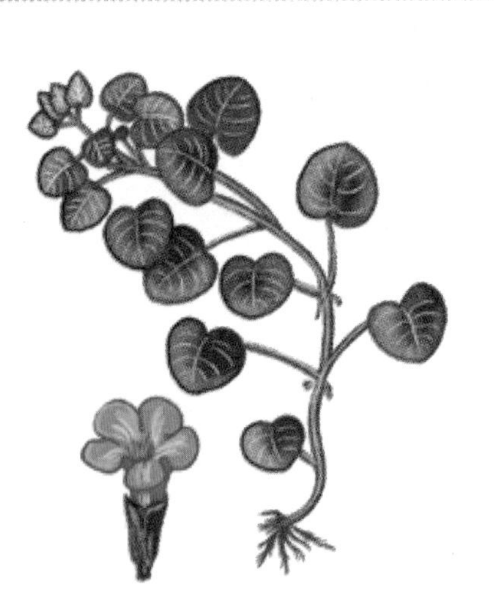

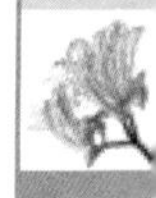

【附方】

第一方

方剂：金钱草60克，海金沙15克，车前草、玉米须各30克。

用法：水煎服。

主治：泌尿系结石。

第二方

方剂：鲜金钱草、鲜山葡萄各适量。

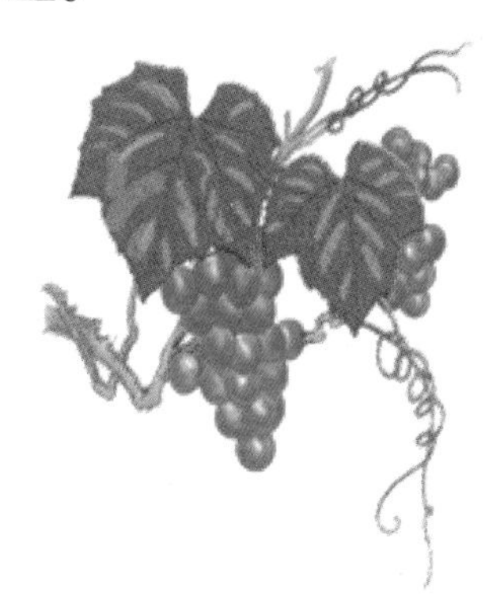

葡萄

用法：捣烂敷患处。

主治：痈肿疔疖。

第三方

方剂：鲜金钱草100克(干品减半)。

用法：取上药，水煎。口服，每天2次，每天1剂。

主治：痔疮。

第四方

方剂：鲜金钱草适量。

用法：捣烂敷患处。

主治：乳腺炎。

第五方

方剂：金钱草250克。

用法：水煎2次。早晚各服1次，每天1剂。

主治：肝胆结石。

第六方

方剂：金钱草、大青叶各15克，车前草9克。

用法：水煎服。

主治：急性黄疸性肝炎。

第七方

方剂：金钱草、瓜子金各30克，枳壳10克。

用法：水煎服。

主治：痢疾。

第八方

方剂：金钱草120克。

用法：水煎服。

主治：血尿。

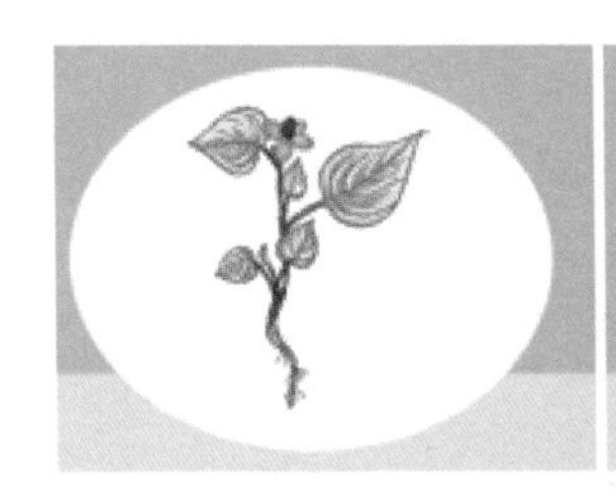

鱼腥草

【别名】狗腥草、臭菜、折儿根

【释义】

多年生草本，有腥臭味。根状茎细长，横走，白色。茎上部直立，基部伏生，紫红色，无毛。叶互生，心形，叶面密生细腺点，先端急尖，全缘，老株上面微带紫色，下面带紫红色，两面除叶脉外无毛，托叶膜质，披针形，基部与叶柄连合成鞘状。4～7月开花，穗状花序生于茎上端与叶对生，基部有4片白色花瓣状总苞；总苞倒卵形或长圆状倒卵形。花小而密，两性，无花被，苞片线形，雄蕊3枚，花丝细长；雌蕊由3个下部合生的心皮组成，子房上位，花柱分离。6～9月结蒴果，呈壶形，顶端开裂。种子卵圆形，有条纹。夏、秋二季割取晒干备用或鲜用。

生长环境

我国南方各省区都有分布。生长于山坡、林下、田埂边、路旁或水沟草丛中。

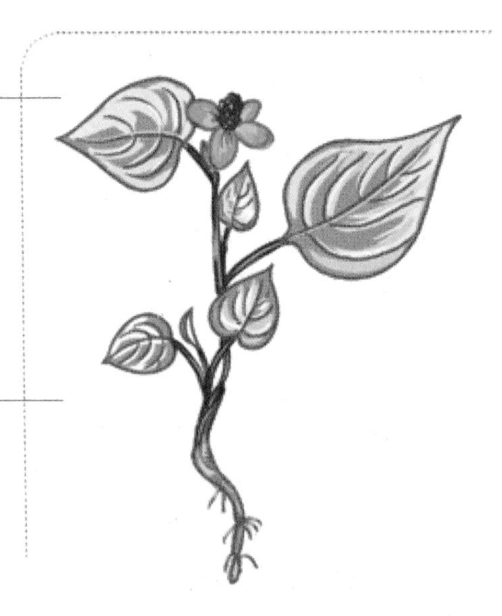

性味功效

味辛，性微寒。清热解毒，散痈消肿。

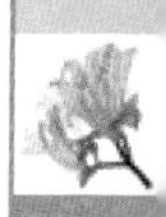

【附方】

第一方

方剂：鱼腥草180克，白糖30克。

用法：水煎服，每天1剂，连服5～10剂。

主治：急性黄疸性肝炎。

第二方

方剂：鲜鱼腥草60克，三白草根30克，鲜猪瘦肉120克。

用法：水煎，服汤食肉，饭前服。

主治：妇女白带，气臭不堪。

第三方

方剂：鲜鱼腥草50～150克，冰糖适量。

用法：先把鱼腥草洗净，捣烂，然后把冰糖放入200～500毫升水中煮沸，再冲入鱼腥草中，加盖5～7分钟后即可服用。每天1～2次，连服4天。

主治：风热咳嗽。

第四方

方剂：鲜鱼腥草根60克。

用法：加白糖拌吃。

主治：风火眼痛。

第五方

方剂：鲜鱼腥草50～100克(干品减半)。

用法：水煎服，每天1剂。如用鲜品，可先嚼服药叶20～40克，则效果更佳。

主治：急性细菌性痢疾。

第六方

方剂：鲜鱼腥草、鲜蒲公英各60克。

用法：共捣烂敷患处。

主治：疮疖红肿热痛。

第七方

方剂：鱼腥草500克。

用法：每天取上药10克，沸水泡饮。全部服完为1个疗程。

主治：眩晕症，可伴有头痛、面赤、鼻出血、失眠多梦；更年期高血压等。

第八方

方剂：鲜鱼腥草100克。

用法：加白糖适量煎水服。

主治：热淋。

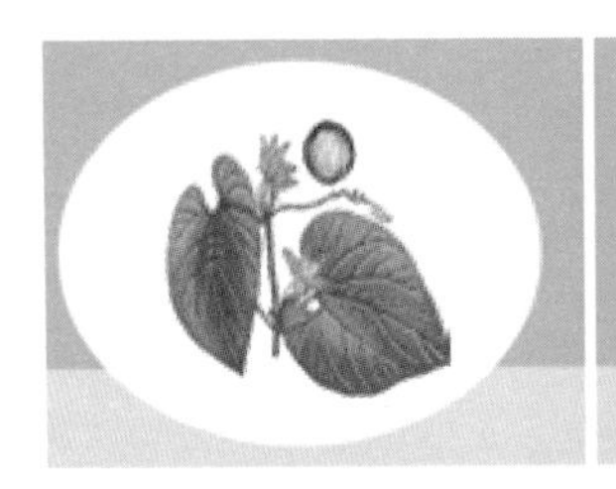

罗汉果

【别名】拉汉果

【释义】

多年生攀缘草质藤本，长2~5米。嫩茎暗紫色，有白色和黑褐色短柔毛，嫩枝叶折断有浅红色汁液溢出。根块状。卷须侧生于叶柄基部，叶互生，单叶；叶片卵形，先端尖，基部心形，边缘全缘或有不整齐的小钝齿，叶面有短柔毛，叶脉上的毛较密，嫩叶通常暗棕红色，密布红色腺毛，沿叶脉密生短柔毛；6月开花，雌雄异株；花淡黄而微带红色，排成总状花序生于叶腋；8~9月结果，果实卵形、椭圆形或球形，长4.5~8.5厘米，果皮薄，密生淡黄色柔毛，嫩时深棕红色，成熟时青色，内含多数种子。种子扁平圆形，淡黄色，边缘有槽。果实成熟后，用慢火烘干。

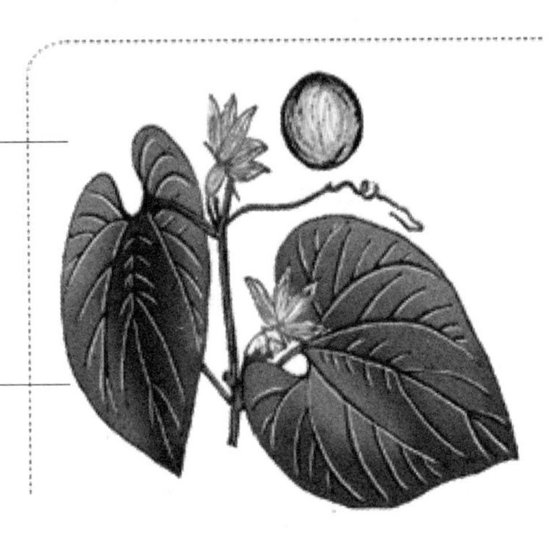

生长环境

广西有栽培。喜生于凉爽多雾的山坡向阳处。

性味功效

味甘，性凉。清热润肺，滑肠通便。

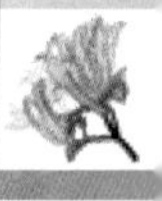

【附方】

第一方

方剂：罗汉果1个，猪肺适量。

用法：共煲服。

主治：气管炎，肺结核。

第二方

方剂：罗汉果1个，百合15克。

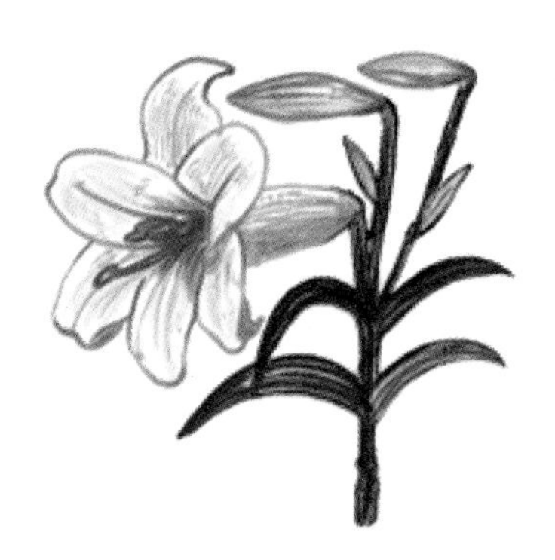

百合

用法：水煎，调蜜糖适量服。

主治：肺虚咳嗽。

第三方

方剂：罗汉果30克。

用法：沸水冲泡，代茶饮。

主治：急、慢性气管炎，咽喉炎。

第四方

方剂：罗汉果1只，火麻仁15克，墨旱莲30克。

用法：水煎服。

主治：肠燥热所致的大便秘结带血。

第五方

方剂：罗汉果15克，阿胶(烊化)12克。

用法：水煎服。

主治：肺结核咳血。

第六方

方剂：罗汉果1只，鱼腥草、水蜈蚣各30克。

用法：水煎服。

主治：百日咳。

第七方

方剂：罗汉果15克，益母草30克。

用法：水煎服。

主治：妇女咳嗽，月经不调。

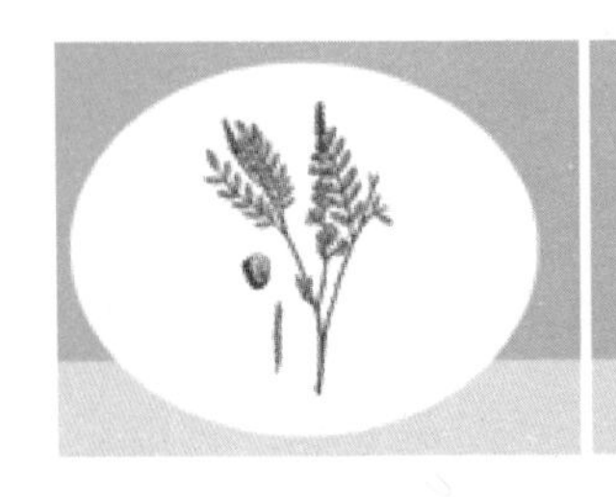

苦参

【别名】苦骨、牛参、川参、野槐

【释义】

亚灌木。根圆柱状，外皮黄色。茎枝草本状，绿色，具不规则的纵沟。单数羽状复叶，互生；下具线形托叶；小叶有短柄，卵状椭圆形至长椭圆状披针形，先端圆形或钝尖，基部圆形或广楔形，全缘。总状花序顶生，被短毛；苞片线形；花淡黄白色；花萼钟状，稍偏斜；花冠蝶形，旗瓣稍长，先端近圆形；雄蕊10个，雌蕊1个，子房上位，花柱纤细，柱头圆形。荚果线形，先端具长喙，成熟时不开裂。种子通常3～7枚，黑色，近球形。花期5～7月，果期7～9月。根可入药，春、秋季采收，晒干备用。

生长环境

全国各地均有分布。生于山坡草地、沙质地和红壤地的向阳处。

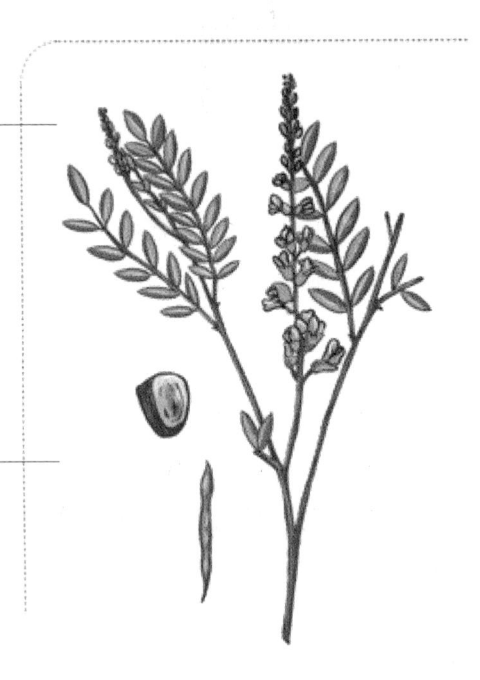

性味功效

味苦，性寒。清热，燥湿，杀虫。

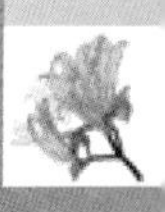

【附方】

第一方

方剂：苦参100克。

用法：置于麻油500毫升内浸泡1天后，用文火炸干枯，去渣过滤，装瓶备用。用时外搽患处，每天3次，10天为1个疗程。

主治：肛门湿疹。

第二方

方剂：苦参10克，木香、甘草各3克。

用法：水煎服。

主治：湿热痢疾，痔疮出血。

第三方

方剂：苦参30克，白糖50克。

用法：水煎3次，合并煎液，浓缩至100毫升，加白糖调匀，分3次服，每天1剂，连服2～4周。

主治：心律失常，频发性早搏。

第四方

方剂：苦参、蛇床子、白矾各30克。

用法：水煎，熏洗患处。

主治：妇女外阴瘙痒，阴道炎，滴虫病，白带。

第五方

方剂：苦参、地肤子各30克，川槿皮、蛇床子各10克，白鲜皮15克。

用法：水煎去渣，趁温将患唇浸于药液内，每次浸泡15分钟。

主治：慢性唇炎。

第六方

方剂：苦参、栀子、车前子、龙胆草各10克。

用法：水煎服。

主治：急性黄疸性肝炎。

第七方

方剂：苦参6克，蛇床子10克，白芷、硫黄、雄黄、密陀僧各6克，轻粉5克。

用法：共研细粉，以醋调搽患处，每天2次。

主治：白癜风。

第八方

方剂：苦参适量。

用法：研为细粉，装瓶备用。每次1克，每天4次，口服。

主治：急性细菌性痢疾。

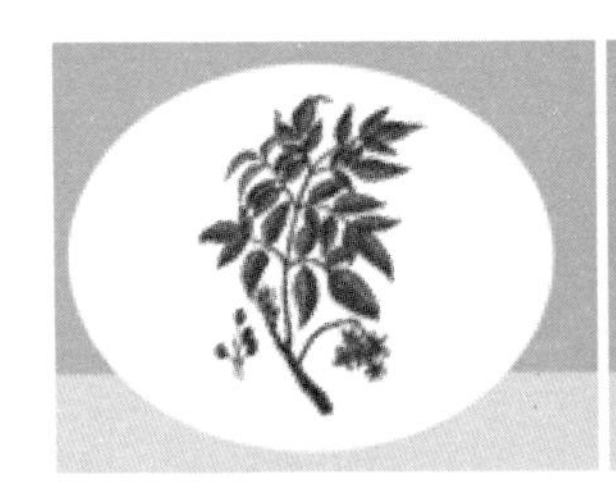

苦楝皮

【别名】楝皮、楝根木皮、双白皮、紫花树

【释义】

落叶乔木，高可达15米以上。树皮深棕色，有纵裂，全体有苦臭味。叶互生，2~3回奇数羽状复叶，叶柄大而圆，基部膨大，小叶卵形或披针形，边缘有圆齿。花、叶同时开放，淡紫色或白色(内服以白花楝树的根皮为佳，紫花楝树毒性大)；腋生圆锥花序。核果圆卵形，果核5~7棱，根皮入药，随用随采，鲜用。

生长环境

我国中部、西南、东南均有分布。生于旷野路旁，多栽培。

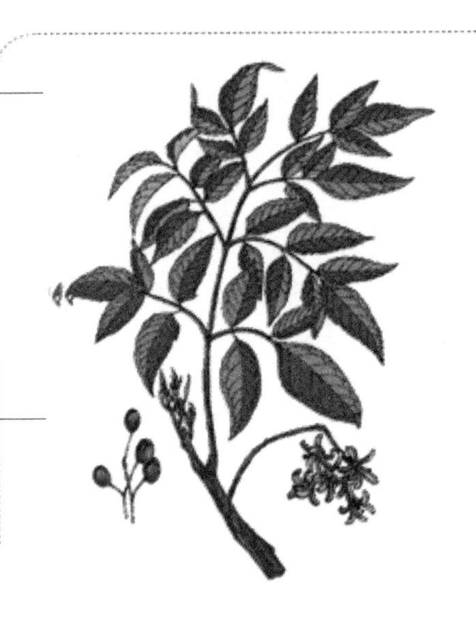

性味功效

味苦，性寒，有毒。杀虫疗癣。

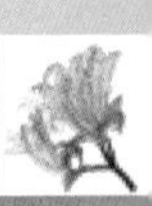

【附方】

第一方

方剂：新鲜苦楝皮60克。

用法：水煎2～3小时，得药液20～30毫升，1次服完，连服3次。

主治：钩虫病。

第二方

方剂：苦楝子、延胡索各10克。

用法：水煎服。

主治：脘腹痛，肝郁胁痛。

第三方

方剂：苦楝子、香附、当归、川芎各10克。

用法：水煎服。

主治：月经不调。

第四方

方剂：苦楝根皮适量。

用法：烧灰，研为细粉。茶油调涂，隔天洗去再涂。

主治：顽固性湿癣。

第五方

方剂：鲜苦楝叶适量。

用法：浓煎洗患处。

主治：脓疱疮。

第六方

方剂：苦楝皮75克，百部150克，乌梅10克。

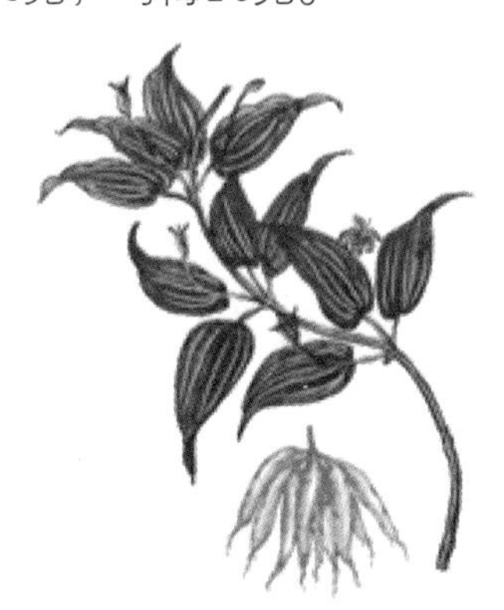

百部

用法：加水2大碗，煎成1大碗，每晚用50毫升药液灌肠1次，连续2～4次。

主治：蛲虫病。

第七方

方剂：新鲜苦楝根皮150克。

用法：加鲜葱白100克，共捣烂，加醋适量调匀，用细面粉少量制成药饼。外敷脐周，待药干燥后换药，直到腹痛缓解，肛门排气并排出蛔虫为止。

主治：蛔虫性肠梗阻。

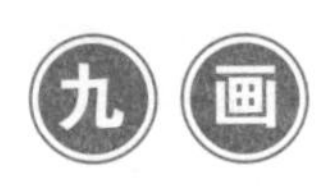

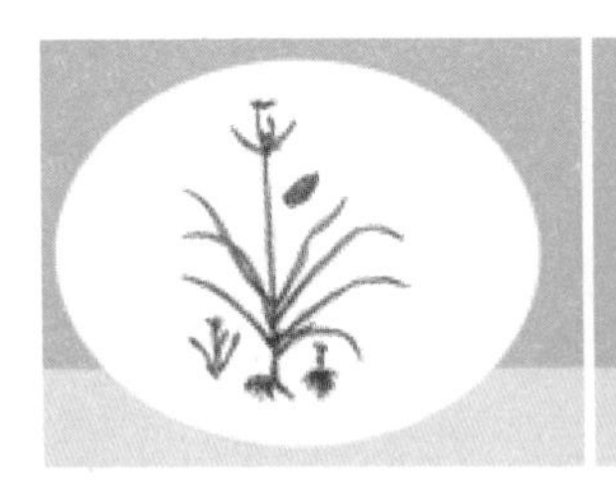

香附

【别名】香附子、回头青、三棱草、旱三棱

【释义】

多年生草本，高15~50厘米。根茎横生，细长，末端生灰黑色、椭圆形、具有香气的块茎(即香附)。茎直立，上部三棱形，叶基部丛生，线形，基部抱茎，全缘，具平行脉。花生于茎顶，红褐色，花下有4~6片苞叶。果实长三棱形，成熟时灰黑色，外有褐色毛。春、秋、冬季挖块根，用火燎去须根，晒干。

生长环境

全国大部分地区都有分布，以山东、浙江产者为佳。生于旱土、路旁、草坪上。

性味功效

味辛、微苦，性平。疏肝理气，调经止痛。

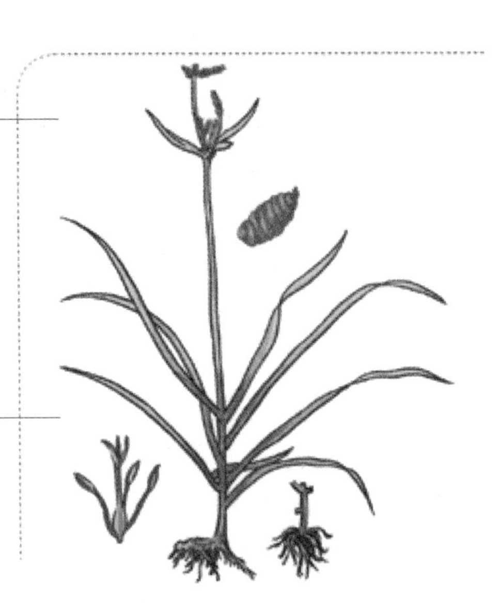

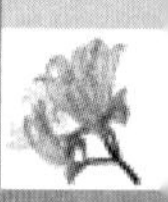

【附方】

第一方

方剂：香附(炒)9克，益母草、红糖各20克。

用法：将前2味煎水去渣，冲红糖服，每天1剂，连服3～5天。

主治：月经不调。

第二方

方剂：香附、益母草各12克，丹参15克，白芍10克。

用法：水煎服。

主治：痛经，月经不调。

第三方

方剂：香附30克，高良姜15克。

用法：共研细粉，每次服3克，日服2次，温开水送服。

主治：胃寒痛。

第四方

方剂：香附、木贼草、乌梅各30克。

用法：水煎2次，去渣取液，摊至不烫手时，浸泡或湿敷患处，每日2～3次，每次半小时，连用5天。

主治：扁平疣、寻常疣。

第五方

方剂：香附、延胡索、乌药、莱菔子(炒)各10克，柴胡6克。

用法：水煎服。

主治：胁痛腹胀。

第六方

方剂：制香附50克，米酒适量。

用法：将制香附研末，加米酒调成糊，外敷脐眼，每次4～6小时。

主治：小儿慢性腹泻。

第七方

方剂：鲜香附30～60克。

用法：水煎，分2次早晚空腹服。

主治：丝虫病所致急性淋巴腺炎和淋巴管炎。

第八方

方剂：香附15克，郁金、柴胡、陈皮各10克。

用法：水煎服。

主治：气郁胸腹胀痛。

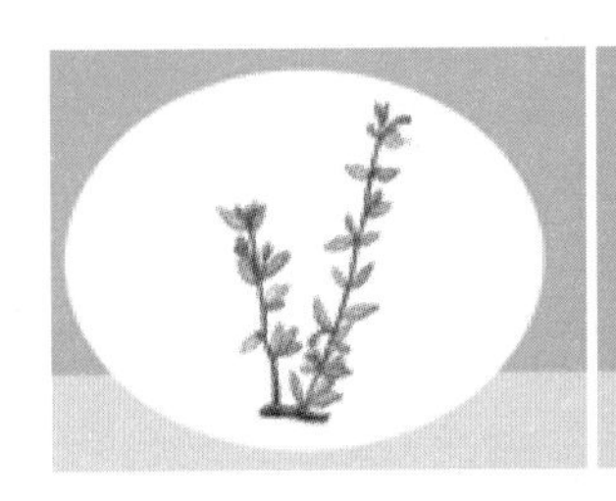

枸杞子

【别名】枸杞、枸杞果、枸杞豆

【释义】

小灌木，约1米多高，枝条细长；叶片披针形或长椭圆状披针形，互生或丛生，叶腋有锐刺；7~8月开淡紫红色或粉红色的花；花萼通常2裂至中部；花冠5裂，裂片边缘无毛，雄蕊5枚；9~10月结果，成熟时红色，卵形或长椭圆形，长6~21毫米，直径3~10毫米，味甜；种子多数。果实宜在夏、秋二季成熟时采，晒干备用。

生长环境

我国北方有栽培，现在中部和南方一些省份已引种栽培。常生于田埂、宅旁、沟岸和山坡等土层深厚的地方，耐盐碱、沙荒和干旱，栽培或野生。

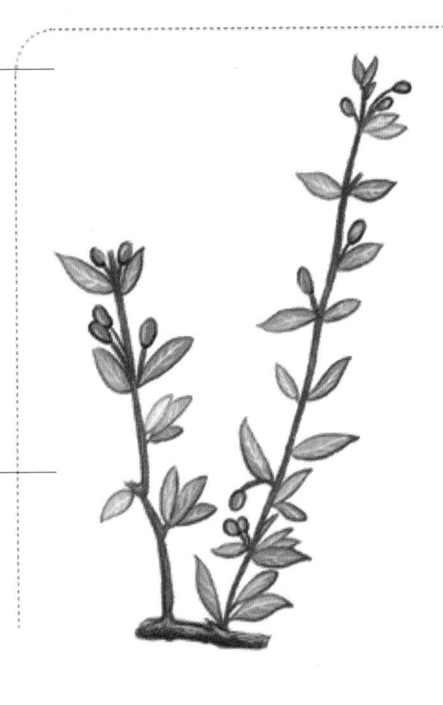

性味功效

味甘，性平。补肾益精，养肝明目。

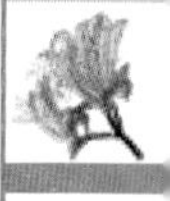

【附方】

第一方

方剂：枸杞子30克，猪腰子(猪肾)1～2个。

用法：将猪肾加入枸杞子炖汤，稍加精盐、味精调味，吃猪腰子喝汤。

主治：神经衰弱，阳痿。

第二方

方剂：枸杞子适量。

用法：每天用枸杞子30克，当茶冲服，早晚各1次，连续服用4个月。用药期间没有禁忌。

主治：降脂减肥。

第三方

方剂：枸杞子、黄精各15克。

用法：水煎服。

主治：头晕目眩，神疲无力，视物不清。

第四方

方剂：枸杞子500克。

用法：用清水洗净，烘干，装瓶备用。每晚临睡前取30克，慢慢嚼碎咽服，连服半个月以上。

主治：老年人经常性夜间口干症。

第五方

方剂：枸杞子、菊花各10克，熟地黄15克。

用法：水煎服。

主治：肝肾不足，头晕眼花。此方对高血压、糖尿病也有一定疗效。

第六方

方剂：枸杞子10粒。

用法：用清水洗净后放入口中含化，约半小时后嚼烂咽下，每天3～4次。

主治：年老体衰。

第七方

方剂：宁夏枸杞子1200克。

用法：晒干磨成粗末，每次空腹嚼服10克，2个月为1个疗程。

主治：肝胃阴虚型慢性萎缩性胃炎。

第八方

方剂：枸杞子1000克。

用法：烘干，每晚取15克，嚼服，2个月为1个疗程。一般精液常规正常后，再服1个疗程。

主治：肾精亏虚所致不育。

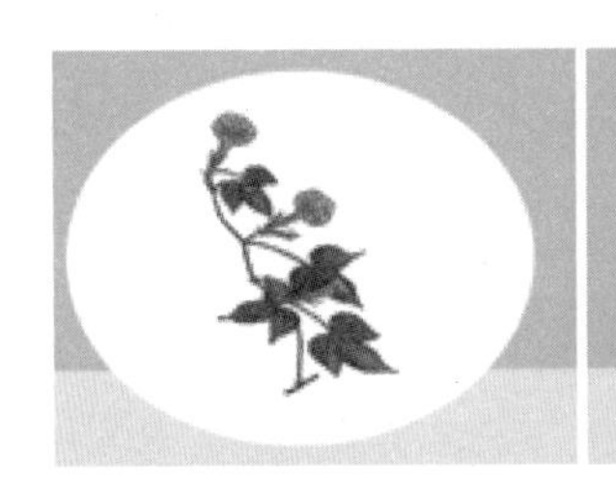

牵牛子

【别名】二丑、黑白丑、丑牛子、黑丑、白丑

【释义】

一年生攀缘草本。茎缠绕，长2~3米。叶互生，心脏形，叶片3深裂，基部心形或戟形，中裂片卵圆形，先端突尖，侧裂片斜卵形，先端突尖或渐尖，全缘，两面均被毛。腋生2~3朵花，淡紫色或蓝色，朝开午闭，花冠漏斗状。蒴果球形，3室，每室含种子2枚。7~10月种子成熟时，将藤割下，打出种子，晒干。

生长环境

全国各地均有分布。生于田野、路旁、庭院，有栽培。

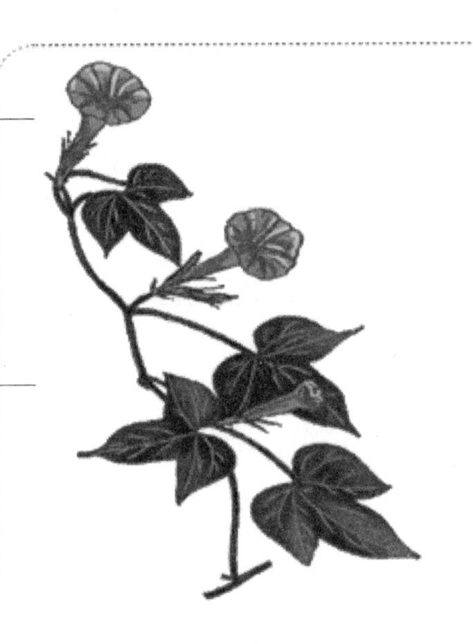

性味功效

味苦，性寒，有毒。泻水通便，消痰涤饮，杀虫攻积。

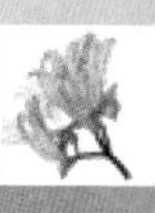

【附方】

第一方

方剂：生牵牛子、炒牵牛子各45克。

用法：兑在一起粉碎，分成2份。晚上睡前及早饭前用温开水各冲服1份。

主治：急、慢性腰扭伤。

第二方

方剂：牵牛子30克。

用法：烘干，研细末，每晚临睡前取适量，鸡蛋清调匀，涂擦面部有雀斑处，翌晨以温水洗去。连用5～7周。

主治：雀斑。

第三方

方剂：牵牛子40克，小茴香(炒)10克，制香附20克。

用法：共研细末，每服3克(重症可用至6克)，生姜汤调匀，晚间睡前服。

主治：腹水，水肿。

第四方

方剂：牵牛子适量。

用法：炒熟，研成粉末，用鸡蛋1枚加油煎至将成块时，把药粉撒在蛋上。于早上空腹服用，成人每次服3～4.5克，小儿酌减，每隔3天服1次，严重者可服3次。

主治：蛲虫病。

第五方

方剂：牵牛子6克。

用法：烘干，研细末，每次1克，温开水送服，每天3次。如药后大便仍不通，可加大剂量至每次2～3克，大便已通则停止服药。

主治：大便秘结(体质虚弱者慎用)。

第六方

方剂：牵牛子、大黄各20克。

用法：共烘干，研细末，6个月以下者，每次0.1克；6个月～1岁，每次1.5克；1～3岁，每次0.3克；3～6岁，每次0.45克；6～12岁，每次1～1.5克。每天3次，以泻下为度。随后用山药、莲子等调理脾胃。

主治：小儿内伤乳食，积滞化火。

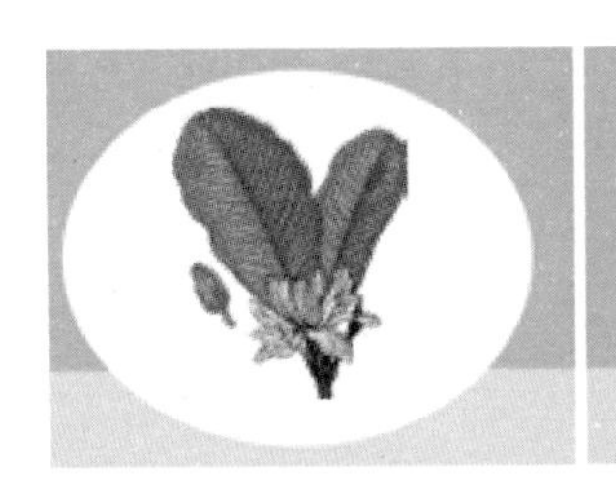

厚朴

【别名】油朴、亦朴、重皮、淡伯

【释义】

落叶乔木，高达20米；树皮褐色，不开裂；顶芽无毛，叶互生，叶片长圆状倒卵形，先端急尖或钝圆，基部楔形，上面无毛，下面有白色粉状物，嫩叶下面有白色长毛。先出叶后开花，花蕾形如毛笔尖，花瓣层层相互抱拢，表面棕红色，5~6月开白色的花，花朵大而美丽，单朵生于枝条顶端，开放时直径10~15厘米，芳香；花瓣片多数，厚肉质，雄蕊多数，长2~3厘米；心皮多数。8~10月结果，果实为聚合果，长9~15厘米，每个成熟心皮有喙；种子卵状三角形，长约1厘米。树皮于4~6月剥取，堆放“发汗”后，晒干备用。花亦可入药，春季采，晒干用。

生长环境

四川、贵州、湖北、湖南、陕西、甘肃、河南等省有出产，江西、浙江、广西等省区也有。多生于山地林间或栽培。

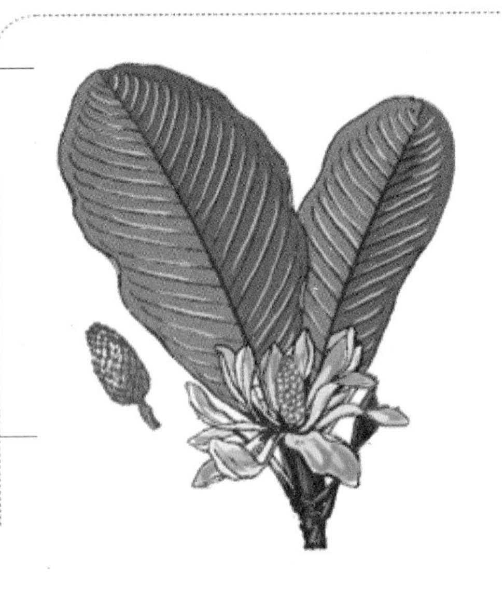

性味功效

味苦、辛，性温。燥湿消痰，下气除满，健脾。

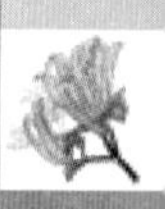

【附方】

第一方

方剂：厚朴适量。

用法：研为细粉，每20克药粉加凡士林100克调匀，涂敷患处，纱布覆盖固定，每天1次。

主治：疖肿伴有发热者。

第二方

方剂：厚朴10克，大黄、枳实各5克。

用法：水煎服。

主治：食积腹胀痛，便秘。

第三方

方剂：厚朴、紫苏各10克，苍术、陈皮各6克，甘草3克。

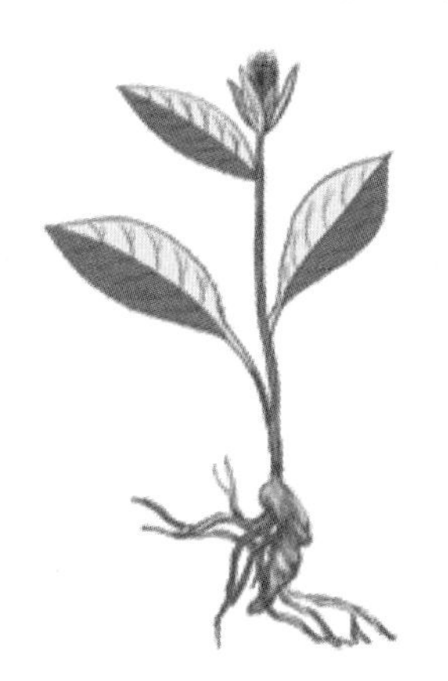

苍术

用法：水煎服。

主治：寒湿腹痛。

第四方

方剂：厚朴适量。

用法：研为细末。每次3克，每天2～3次，口服。

主治：细菌性痢疾，湿热内蕴型急性肠炎。

第五方

方剂：厚朴、白芍、杏仁各10克，桂枝3克。

用法：水煎服。

主治：腹胀，怕冷，咳嗽气急。

第六方

方剂：厚朴10克，苍术6克，陈皮、甘草各3克。

用法：水煎服。

主治：消化不良，食少口腻，胸闷腹胀，呕吐，便溏。

第七方

方剂：厚朴120克。

用法：加水煎煮2次，合并滤液，浓煎至400毫升，备用。每次20毫升（相当于生药6克），每天2次，口服。

主治：阿米巴痢疾。

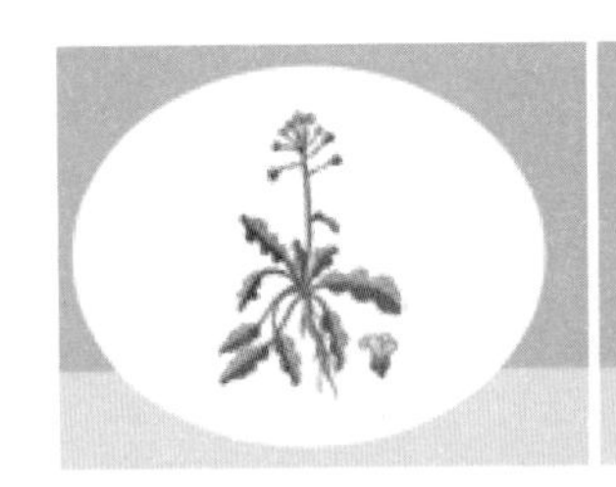

荠菜

【别名】荠、净肠草、菱角菜、鸡脚菜、枕头草

【释义】

荠菜的带根全草。一年生或二年生草本，高30～40厘米。主根瘦长，白色，直下，分枝。茎直立，分枝。根生叶丛生，羽状深裂，稀全缘，上部裂片三角形；茎生叶长圆形或线状披针形，顶部几成线形，基部成耳状抱茎，边缘有缺刻或锯齿，或近于全缘，叶两面生有单一或分枝的细柔毛，边缘疏生白色长毛。3～5月开花，花多数，顶生或腋生成总状花序；萼4片，绿色，开展，卵形，基部平截，具白色边缘；花瓣倒卵形，白色，十字形开放，短角果呈倒三角形，无毛，扁平，先端微凹，具残存的花柱。种子20～25粒，成2行排列，细小，倒卵形，3～5月采收全根，晒干。

生长环境

全国各地均有分布。生于田野、路边以及栽培于庭园。

性味功效

味甘、涩，性平。和脾利水，止血明目。

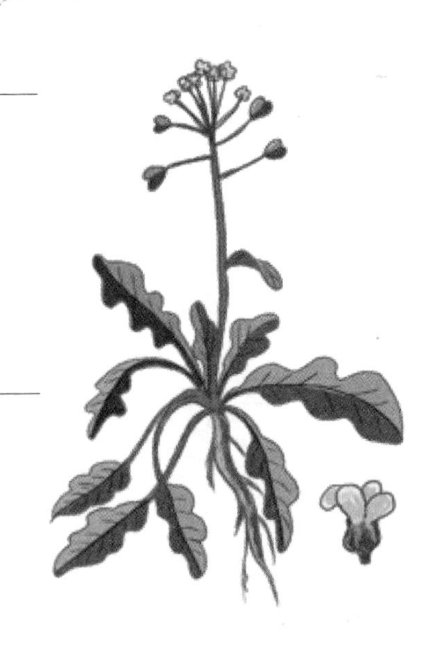

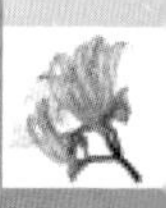

【附方】

第一方

方剂：荠菜(连根)120～500克。

用法：不加油盐煮汤。顿服或分3次服，连服1～3个月。

主治：乳糜尿。

第二方

方剂：鲜荠菜花30克，地榆炭15克。

用法：水煎服。

主治：崩漏。

第三方

方剂：鲜荠菜30克，猪瘦肉120克(或墨鱼60克)。

用法：同煮服。

主治：妇女白带，月经过多。

第四方

方剂：荠菜子、大青叶各30克，茵陈20克。

用法：水煎服，每天1剂。

主治：湿热黄疸。

第五方

方剂：荠菜、萹蓄、玉米须各30克。

用法：水煎服。

主治：肾炎水肿。

第五方

方剂：鲜荠菜30克，川芎15克。

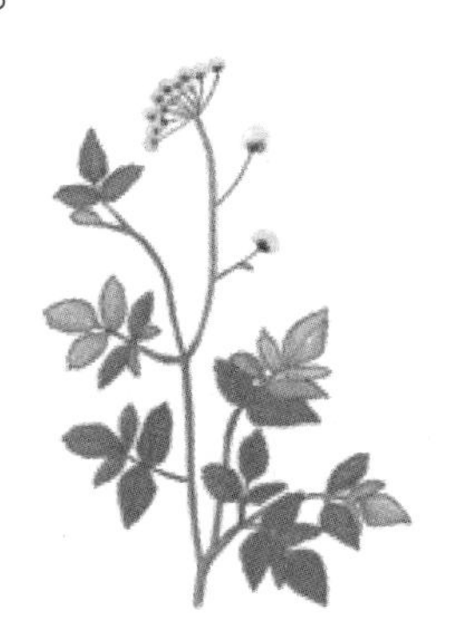

川芎

用法：水煎，取药汁1碗，煮鸡蛋1枚服。

主治：肝阳上亢头晕目痛。

第七方

方剂：荠菜适量。

用法：每天取上药250克煎汤、煎鸡蛋、包饺子等。连续服用1年。

主治：肾结核。

第八方

方剂：鲜荠菜30克，白茅根60克。

用法：水煎服。

主治：小儿腹泻。

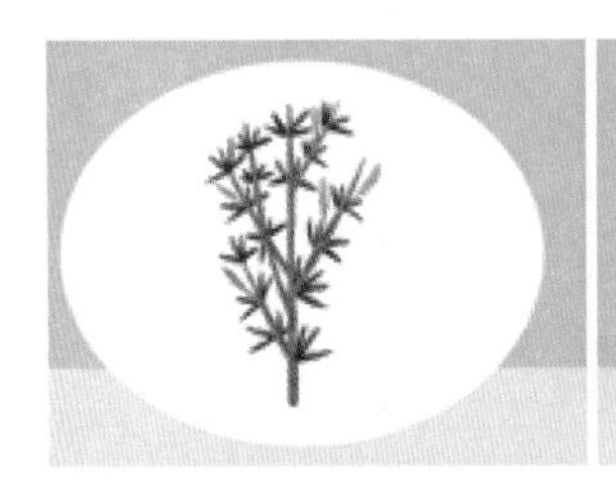

茵陈

【别名】茵陈蒿、绵茵陈、西茵陈、绒蒿

【释义】

多年生草本。高30～100厘米。茎直立，基部木质化，上部多分枝，表面具纵浅槽。基生叶披散地上，有柄，二至三回羽状全裂，或掌状裂；茎生叶无柄，无毛，基部抱茎，羽状全裂。小头状花序排成圆锥花序状，球形或卵形，花缘黄色。瘦果长圆形。春季幼苗高6～7厘米时，挖出全草，去根，晾干或晒干。

生长环境

我国大部分地区均产。生于山坡、河岸、沙砾地。

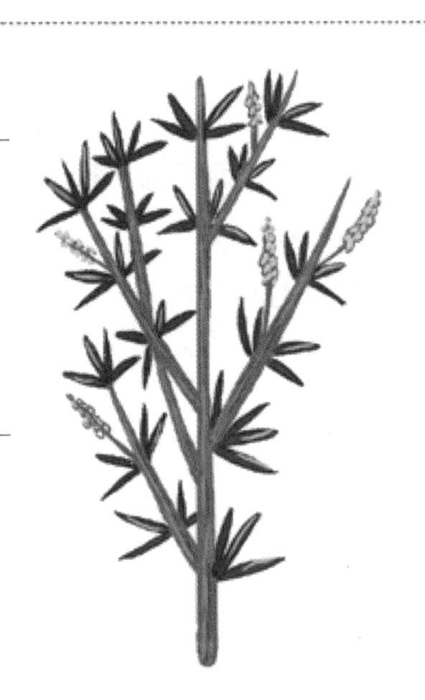

性味功效

味苦、辛，性微寒。清热利湿，利胆退黄。

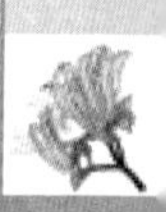

【附方】

第一方

方剂：茵陈30～45克。

用法：水煎。日服3次，每天1剂。

主治：急性黄疸性肝炎。

第二方

方剂：鲜茵陈50克，鲜黄荆叶30克，鲜青木香10克。

用法：捣烂，加冷开水绞汁服。

主治：痧症，腹部绞痛，肢麻。

第三方

方剂：茵陈30～60克。

用法：加水用文火煎至200毫升。1次顿服。小儿视年龄大小、体质强弱可分次服用或酌情减少用量，每天1剂。

主治：胆道蛔虫症。

第四方

方剂：茵陈30克，荷叶15克，蜂蜜适量。

用法：将前2味烘干，研末，每次5克，蜂蜜水送服。

主治：荨麻疹，皮肤肿痒。

第五方

方剂：茵陈20克。

用法：加水150毫升，用文火煮沸10分钟，过滤取药液。代茶饮，3天为1个疗程。

主治：口腔炎，口腔溃疡。

第六方

方剂：鲜茵陈叶适量。

用法：捣烂外敷。

主治：蜂蜇。

第七方

方剂：茵陈蒿15克。

用法：开水冲泡，代茶饮用，1个月为1个疗程。

主治：高脂血症。

第八方

方剂：茵陈30克，苦参、千里光各20克，石菖蒲15克。

用法：煎水洗患处。

主治：湿疹。

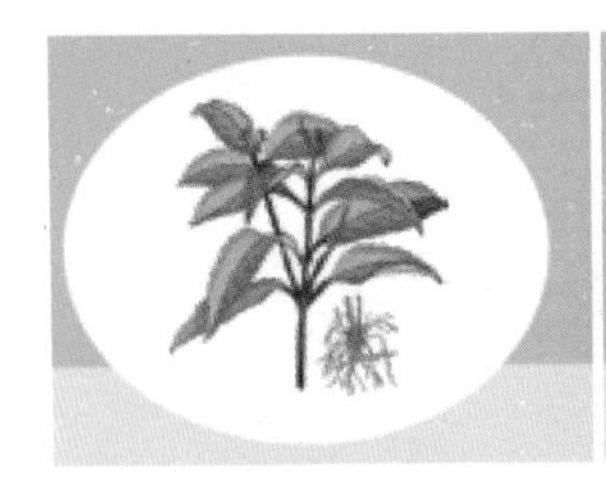

草珊瑚

【别名】肿节风、节节竹、九节风、满山香

【释义】

多年生常绿草本或亚灌木，高80~150厘米。根粗大，须根多。茎直立，绿色，无毛，带草质，节膨大。叶对生，革质，长椭圆形或卵状披针形，长6~15厘米，宽3~7厘米，先端渐尖，基部稍圆，钝形或楔形，边缘有粗锯齿。表面深绿色，光滑，背面绿色，叶柄长0.5~1.5厘米。花淡黄绿色，顶生穗状花序，通常2~3枝聚生，无花被，雄蕊1枚，白色。浆果球形，熟时鲜红色。全株入药，秋季采收，晒干。

生长环境

分布于中南、西南、华东各省区。生于山坡常绿阔叶林或杉竹林下阴湿处。

性味功效

味辛、苦，性平。清热解毒，通经接骨。

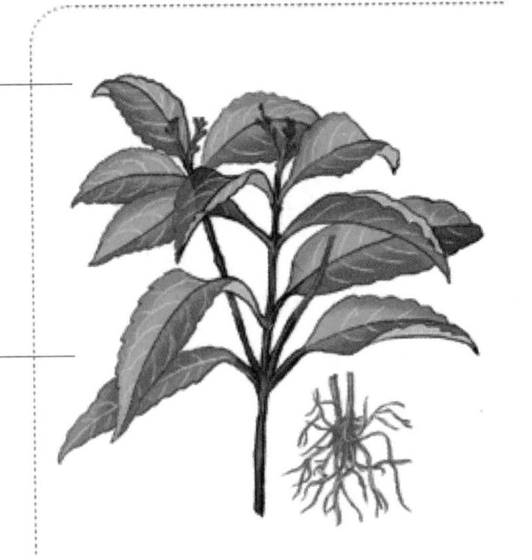

【附方】

第一方

方剂：草珊瑚根15克。

用法：水煎服。

主治：妇女经闭。

第二方

方剂：草珊瑚叶。

用法：开水冲泡代茶饮。

主治：预防中暑。

第三方

方剂：鲜草珊瑚、接骨木、油茶根皮、一枝黄花、扶芳藤、菊叶三七各等量，黄毛小鸡1只。

用法：复位后，将上药捣烂，外敷伤处。

主治：骨折。

第四方

方剂：草珊瑚6克，蛇含3克。

用法：水煎服。

主治：口腔炎。

第五方

方剂：草珊瑚30克，大青叶20克，金银花15克。

用法：水煎2次，分服。

主治：感冒发热。

第六方

方剂：草珊瑚叶1份。

用法：研细粉，茶油2份，调匀，涂患处。

主治：烫伤，烧伤。

第七方

方剂：草珊瑚6克，山楂、淮山药各10克，五谷虫5克。

用法：水煎2次，分服。每天1剂，连服5～7天。

主治：小儿消化不良。

第八方

方剂：草珊瑚根10克，铁扫帚30克。

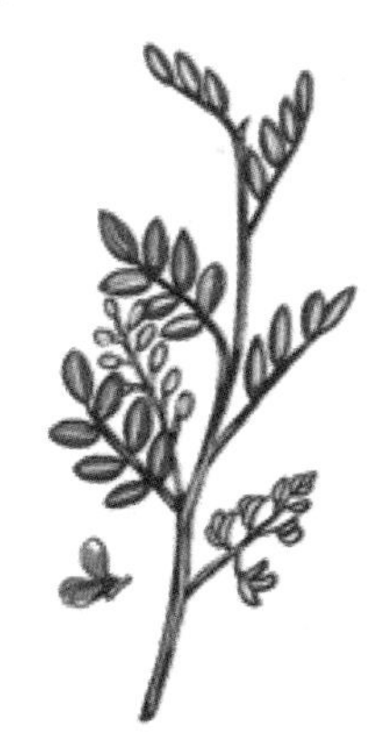

铁扫帚

用法：酒、水各半煎服。

主治：产后腹痛。

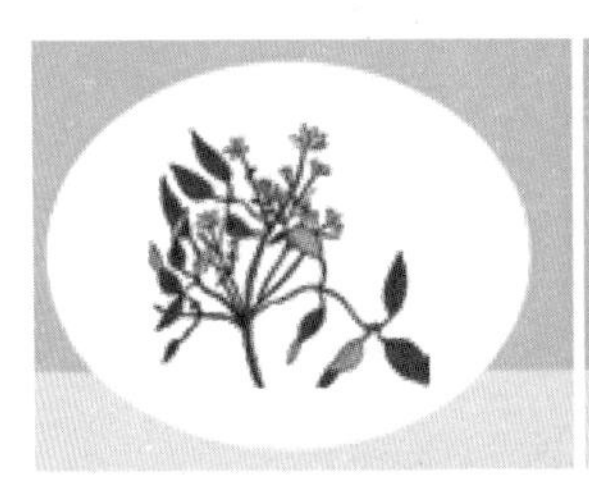

威灵仙

【别名】铁脚威灵仙、老虎须、一把锁

【释义】

多年生缠绕木质藤本，全株干后变黑色。根茎呈柱状，长1.5~8厘米，根茎下着生多数细根，细根圆柱形，表面黑褐色或灰黑色。茎和小枝近无毛或有疏的短柔毛。叶对生，单数羽状复叶，纸质；小叶片卵形或卵状披针形，网脉两面均不明显，叶边缘全缘，两面近无毛或有疏生的短柔毛；叶柄通常卷曲攀缘他物。6~9月开花，花白色，直径1~2厘米，组成圆锥状聚伞花序生于枝顶或叶腋。8~11月结果，果实扁卵形，有毛，果实顶端有伸长的白色羽毛。秋采根及根茎，鲜用或晒干备用。

生长环境

中原地区、长江中下游以南地区有分布。多生于荒坡、村旁、沟边、山坡等地。

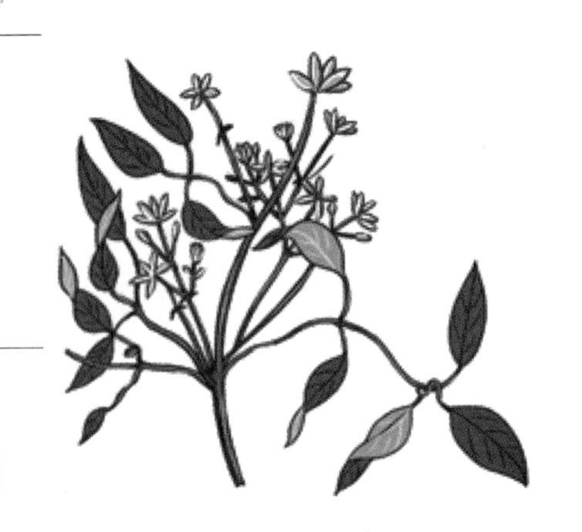

性味功效

味辛、咸，性温。祛风除湿，通络止痛，消瘀肿。

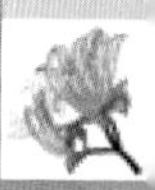

【附方】

第一方

方剂：威灵仙、南五味子根、冰糖各60克，白酒500毫升。

用法：浸泡20天可服，每次服15～30毫升，每天服1～2次。

主治：胃脘痛。

第二方

方剂：威灵仙藤茎30克。

用法：水煎，洗患处。

主治：荨麻疹。

第三方

方剂：鲜威灵仙全草60克。

用法：水煎去渣，代茶饮，每天1盅。分早晚2次服，每天1剂，连服3～5天。

主治：急性扁桃体炎。

第四方

方剂：威灵仙15克。

用法：水煎约半小时，用消毒棉蘸药水洗患处，每天洗3～5次。

主治：小儿龟头炎，包皮水肿。

第五方

方剂：威灵仙、蜂蜜各30克。

用法：水煎去渣，加蜂蜜调匀，分2～3次服，每天1剂。如胃酸过少，可酌加食醋同服。

主治：呃逆。

第六方

方剂：威灵仙15克，鱼腥草(后下)30克。

用法：水煎服。

主治：肺炎。

第七方

方剂：威灵仙30克。

用法：水煎去渣，频频含咽。

主治：骨鲠喉。

第八方

方剂：威灵仙（研细粉）15克，猪腰1对。

用法：猪腰剖开刮去筋膜，药粉放入猪腰内，用菜叶包裹，煨熟服或蒸熟服。

主治：风湿性腰痛。

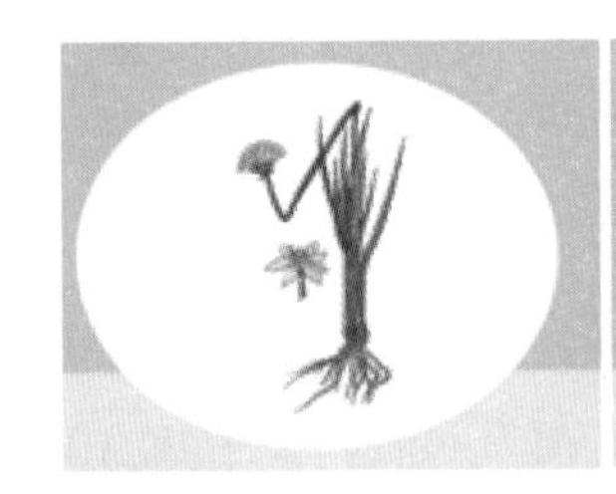

韭菜

【别名】长生韭、草钟乳、起阳草、壮阳草

【释义】

多年生草本，高20～35厘米，具有特殊强烈的臭味。根茎横卧，生多数须根，上有1～3个丛生的鳞茎，呈卵状圆柱形。叶基生，长线形，扁平，先端锐尖，边缘粗糙，全缘，光滑无毛，深绿色。花茎自叶丛抽出，三棱形；6～7月开花，白色。7～9月结果，蒴果倒心状三棱形，绿色，种子黑色，扁平，略呈半卵圆形，边缘具棱。韭菜、韭根可入药，随采随用，多鲜用，韭籽秋季成熟时采，晒干备用。

生长环境

全国各地均有栽培。多生于温暖潮湿之处。

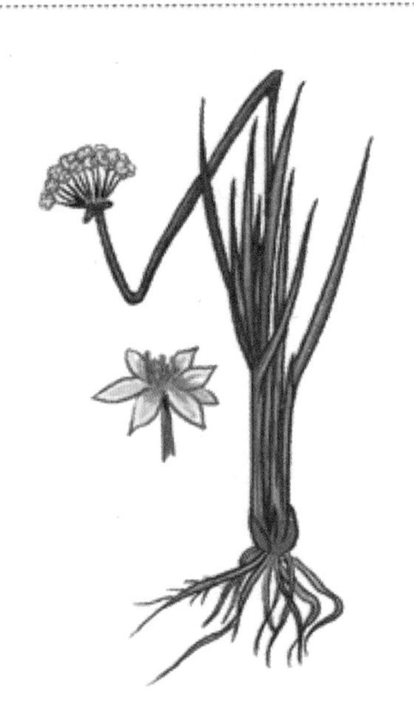

性味功效

味辛、酸，性温。温中，行气，解毒。

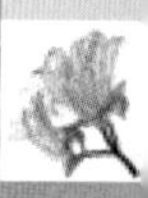

【附方】

第一方

方剂：鲜韭菜适量。

用法：捣取汁，加红糖少许，每次口服200毫升。

主治：鼻出血。

第二方

方剂：韭菜籽、益智仁、泽泻各10克，桑螵蛸、黄芪各15克，茯苓12克，甘草3克。

用法：水煎服。

主治：遗尿。

第三方

方剂：韭菜籽100克。

用法：烘干，研成细粉，再将蜂蜜90克炼至滴水成珠，与药末拌和为丸。早晚空腹各服10克，用温开水送下。

主治：虚寒性胃痛。

第四方

方剂：韭菜籽(研末)6克，粳米50克。

用法：先将粳米煮粥，后加入韭菜籽末，调匀食之，每天1次，连服3~5天。

主治：虚劳尿精。

第五方

方剂：韭菜籽10克，菟丝子30克，淫羊藿15克，狗脊12克，肉桂(另焗冲服)3克。

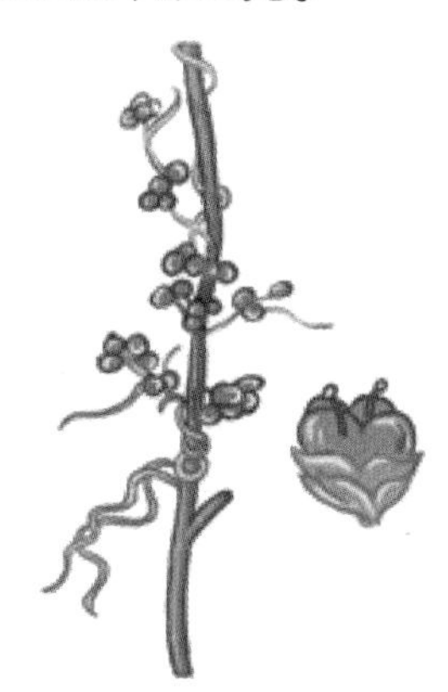

菟丝子

用法：水煎服。

主治：阳痿。

第六方

方剂：韭菜籽20克。

用法：煎汤，先趁热熏口腔，待汤稍温后含漱吐出。

主治：蛀牙痛(龋齿)。

第七方

方剂：韭菜籽10克，白背叶根30克。

用法：水煎服。

主治：白带。

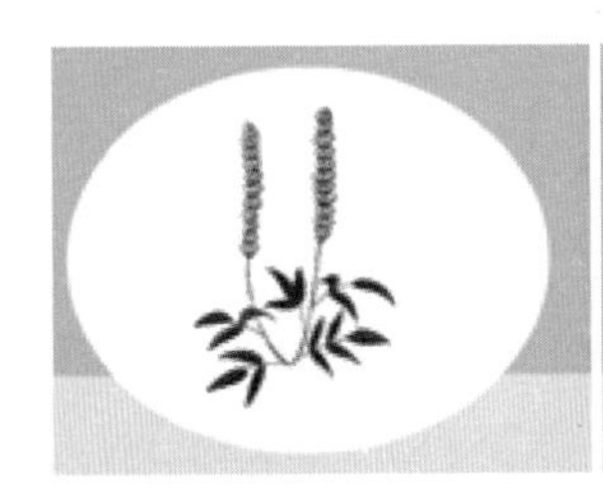

荆芥

【别名】假苏、鼠实、姜芥、稳齿菜、四棱杆蒿

【释义】

一年生草本，高60～90厘米。茎直立，四棱形，基部稍带紫色，上部多分枝，全株被短柔毛。叶对生；羽状深裂，茎基部的叶裂片5；中部及上部的叶裂片3～5，线形或披针形，全缘，两面均被柔毛，下面具凹陷腺点。穗状轮伞花序，多密集于枝端；苞片叶状，线形，绿色，无柄；花萼钟形，具纵脉5条，被毛，先端5齿裂；花冠淡紫色，小坚果4，卵形或椭圆形，长约1毫米，棕色。花期6～8月，果期7～9月。秋、冬季采根，秋季采茎叶，鲜用或晒干备用。

生长环境

全国大部分地区都有分布。多生于温暖湿润的路旁、山坡、田边。

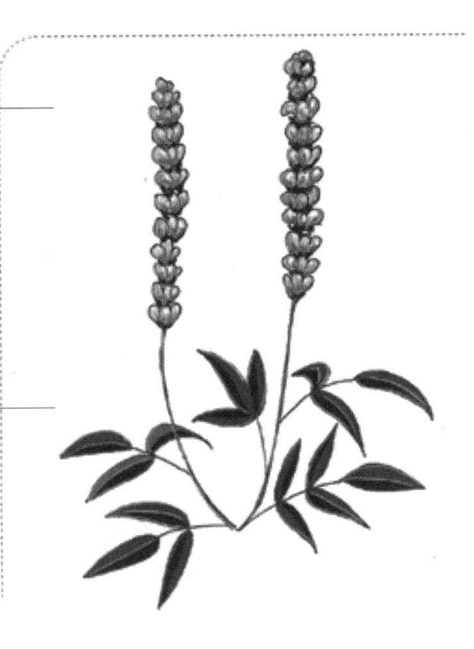

性味功效

味辛，性温。解表祛风，理血；（炒炭）止血。

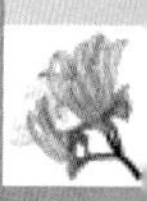

【附方】

第一方

方剂：荆芥穗适量。

用法：炒至焦黄，研细过筛。每次用6克加童尿30毫升服。

主治：产后血晕。

第二方

方剂：荆芥穗炭6克，怀牛膝10克，生山栀、牡丹皮各9克。

用法：水煎，分2次服。

主治：经行吐衄。

第三方

方剂：荆芥适量。

用法：放入用清洁棉布制成的长方形小袋中，加固后塞入患儿前胸6小时。用量1周岁以内5～10克，1周岁以上酌增。

主治：小儿感冒。

第四方

方剂：荆芥穗20克，生地15克，丹皮12克。

用法：水煎服

主治：产后血晕。

第五方

方剂：净荆芥穗120克。

用法：研为细末，过筛。每次用30克装入纱布袋内，均匀地撒布于患处，然后用手掌反复揉擦至发热为度。

主治：急慢性荨麻疹及皮肤瘙痒病。

第六方

方剂：荆芥穗15克，紫苏10克，生姜、陈皮各6克。

用法：水煎服，每天1剂。

主治：风寒感冒，鼻塞、头痛、恶寒身痛者。

第七方

方剂：荆芥穗30克。

用法：烘干，研细末，纱布袋装，均匀地撒布患处，然后用手掌来回揉搓，使患处产生热感为度。

主治：皮肤瘙痒症。

第八方

方剂：荆芥穗10克，野菊花15克，薄荷脑(或冰片)3克。

用法：先将前2味药研细末，加入薄荷脑共研匀，瓶装备用。每取少量，吸入鼻内，每天3次。

主治：流行性感冒。

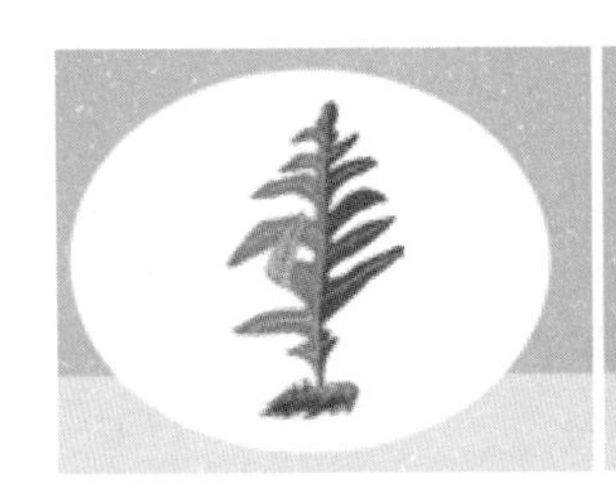

骨碎补

【别名】猴姜、岩姜、鸡姜、杩留姜、猴掌姜

【释义】

多年生草本，高25～40厘米。根茎粗壮肉质，如生姜状，横走，密生钻状披针形鳞片，叶两种形状，不生孢子囊的叶无柄，卵圆形，长约7厘米，宽3～6厘米，枯黄色、红棕色或灰褐色，边缘浅裂，网状叶脉明显，在根茎上彼此复瓦状重叠。生孢子囊群的叶有短柄，长椭圆形，两面无毛，羽状深裂，披针形，边缘有不明显的缺刻，网状叶脉明显，孢子囊群圆形，沿裂片中脉两侧着生，2～4行，无囊群盖。根茎全年可采挖，除去泥沙，燎去茸毛(鳞片)，鲜用或开水烫后晒干，或切片蒸熟后晒干备用。

生长环境

长江中下游以南诸省有分布。此物多附生于树皮上、岩石上、墙上、瓦上较阴湿处。

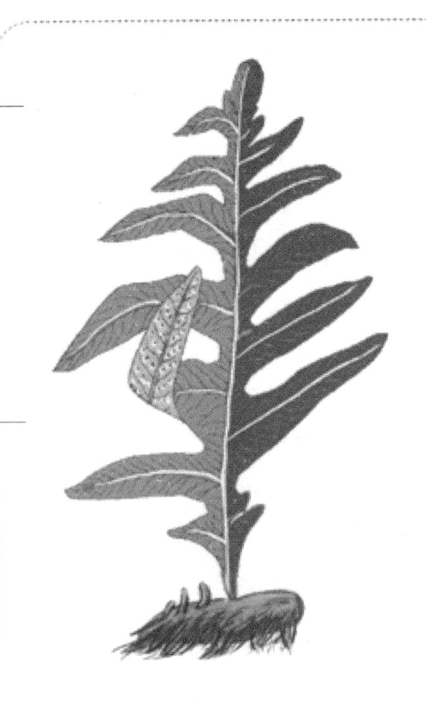

性味功效

味苦，性温。补肾强壮，续筋止痛，祛瘀活血。

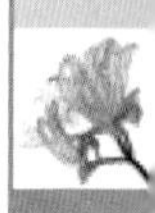

【附方】

第一方

方剂：鲜骨碎补50～100克。

用法：切成薄片，蘸盐水涂搽患部。

主治：斑秃，脱发。

第二方

方剂：骨碎补、栀子、韭菜根、朱砂根、红花酢浆草各适量(均取鲜品)。

用法：共捣烂，酒炒敷患处。

主治：跌打损伤。

第三方

方剂：鲜骨碎补、鲜酢浆草、鲜鹅不食草各适量。

用法：加米酒、白糖少量共捣烂，敷患处。

主治：挫伤，扭伤。

第四方

方剂：骨碎补、制何首乌、钩藤根各15克。

用法：水煎服。

主治：神经衰弱。

第五方

方剂：骨碎补、土党参、九龙藤各6克。

用法：煲猪骨或蒸瘦肉适量服。

主治：小儿软骨病。

第六方

方剂：鲜骨碎补1芽。

用法：刮去绒毛，用土碗盛少许菜油，将骨碎补在碗内磨汁。用温水洗净患部，再用棉签蘸汁搽患部，每天3～5次即可，直至痊愈为止。

主治：顽固性皮炎。

第七方

方剂：骨碎补15克，生地黄10克。

用法：水煎服。

主治：肾虚牙痛。

第八方

方剂：骨碎补9克。

用法：研为粗末，浸泡于95%的酒精100毫升中，泡3天即成。用时先以温水将足部鸡眼或疣子洗泡柔软，用小刀削去其外层厚皮，再涂擦骨碎补乙醇浸液，每2小时擦1次，连续4～6次，每天最多10次。

主治：鸡眼，疣子。

十画

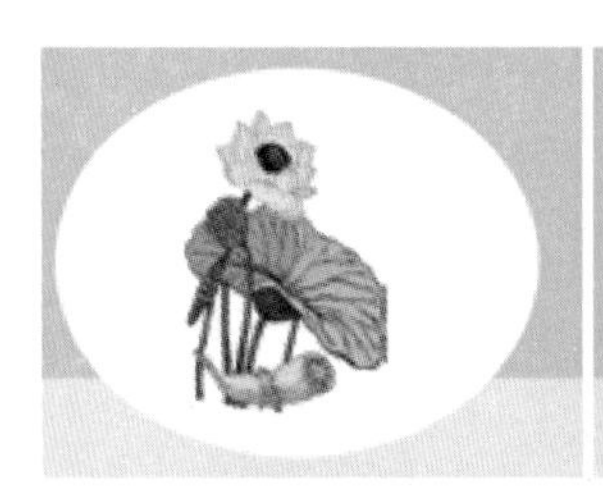

莲子

【别名】藕实、水葱芝丹、莲实、莲蓬子

【释义】

多年生水生草本。根茎肥厚横走，外皮黄白色，节部缢缩，生有鳞叶与不定根，节间膨大，肉白色，中空而有许多条纵行的管。叶片圆盾形，上面暗绿色，下面淡绿色；叶柄着生于叶背中央，圆柱形，中空，表面散生刺毛。7～8月开花；花大，单一，顶生，粉红色或白色，芳香；萼片4个或5个，绿色，早落；花瓣多数，长圆状椭圆形至倒卵形，雄蕊多数，花药线形，黄色，9～10月结果，坚果椭圆形或卵形，果皮坚硬、革质；内有种子1枚，俗称莲子。秋末、冬初割取莲房，取出果实，晒干。

生长环境

分布于我国大部分地区。自生或栽培于池塘内。

性味功效

味甘、涩，性平。养心益肾，补脾涩肠。

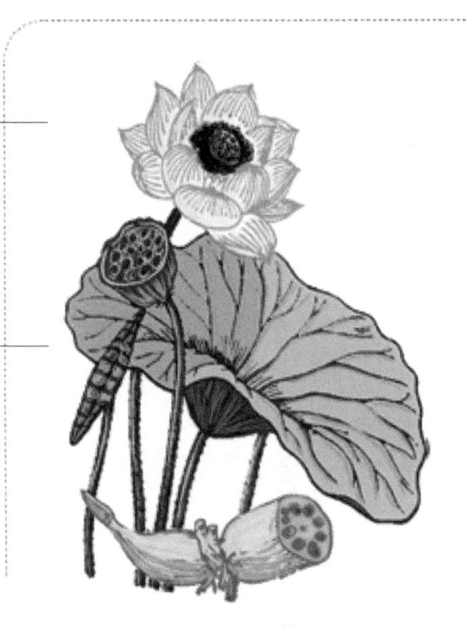

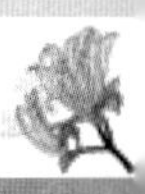

【附方】

第一方

方剂：莲子肉100克。

用法：放入砂锅内焖煨3小时至透烂；加入冰糖100克、麻油10毫升。作点心午睡后食用。

主治：体虚多梦，遗精。

第二方

方剂：莲子、粳米各120克(同炒)，茯苓60克。

用法：共研细末，砂糖调和。每次30克，沸水送服。

主治：病后胃弱，不消水谷。

第三方

方剂：莲子、益智仁、龙骨各等份。

用法：共研细末，每次服6克，空腹米汤送服。

主治：小便白浊，梦遗泄精。

第四方

方剂：莲子(去心)、百合各30克，瘦猪肉100克。

用法：将莲子、百合和猪肉一起煮汤，煮沸改小文火煮2小时后喝汤吃肉。

主治：慢性内伤咳嗽。

第五方

方剂：莲子适量。

用法：磨成粉。将适量大米煮至五成熟时加入莲子粉，再继续煮至熟。佐餐食。

主治：脾肾虚所致遗精。

第六方

方剂：老莲子(去心)60克。

用法：研细末，每次3克，米汤送服。

主治：久痢不止。

第七方

方剂：莲子(去心)180克，炙甘草30克。

用法：研细末，每次6克，灯芯草煎汤调下。

主治：心经虚热，小便赤浊。

第八方

方剂：莲子90克。

用法：劈开去莲子心，将200克猪肚切成小块，与莲子一起煲汤，加少许精盐、味精调味服用。

主治：脾虚所致遗精。

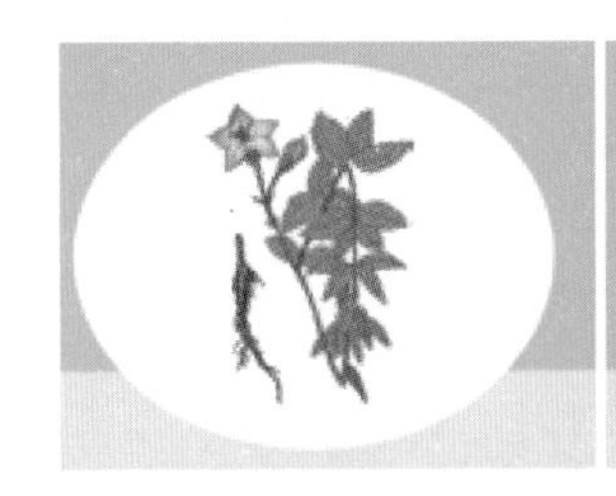

桔梗

【别名】白药、利如、梗草、苦梗、苦桔梗

【释义】

多年生草本，高30～90厘米，全株光滑无毛。根肉质，圆柱形，或有分枝。茎直立，单一或分枝。叶近于无柄，生于茎中、下部的叶对生或3～4片轮生，茎上部的叶有时为互生；叶片卵状披针形，先端尖，基部楔形或近圆形，边缘有锯齿。7～8月开花，花单生于茎顶，或数朵成疏生于茎顶，或数朵成疏生的总状花序；花萼钟状，先端5裂；花冠钟状，蓝紫色，裂片三角形；雄蕊5，花丝短，基部扩大，花药围绕花柱四周；子房半下位，5室，柱头5裂，反卷，被白柔毛。8～10月结果，蒴果倒卵形，熟时顶部5瓣裂。种子卵形。根在春、秋两季采挖，浸水中，晒去外皮，晒干。

生长环境

我国大部分地区均有分布。野生于山坡草丛中。

性味功效

味苦、辛，性平。开宣肺气，祛痰排脓。

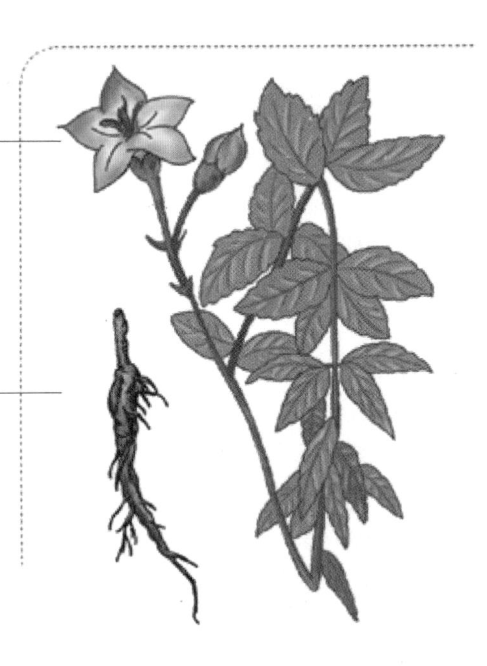

【附方】

第一方

方剂：桔梗15克，山豆根(或北豆根)9克。

用法：水煎服。

主治：肺脓疡，咳吐脓血。

第二方

方剂：桔梗、防风、天冬各10克，白芷6克。

用法：水煎服。

主治：感冒咳嗽。

第三方

方剂：桔梗、陈皮、香附各10克，广木香5克，当归15克。

用法：水煎服。

主治：老伤胸痛。

第四方

方剂：桔梗、白前、荆芥各10克，甘草5克。

用法：水煎服。

主治：感冒咳嗽痰多。

第五方

方剂：桔梗10克，鱼腥草30克。

用法：水煎服。

主治：支气管哮喘。

第六方

方剂：桔梗、远志、杏仁、知母各6克，黄芩10克。

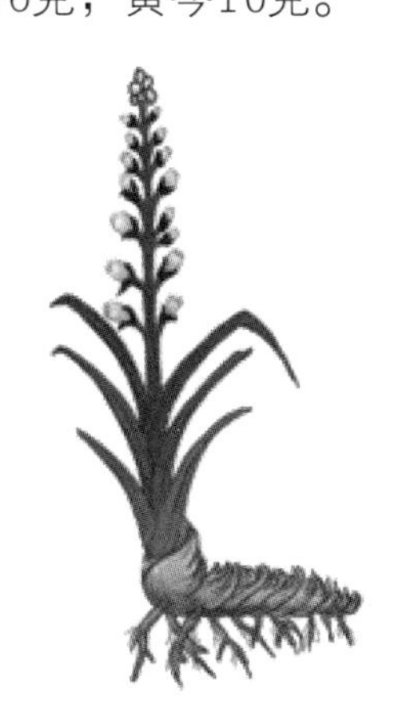

知母

用法：水煎服。

主治：急、慢性气管炎。

第七方

方剂：桔梗、蒲公英、连翘、紫花地丁(或犁头草)各12克。

用法：水煎服。

主治：肺痈，疮毒。

第八方

方剂：桔梗、甘草各6克。

用法：水煎服。

主治：外感咳嗽，咳痰不爽。

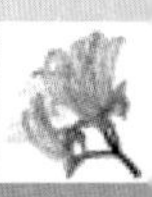

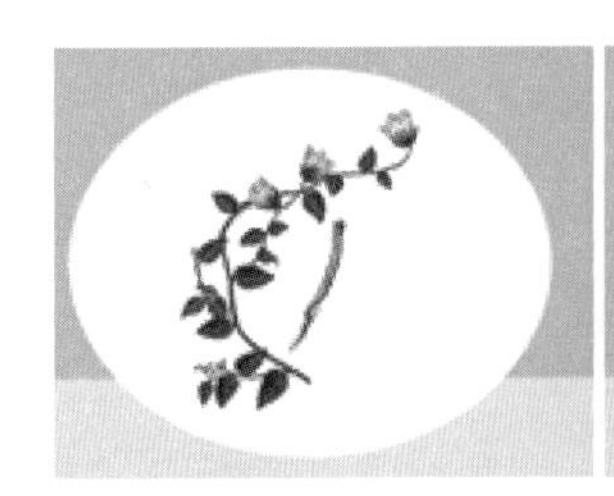

党参

【别名】上党人参、黄参、中灵草

【释义】

多年生草本。根长圆柱形，直径1～1.7厘米，顶端有一膨大的根头，外皮乳黄色至淡灰棕色，有纵横皱纹。茎缠绕，长而多分枝，下部疏生白色粗糙硬毛，上部光滑，叶对生、互生或假轮生。被疏柔毛；叶片卵形或广卵形，先端钝或尖，基部截形或浅心形，全缘或微波状，上面绿色，下面粉绿色，花单生，具细花梗；花萼绿色，圆状披针形，先端钝，光滑或稍被茸毛；蒴果圆锥形，3室，有宿存花萼。种子小，褐色有光泽。秋季挖根，用木板反复搓揉，最后晒干。

生长环境

分布于河南、河北、山西、陕西、青海等地。生于山地灌木丛中及林缘。

性味功效

味甘，性平。补中，益气，生津。

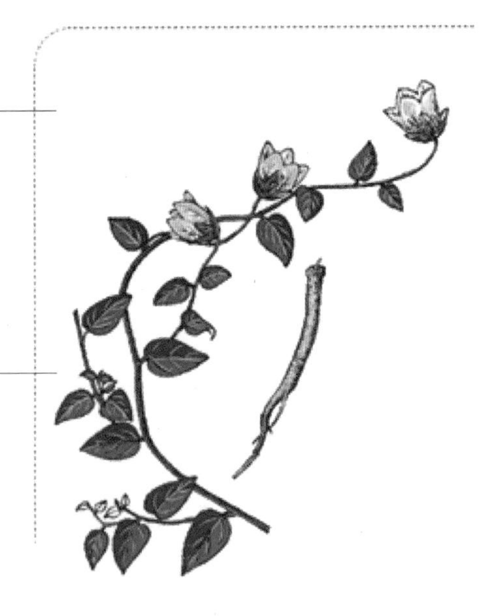

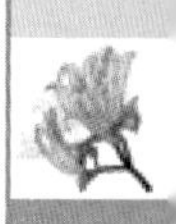

【附方】

第一方

方剂：党参30~60克。

用法：水煎2次。早晚各服1次，每天1剂。于月经期或行经第一天开始连续服药5天。

主治：功能性子宫出血。

第二方

方剂：党参、黄芪、当归、制何首乌、白术、酸枣仁、白芍、茜草、蒲黄各10克。

用法：水煎服。

主治：血小板减少性紫癜(阳虚气弱型)。

第三方

方剂：党参、茯苓、白术各10克，炙甘草3克。

用法：水煎服。

主治：脾胃虚弱，食少便溏。

第四方

方剂：党参30克，升麻10克，甘草6克。

用法：水煎服；另取芒硝30克，甘草10克，加水2000~3000毫升，加热至沸5分钟，待温坐浴洗肛部，早晚各洗1次。

主治：脱肛。

第五方

方剂：党参、当归各10克，熟地黄15克，远志3克。

用法：水煎服。

主治：血虚心悸，健忘失眠。

第六方

方剂：党参、茯苓、白术、炙甘草、山药、莲肉、诃子各10克，赤石脂15克。

用法：水煎服。

主治：慢性腹泻(脾胃虚型)。

第七方

方剂：潞党参花粉16克。

用法：分2次用温开水冲服，每天1剂，连服30天为1个疗程。

主治：肿瘤患者在接受放疗和化疗过程中出现的白细胞、红细胞和血小板下降等造血功能障碍。

第八方

方剂：党参、白术、陈皮各10克，黄芪15克，甘草6克。

用法：水煎服。

主治：体虚无力，胃口不好，大便稀薄。

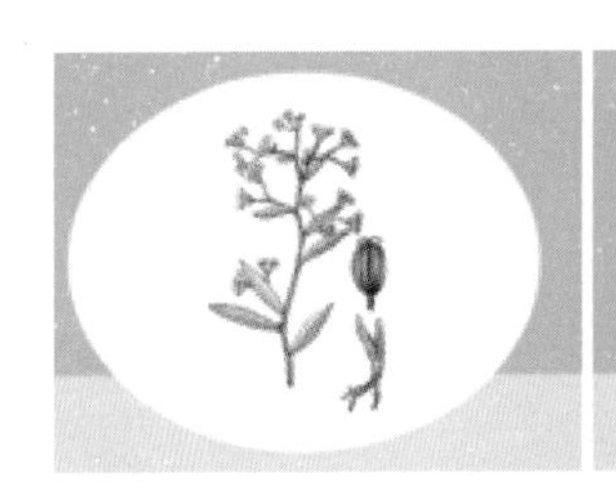

柴胡

【别名】北柴胡、竹叶柴胡、黑柴胡

【释义】

多年生草本。高40～80厘米。主根粗壮，长圆锥形或圆柱形，表面黑褐色或棕褐色，质坚硬。茎直立，单生或丛生，实心，表面有细纵棱，叶互生，单叶；叶片倒披针形或条状宽披针形，长3～11厘米，顶端渐尖，有短芒尖头，基部收缩成叶鞘抱茎，叶边缘全缘，有纵向平行叶脉7～9条，叶面绿色，叶背淡绿色，常有白霜；无叶柄；茎顶部叶同形，但较小。9月开花，花鲜黄色8～10月结果，双悬果，长圆形或长圆形卵状，有果棱，成熟果实的棱槽中油管不明显。

生长环境

北柴胡分布在山东、浙江、湖北、四川、山西、西藏、吉林、辽宁、河南等地。生于干燥的荒山坡、田野、路旁。

性味功效

味苦，性凉。和解表里，疏肝升阳。

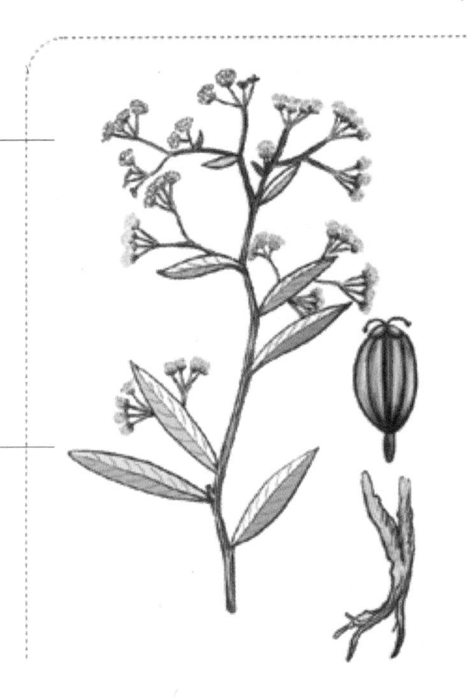

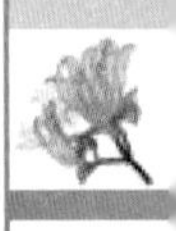

【附方】

第一方

方剂：柴胡、当归、白芍、香附、川楝子各10克。

用法：水煎服。

主治：月经不调，经来胸腹胀痛。

第二方

方剂：柴胡6克，党参12克，黄芪15克，升麻5克。

用法：水煎服。

主治：子宫下垂，脱肛。

第三方

方剂：柴胡12克，党参、黄芩、生姜、甘草各10克，姜制半夏6克，大枣5枚。

用法：水煎服。

主治：寒热往来，胸胁胀满，心烦呕吐。

第四方

方剂：柴胡、当归、枳壳、青皮各10克，白芍12克。

用法：水煎服。

主治：肝郁胸肋，脐腹胀痛。

第五方

方剂：柴胡6克，龙骨、牡蛎各15克。

用法：水煎服。

主治：神经衰弱，烦躁，心悸。

第六方

方剂：柴胡、当归、白芍、郁金、栀子各10克，板蓝根、夏枯草各15克，枳壳6克。

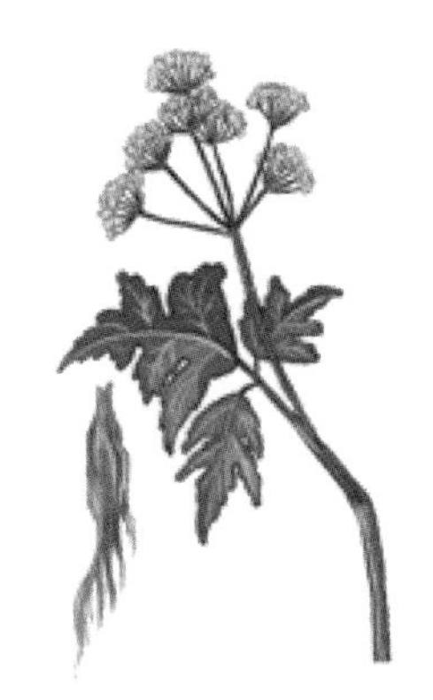

当归

用法：水煎服。

主治：无黄疸性肝炎(气滞型)。

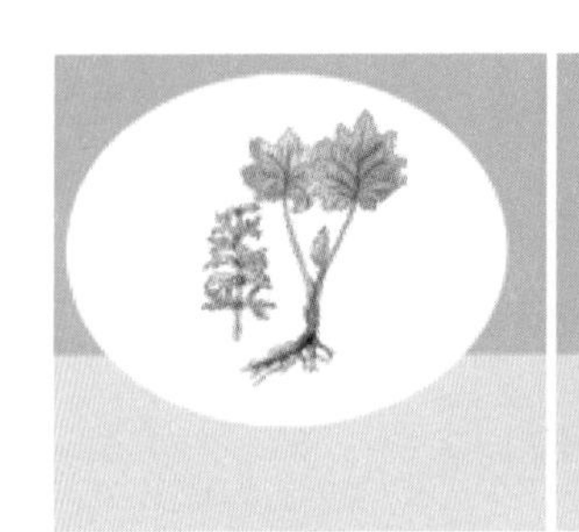

益母草

【别名】益母、苦低草、野天麻、扒骨风、红花益母草、月母草、野油麻

【释义】

一年或二年生草本。茎直立，方形，单一或分枝，被微毛。叶对生；叶形多种，一年根生叶有长柄，叶片略呈圆形，基部心形；最上部的叶不分裂，线形，近无柄，上面绿色，下面浅绿色，两面均被短柔毛。6~8月开花，花多数，生于叶腋，呈轮伞状；苞片针刺状；花萼钟形，花冠唇形，淡红色或紫红色，上下唇几等长，上唇长圆形，全缘，下唇3裂，中央裂片较大，倒心脏形，花冠外被长绒毛，尤以上唇为甚；7~9月结果。小坚果褐色，三棱状（茺蔚子），长约2毫米。夏季旺长，花未开时，割取地上部分，晒干。

生长环境

我国大部分地区均有分布。生于田埂、溪边或山野、荒地，有栽培。

性味功效

味辛、苦，性凉。活血祛瘀，调经消水。

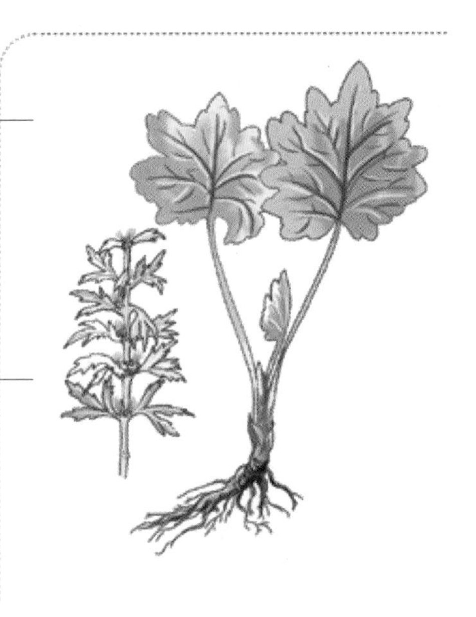

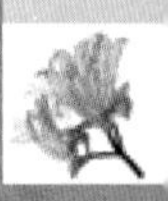

【附方】

第一方

方剂：益母草15克，延胡索8克。

用法：水煎服。

主治：痛经。

第二方

方剂：益母草(干品)120克。

用法：加水1000毫升，大火煎30分钟后取头汁，药渣再加水500～700毫升，煎30分钟，将两次煎液混合。分早晚2次空腹服用，通常15天即可。

主治：中心性视网膜脉络膜炎。

第三方

方剂：益母草干品90～120克(鲜品加倍)。

用法：加水700毫升，文火煎至300毫升，去渣。每天分2～3次温服。

主治：急性肾炎。

第四方

方剂：益母草干品15克(或鲜品30克)。

用法：即将下蛋的黄母鸡1只，杀后去其内脏，将益母草、盐、姜、米酒放入鸡腹内，将鸡放入大碗内加少量清水，于锅内文火炖熟烂。晚上吃一两次。一般吃2个即可孕。

主治：妇女不孕症。

第五方

方剂：茺蔚子12克，青葙子10克，桑叶9克，白菊花6克。

用法：水煎服。

主治：眼睛红肿疼痛。

第六方

方剂：益母草15克。

用法：加红糖30克，水煎。每天1剂，连服2～4剂。

主治：闭经。

第七方

方剂：益母草叶柄7根，人乳适量。

用法：加水少量，隔水蒸，去渣服。

主治：小儿惊悸、抽搐。

第八方

方剂：益母草15～20克。

用法：水煎。每天1剂，连服1周。

主治：月经不调，产后子宫出血、子宫复旧不全、月经过多等。

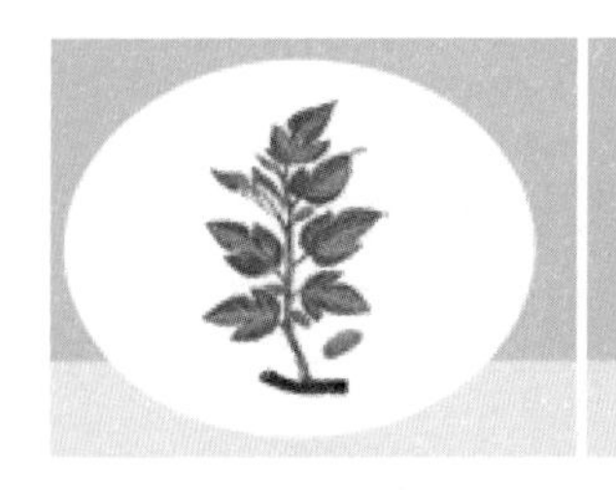

桑叶

【别名】铁扇子、桑、家桑、冬霜叶、霜桑叶

【释义】

落叶乔木，高3～6米或更高，通常灌木状，植物体乳液。树皮黄褐色，枝灰白色或灰黄色，细长疏生，嫩时稍有柔毛。叶互生；卵形或椭圆形，先端锐尖，基部心脏形或不对称，边缘有不整齐的粗锯齿或圆齿；托叶披针形，早落。花单性，雌雄异株；花黄绿色，与叶同时开放；雄花成柔荑花序；雌花成穗状花序；萼片4裂；雄花有雄蕊4个；雌花无花柱，柱头2裂，向外卷。聚合果腋生，肉质，有柄，椭圆形，深紫色或黑色。花期4～5月，果期6～7月。10～11月间霜后采收，除去杂质，晒干。

生长环境

全国各地均有栽培。江浙一带较多。

性味功效

味苦、甘，性寒。祛风清热，凉血明目。

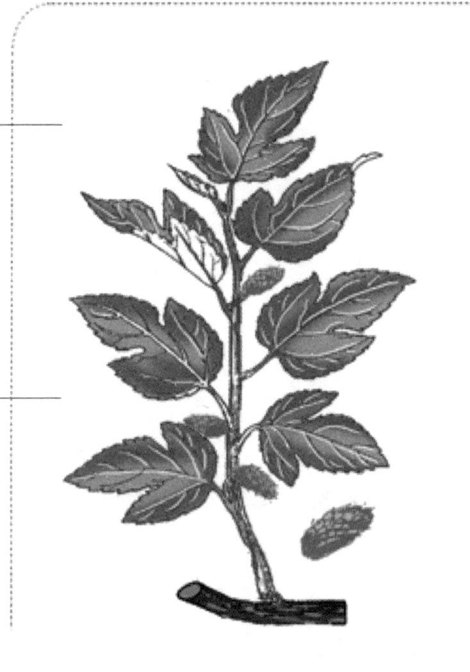

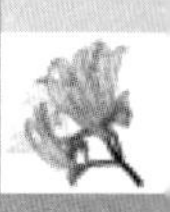

【附方】

第一方

方剂：桑叶、菊花、生地黄、蒺藜各10克，蝉蜕6克。

用法：水煎服。

主治：风热眼红肿痛(急性眼结膜炎)。

第二方

方剂：桑叶、黑芝麻各100克。

用法：将桑叶烘干，黑芝麻炒香，共研细末，每次15克，开水送服，1天2次，连服5～7天。

主治：产后、病后血虚头痛、头晕。

第三方

方剂：桑叶、枸杞子、决明子、菊花各10克。

用法：水煎服。

主治：头目眩晕。

第四方

方剂：桑叶适量。

用法：研成极细粉。每次9克，用米汤送下，每天1剂，连服3～5剂。

主治：盗汗。

第五方

方剂：桑叶10克，野菊花9克，夏枯草15克。

用法：水煎服。

主治：高血压病。

第六方

方剂：桑叶、黑芝麻各等份。

用法：分别研细粉，和匀，炼蜜为丸，每丸重10克，每次服1丸，日服3次，沸水送服，10天为1个疗程。

主治：神经衰弱。

第七方

方剂：冬桑叶12克，白菊花9克。

用法：水煎服，每天1剂。同时用桑叶适量，煎水洗眼。

主治：眼结膜炎、角膜炎、虹膜炎所引起的目赤涩痛或目赤流泪。

第八方

方剂：鲜桑叶适量。

用法：捣烂取汁。每次滴耳1～2滴，每天3次。

主治：化脓性中耳炎。

栗子

【别名】板栗、栗果、大栗、瑰栗、毛板栗

【释义】

落叶小乔木，高8～15米。叶互生，薄革质，卵状椭圆形至椭圆状披针形，边缘有疏锯齿，下面密被白色绒毛。花黄褐色，单性同株，雄花序穗状，生于新枝下部叶腋；雌花生于雄花序下部。总苞球形，外生尖锐毛刺，内藏深褐色坚果2～3枚。秋采果，风干或晒干。

生长环境

全国大部分地区都有分布。生于低山、平地，广泛栽培。

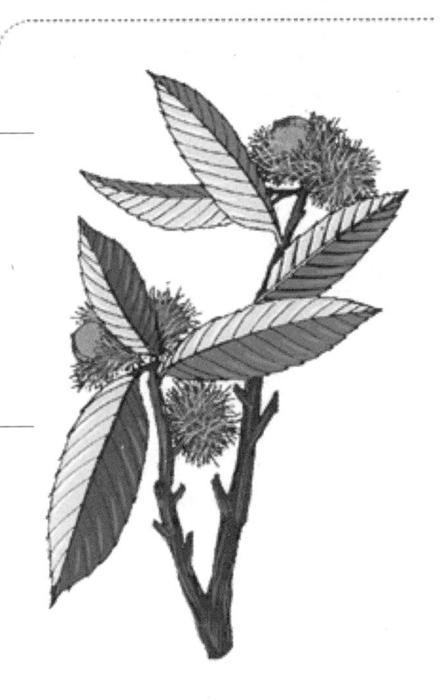

性味功效

味甘，性温。健脾养胃，补肾强筋，活血止血。

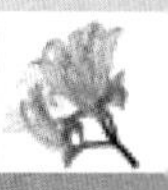

【附方】

第一方

方剂：板栗、麦芽各50克，淮山药100克，鸡内金20克。

用法：共烘干，研细末，每次20～30克，蒸熟，加糖少许食之。每天1次，连服7天。

主治：小儿脾虚泄泻。

第二方

方剂：板栗10克，枸杞子12克，猪排骨100克。

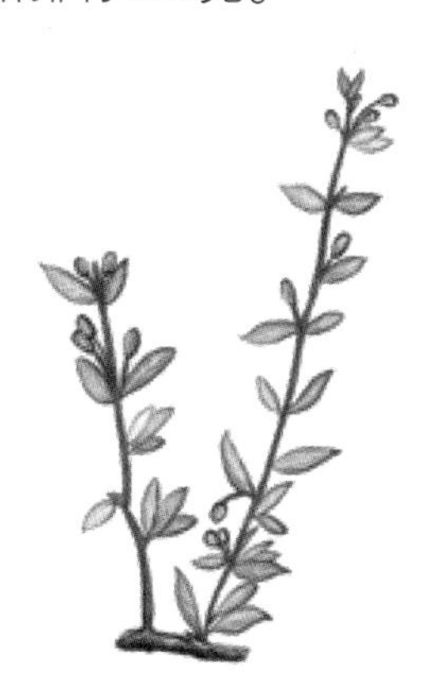

枸杞子

用法：加水共炖烂，加盐或糖少许食之。

主治：小儿瘦弱，行走乏力。

第三方

方剂：栗壳(外果皮)150克。

用法：炒炭存性，研细末，每服6克，米汤送服。

主治：鼻出血。

第四方

方剂：栗花、贝母各等份。

用法：烘干，共研末，每次3克，水酒送服，每天1～2次。

主治：淋巴结核。

第五方

方剂：栗树皮250克。

用法：水煎，冲铁锈，外洗患处。

主治：漆疮。

第六方

方剂：板栗500克。

用法：将板栗风干，每用7枚，空腹细嚼咽下，随即吃猪肾粥1碗。每天1次，连服15～20天。

主治：肾虚腰膝无力。

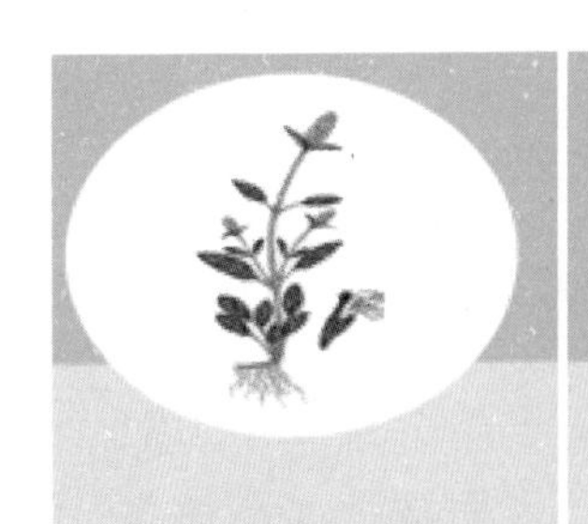

夏枯草

【别名】夕句、麦夏枯、铁色草、大头花、灯笼头、白花草、胀饱草、地枯牛、六月干

【释义】

多年生草本。茎方形，基部匍匐，高约30厘米，全株密生细毛。叶对生；近基部的叶有柄，上部叶无柄；叶片椭圆状披针形，全缘，或略有锯齿。轮伞花序顶生，呈穗状；小坚果褐色，长椭圆形，具3棱。花期5～6月，果期6～7月。夏季当果穗半枯时采下，晒干。

生长环境

我国大部分地区均有分布。生于荒地、路边及山坡草丛中。

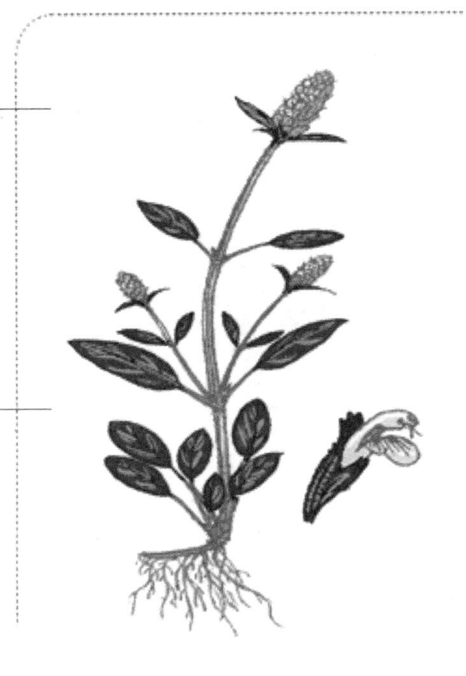

性味功效

味苦、辛，性寒。清肝散结。

【附方】

第一方

方剂：夏枯草50克。

用法：浸入食醋1000毫升内2～4小时，再煮沸15分钟。待稍凉后浸泡患处20分钟(先熏后洗)，每天2～3次，每1剂可用2天。

主治：足跟痛。

第二方

方剂：夏枯草90克。

用法：水煎，分3次服，连续服用。

主治：渗出性胸膜炎。

第三方

方剂：夏枯草500克。

用法：加水2000毫升，煎至1000～1200毫升。每次30～50毫升，每天3次，口服。

主治：渗出性胸膜炎。

第四方

方剂：夏枯草1000克。

用法：加水2500毫升，煎煮去渣取汁，再浓缩至500毫升左右，加红糖适量制成膏。每天3次，每次15毫升，口服。

主治：肺结核。

第五方

方剂：夏枯草150克。

用法：每天1剂，水煎服，连续服用1个月。

主治：淋巴结核。

第六方

方剂：夏枯草、葎草各30克。

用法：水煎服。

主治：肺结核(渗出型、混合型)。

第七方

方剂：夏枯草300克，青蒿30克，鳖甲15克。

用法：先将夏枯草、青蒿煎水去渣，浓缩成膏，晒干或烘干，再将鳖甲研细末，混合拌匀，分成20份，每天早晚各服1份，沸水送服。

主治：肺结核。

第八方

方剂：夏枯草50克。

用法：用沸水浸泡代茶频服，可加适量白糖，每天1剂。

主治：颈淋巴结核。

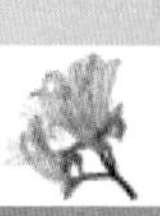

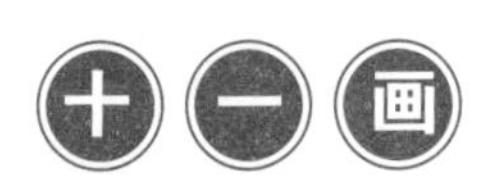

银杏

【别名】白果

【释义】

落叶高大树木。茎干笔直，树皮灰色，老时变黄褐色，枝条有长短两种。叶在短枝上簇生，叶片扇形，具长柄。3～4月开花，单性异株；雄花成柔荑花序状，雄蕊多数，各具2花药；雌花有长梗，梗端常生2个胚珠，只有1个发育成种子。种子核果状，10月果熟，椭圆形至近球形，外层种皮肉质，淡黄色，有白粉，带臭气，中层种皮坚硬，骨质，白色，具2～3棱，内层种皮膜质；胚乳丰富，胚绿色。9～10月种子成熟时打下，让其外皮沤烂，以水洗净，蒸熟后晒干备用。

生长环境

我国除高山和草原地区外，其他各省区均有分布。为栽种植物，极少野生的。

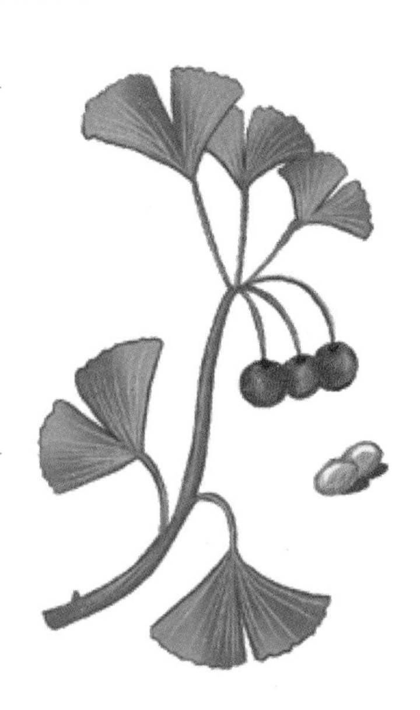

性味功效

味甘、苦、涩，性平，有小毒。敛肺定喘，收涩止带。

【附方】

第一方

方剂：银杏仁(炒)、麻黄、桑白皮、款冬花、制半夏、苏子、杏仁、黄芩、甘草各适量。

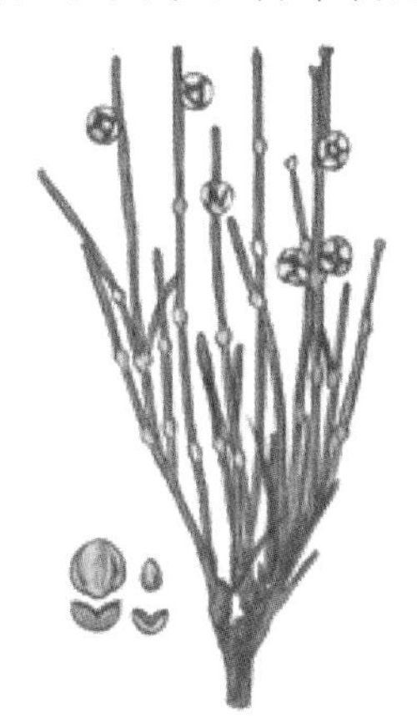

麻黄

用法：水煎服。

主治：风寒外束、痰热内蕴的喘咳。

第二方

方剂：银杏15克，芡实12克，淮山药10克，黄柏9克，车前子6克。

用法：水煎服，每天1剂。

主治：湿热带下。

第三方

方剂：生白果适量。

用法：嚼细后，频频擦上。

主治：阴虱作痒(阴毛间生虫如虱，或红或白，痒不可忍)。

第四方

方剂：生白果适量。

用法：嚼烂，每晚涂。

主治：手足皲裂。

第五方

方剂：生白果适量。

用法：先刺患处的四周，再取浸在油中多年的银杏去壳后捣烂敷上。

主治：水疔暗疔。

第六方

方剂：白果、莲肉、红米各2.5克，胡椒1.5克。

用法：制成末。用一只乌骨鸡，把内脏取出后装上药，放在瓦器中煮烂，空腹食用。

主治：赤白带下，下元虚惫。

第七方

方剂：生白果适量。

用法：嚼生白果涂上。

主治：狗咬伤。

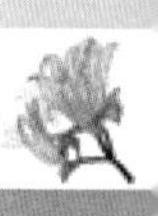

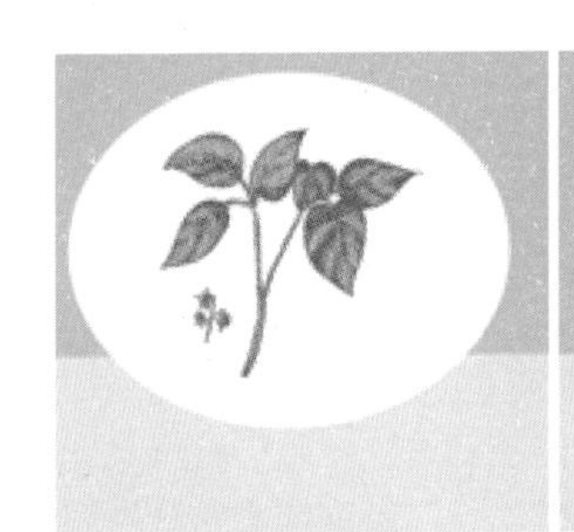

淫羊藿

【别名】铁菱角、三枝九叶草、铜丝草、仙灵脾、千两金

【释义】

淫羊藿为多年生草本，根茎长，横走，质硬，须根多数。叶为二回三出复叶，小叶9片，有长柄，小叶片薄革质，卵形至长卵形，先端尖，边缘有刺毛状细齿，侧生叶，外侧呈箭形，叶面无毛，叶背面有短伏毛。3月开花，花白色，组成圆锥形花序生于枝顶；花瓣4片；雄蕊4片。秋季结果，果卵圆形，长约1厘米，内有多数黑色种子。地上部分于夏、秋季采收，晒干备用。

生长环境

山西、陕西、甘肃、青海、广西、湖南、安徽有分布。多生于阴湿的山沟中。

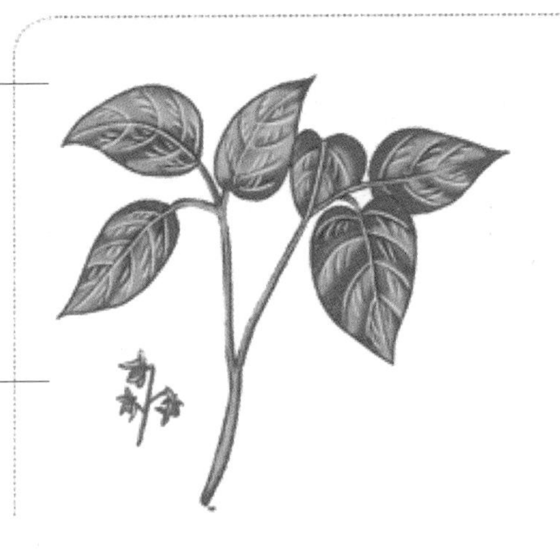

性味功效

味辛、甘，性温。补肾阳，强筋骨，祛风湿。

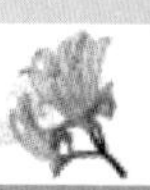

【附方】

第一方

方剂：淫羊藿、韭菜籽各15克，熟地黄、枸杞子各30克。

用法：水煎服。

主治：肾虚阳痿。

第二方

方剂：淫羊藿、补骨脂各10克，巴戟天、枸杞子、黄精各15克，菟丝子6克。

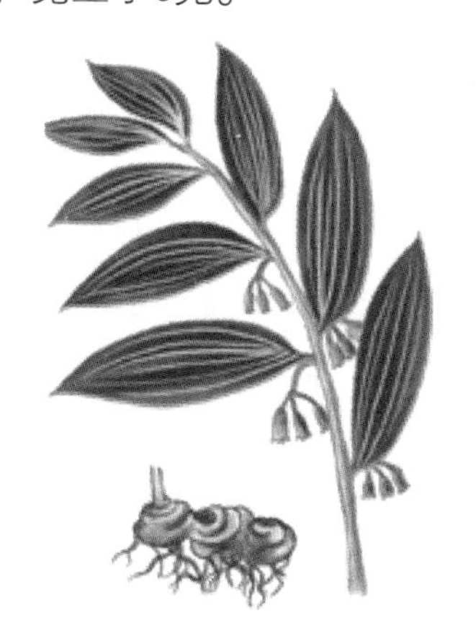

黄精

用法：煎服。

主治：男子精少不育。

第三方

方剂：淫羊藿30克，猪瘦肉60克。

用法：水炖，服汤食肉。

主治：夜尿多。

第四方

方剂：淫羊藿、柏子仁（炒）各10克，连钱草12克，白茅根3克。

用法：水煎服。

主治：风湿性心脏病。

第五方

方剂：淫羊藿15克，紫金牛5克。

用法：水煎服。

主治：慢性气管炎。

第六方

方剂：淫羊藿、九龙藤各10克，威灵仙6克。

用法：水煎服。

主治：手足麻木。

第七方

方剂：淫羊藿、当归、仙茅、知母、黄柏各10克，巴戟天15克。

用法：水煎服。

主治：围绝经期高血压病。

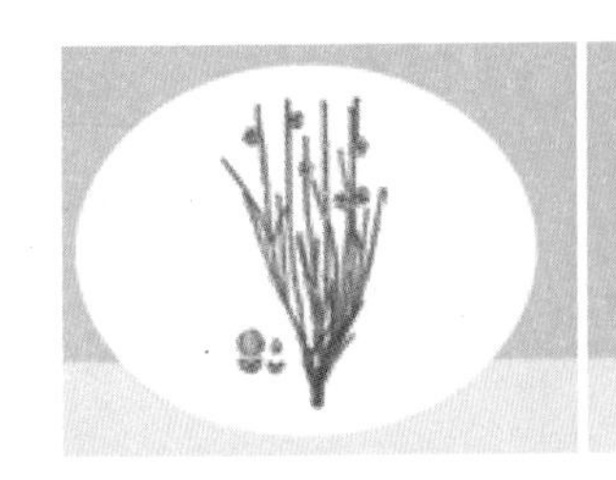

麻黄

【别名】草麻黄、川麻黄、哲里根

【释义】

多年生草本，高20～40厘米。老株木质化，呈小灌木。根茎常根卧于地。小枝圆状，对生或轮生，干后截面髓部呈棕红色。叶对生，叶片退化成膜质鞘状，下部合生，上部2裂，裂片呈三角形。5～6月开花，雄球花多成复穗状；雄蕊7～8枚。8～9月种子成熟，肉质红色，卵圆形或半圆形，直径6～7毫米。根及根茎于秋末采挖，晒干备用。

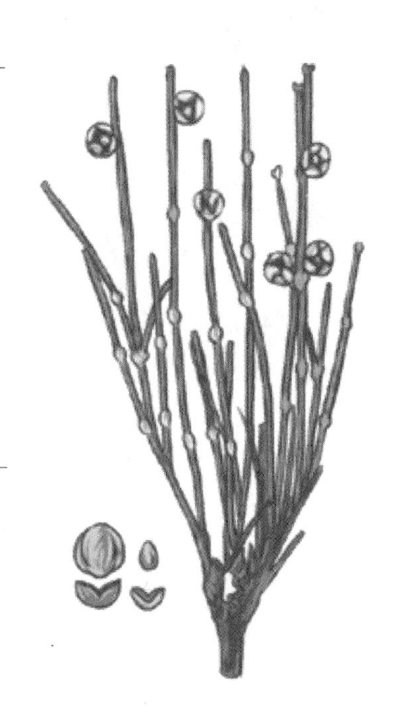

生长环境

辽宁、吉林、内蒙古、宁夏、山西、河北、河南等省区有分布。多生于山坡、平地、河床、干燥荒地、干旱草原及固定沙丘上，常成片生长。

生长环境

麻黄（茎）味辛、微苦，性温。解表，止咳，干喘。麻黄根味甘，性平。止汗。

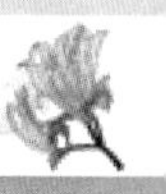

【附方】

第一方

方剂：麻黄15克。

用法：加清水1小碗，武火煮沸5分钟。温服，每天2剂。

主治：顽癣。

第二方

方剂：麻黄3克，牛蒡子、防风、荆芥各10克，甘草6克，生姜3克。

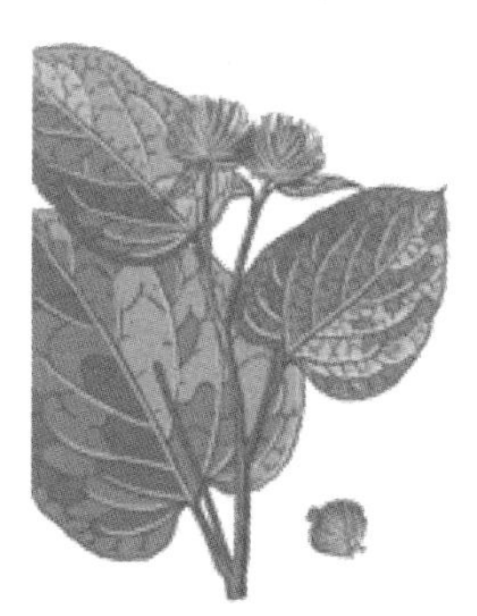

牛蒡子

用法：水煎服。

主治：感冒风寒，头痛鼻塞。

第三方

方剂：生麻黄适量。

用法：水煎，1次睡前顿服，5～7岁儿童每剂用3克，8～15岁每剂用5克，15岁以上每剂用10克，连服1个月。

主治：遗尿。

第四方

方剂：麻黄根10克，浮小麦12克，牡蛎15克。

用法：水煎服。

主治：自汗，盗汗。

第五方

方剂：麻黄、桂枝、炙甘草各3克，杏仁6克。

用法：水煎服。

主治：感冒风寒、咳喘无汗。

第六方

方剂：麻黄、杏仁各6克，生石膏12克，炙甘草3克。

用法：水煎服。

主治：肺热喘咳。

第七方

方剂：麻黄、细辛、干姜各3克，姜制半夏10克。

用法：水煎服。

主治：慢性气管炎及支气管炎。

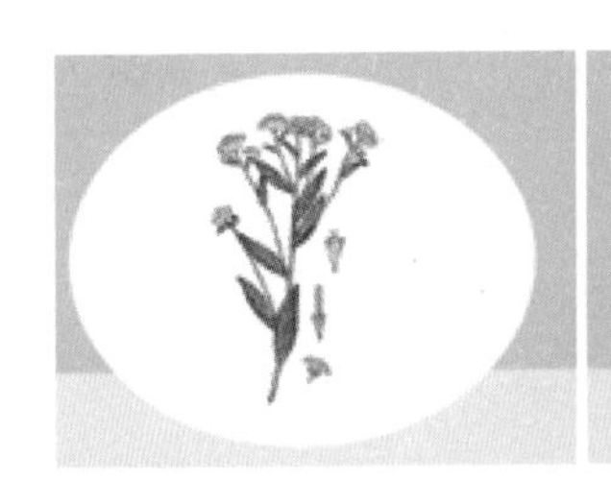

旋覆花

【别名】金沸花、六月菊、金沸草

【释义】

多年生草本，高30～70厘米。茎直立，有细纵棱和长伏毛，根茎粗壮。单叶，互生，无叶柄；叶片长圆形或长圆状披针形，长4～10厘米，顶端尖，基部渐狭，边缘有疏齿或全缘，叶面有疏毛或近无毛，叶背有伏毛和腺点。6～10月开花，花小，组成头状花序生枝顶，排成伞房状；总苞半球形；边缘为舌状花，舌片黄色，线形，长约13毫米；中央为管状花，黄色。9～11月结果，果实圆柱形，长约1毫米，顶端有短柔毛。头状花序于夏、秋二季花开放时采收，阴干或晒干备用。全草于夏、秋二季采挖，晒干备用。

生长环境

全国大部分省区都有分布。多生于湿润草地、河岸、田埂、海滨、平原旷野、山坡路旁。

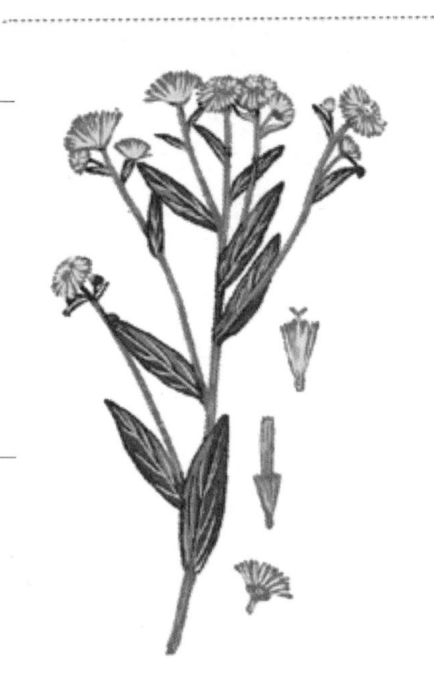

性味功效

味苦、辛、咸，性微温。降气，消痰，行水，止呕。

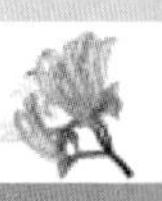

【附方】

第一方

方剂：旋覆花、制半夏各10克，前胡、荆芥各6克，细辛1克。

用法：水煎服。

主治：咳嗽痰喘，发冷发热。

第二方

方剂：旋覆花、前胡、制半夏、枳壳各10克。

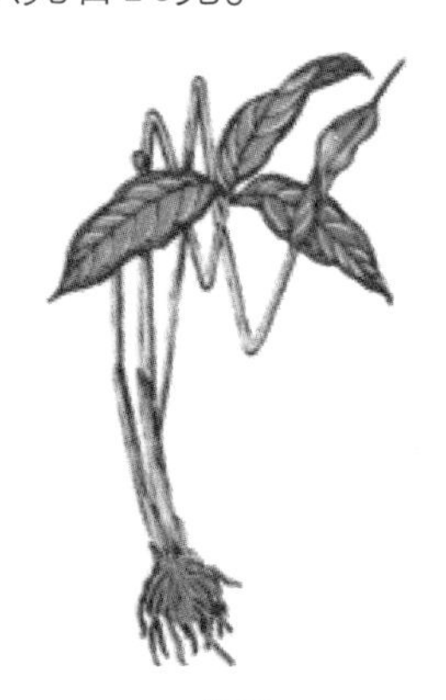

半夏

用法：水煎服。

主治：咳嗽痰喘胸闷。

第三方

方剂：旋覆花、桑白皮、紫苏子各10克，杏仁6克。

用法：水煎服。

主治：咳嗽痰喘，胸闷气急。

第四方

方剂：旋覆花、青皮、郁金各10克，葱叶5克。

用法：水煎服。

主治：肝郁胁痛。

第五方

方剂：旋覆花12克，桑白皮15克，桔梗、盐肤木各10克。

用法：水煎服。

主治：慢性气管炎，咳嗽气喘痰多。

第六方

方剂：旋覆花12克，制半夏、杏仁各10克，白前6克。

用法：水煎服。

主治：急慢性气管炎，咳嗽痰多气喘。

第七方

方剂：旋覆花、党参、制半夏、陈皮各10克，代赭石15克。

用法：水煎服。

主治：脾胃虚寒，嗳气呕逆。

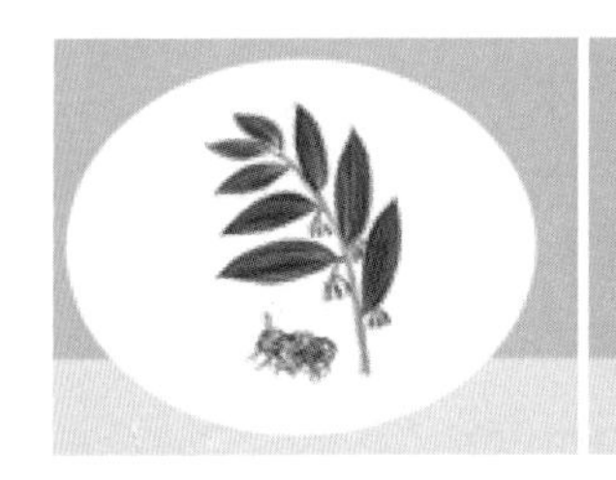

黄精

【别名】黄姜、老虎姜、鸡头参、节节高

【释义】

多年生草本，高50～120厘米。全株无毛。根状茎黄白色，肥厚，横走，直径3厘米左右，由多个形如鸡头的部分连接而成，节明显，节部有少数须根。茎单一，圆柱形。叶4～7片轮生(白及黄精叶互生)，无柄，叶片条状披针形，长8～12厘米，宽5～12毫米，先端卷曲，下面有灰粉，主脉平行。夏开绿白色花，腋生，下垂，总花梗长1～2厘米，顶端2分叉，各生花1朵；花被筒状，6裂；雄蕊6个。浆果球形，熟时黑色。根状茎入药，秋、冬季采收，切块，置蒸笼中蒸至呈现油润时，取出晒干或烘干。

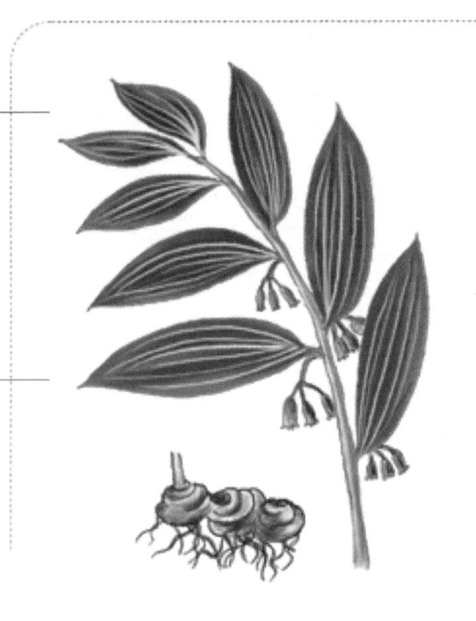

生长环境

分布于全国各地。可栽培。生于阴湿山坡林中。

性味功效

味甘，性平。补脾润肺，养阴生津。

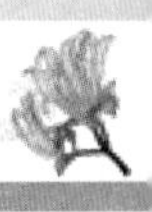

【附方】

第一方

方剂：黄精10克。

用法：水煎服，每天1剂，连续用药2个月以上。可同时口服黄精片。

主治：药物中毒性耳聋。

第二方

方剂：黄精100克。

用法：加入75%的酒精250毫升，密闭浸泡半个月，过滤取汁，与普通米醋150毫升和匀，涂擦患处，每天3次。

主治：手足癣。

第三方

方剂：黄精、杜仲、伸筋草各15克。

用法：水煎服。

主治：肾虚腰痛。

第四方

方剂：黄精30克。

用法：水煎2次，得药液约100毫升，加入冰糖30克。每天1剂，分3次服，连服2天。

主治：小儿蛲虫病。

第五方

方剂：黄精、百合各20克，陈皮3克。

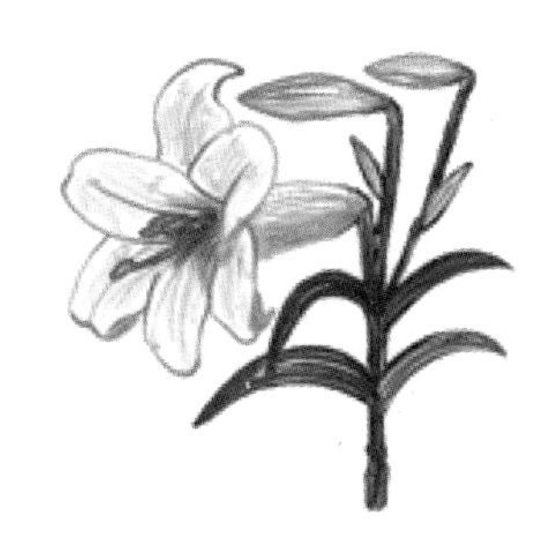

百合

用法：水煎服。

主治：肺虚咳嗽。

第六方

方剂：黄精30克，猪瘦肉120克。

用法：水炖。

主治：骨蒸痨热。

第七方

方剂：黄精干品15克。

用法：切细，与粳米50克、水500毫升、冰糖适量同煮，调入陈皮末2克，再煮片刻即可。每天早晚温热服之。

主治：动脉粥样硬化、脂肪肝。

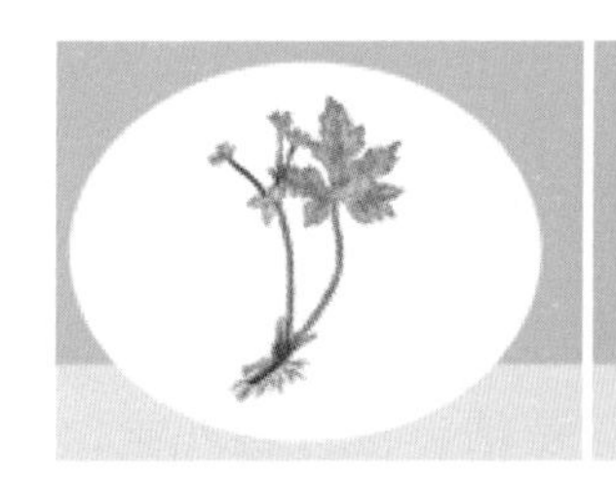

黄连

【别名】王连、支连

【释义】

多年生草本，高15～25厘米。根茎黄色，常分枝，密生须根。叶基生，叶柄无毛；叶片稍带革质，卵状三角形，3全裂；花茎1～2个，与叶等长或更长；二歧或多歧聚伞花序，苞片披针形，萼片5个，黄绿色，长椭圆状卵形至披针形，2～4月开花，花瓣线形或线状披针形，先端尖，中央有蜜槽；雄蕊多数，外轮雄蕊比花瓣略短或近等长，花药广椭圆形，黄色；蓇葖6～12个，具柄，长6～7毫米。3～6月结果，种子椭圆形，褐色。立冬后采收为宜，晒干，撞去粗皮。

生长环境

分布于陕西、湖北、四川、贵州等地栽培或野生。

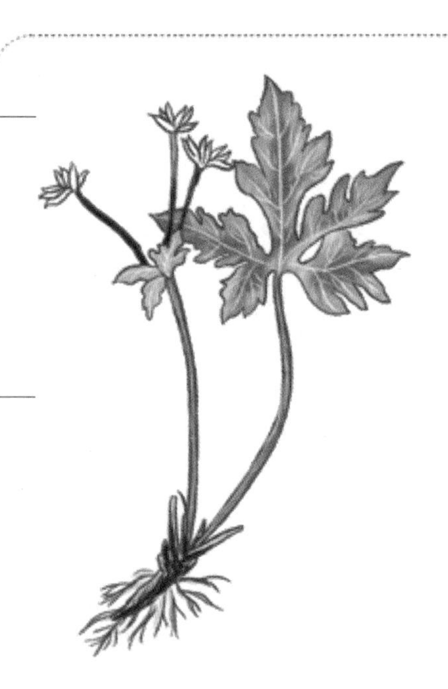

性味功效

味苦，性寒。泻火燥湿，解毒杀虫。

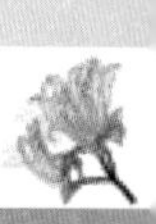

【附方】

第一方

方剂：黄连、白糖各500克，食醋各500毫升，山楂片1000克。

山楂

用法：混合加水4000毫升浸泡约7天，即可服用。每天3次，每次50毫升，饭后服。

主治：萎缩性胃炎。

第二方

方剂：黄连粉0.6克。

用法：每天4～6次，口服，并用1%黄连液漱口。

主治：白喉。

第三方

方剂：黄连素（盐酸小檗碱）适量。

用法：口服，每次300毫克，每天3次，3个月为1个疗程。

主治：肺结核。

第四方

方剂：黄连素适量。

用法：口服，每次0.4克，每天3次，连服1～3个月为1个疗程。

主治：Ⅱ型糖尿病。

第五方

方剂：黄连10克。

用法：用250毫升沸水浸泡，冷却后，每天早晚洗患脚。

主治：脚湿气。

第六方

方剂：黄连15克。

用法：用乳汁浸泡药物，浸泡1天后，点涂患处，每天3～4次。

主治：急性睑腺炎。

第七方

方剂：黄连6克，菖蒲3克。

用法：水煎服。

主治：鹅口疮。

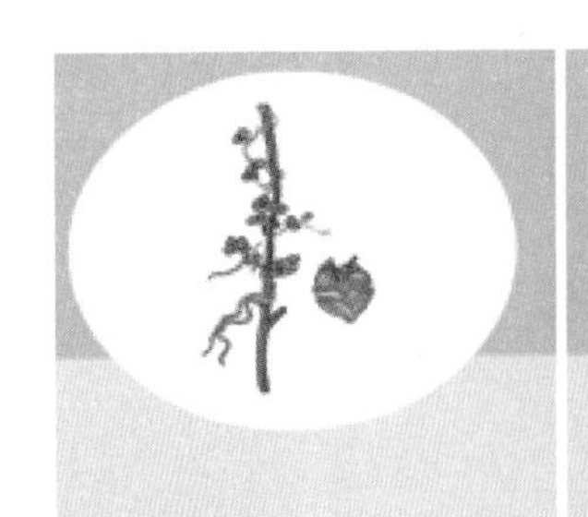

菟丝

【别名】赤网、兔丘、金钱草、缠豆藤、盘死豆、豆寄生、无根草、兔儿须

【释义】

一年生寄生草本。茎细柔呈线状，左旋缠绕，多分枝，黄色，随处生吸器，侵入寄主组织内。无绿色叶，而有三角状卵形的鳞片叶。花期7~9月。花白色，簇生；小花梗缺或极短；苞片及小苞片鳞状，卵圆形；花萼环状，裂片卵形或椭圆形；花冠短钟形，5浅裂，裂片三角形；雄蕊5个，花药长卵圆形，花丝几无；雌蕊短，子房2室，每室有2胚珠，花柱柱头头状。8~9月结果，蒴果扁球形，褐色，有宿存花柱；种子2~4粒，卵圆形或扁球形，黄褐色。秋季采全草及种子晒干。

生长环境

全国大部分地区均有分布。生于田边、荒地及灌木丛中，寄生于别的草本植物上。

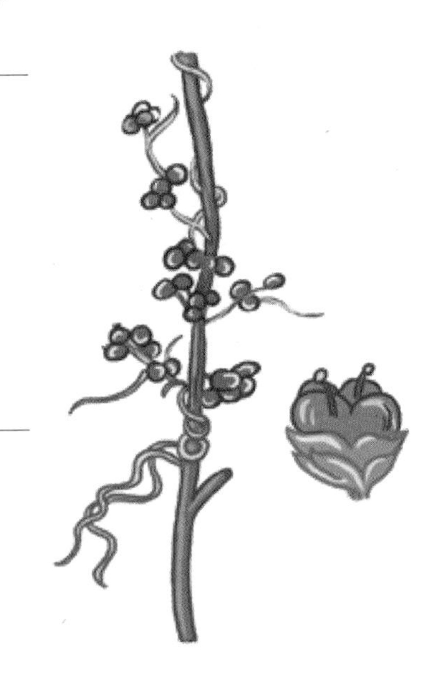

性味功效

味甘、苦，性平。清热凉血，补肾安胎。

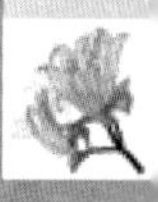

【附方】

第一方

方剂：菟丝子30克。

用法：水煎3次。分早、中、晚3次服，每天1剂。

主治：尿路感染。

第二方

方剂：菟丝子250克，枸杞子100克。

用法：酒渍3日，晒干研末，枸杞煮烂，捣如泥，拌匀。和鸡蛋白为丸，每日早晚各服10克。

主治：劳伤肝气，视物模糊。

第三方

方剂：菟丝子9克。

用法：浸入95%酒精60毫升内，浸2～3天。取汁，外涂患处，每天2～3次。

主治：白癜风。

第四方

方剂：菟丝子(酒浸后晒干)、杜仲(盐水炒)各等量。

用法：共研细末，用山药末煮糊，与药末拌匀制丸，烘干，每日早晚各服10克，淡盐开水送服。

主治：肾虚腰痛。

第五方

方剂：菟丝子10克，桑寄生15克，续断12克，阿胶(烊化)适量。

用法：水煎服。

主治：孕妇体弱腰酸，易流产，习惯性流产。

第六方

方剂：菟丝子30克。

用法：加水500毫升，煎取300毫升。取汁外洗或外敷患处均可，每天1～2次，7天为1个疗程。酌用1～2个疗程。

主治：痤疮。

第七方

方剂：鲜菟丝适量。

用法：洗净，捣取自然汁滴眼。

主治：眼睛赤痛。

第八方

方剂：菟丝子50～100克。

用法：焙干后研成粉末，加小磨香油调成膏状。每天早晚各涂患处1次。

主治：带状疱疹。

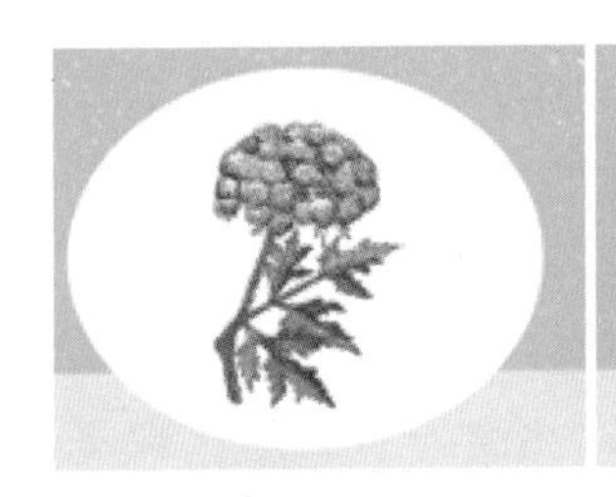

蛇床子

【别名】蛇床仁、野胡萝卜子、蛇床实

【释义】

一年生草本。根圆锥状细长。茎直立，高10～50厘米，中空，表面有纵细棱。叶互生，二至三回羽状全裂，末回裂片线形或线状披针形，边缘及叶脉粗糙，两面无毛。4～7月开花，花白色，排成复伞形花序生于枝顶或侧生；总苞片6～10片，线形，边缘有细睫毛；小总苞片多数，线形，边缘有细睫毛；萼齿不明显；花瓣5片；雄蕊5枚。6～10月结果，果实长圆形，长约3毫米，宽约2毫米，有5棱，果棱翅状。果实于夏、秋二季成熟时采收，除去杂质，晒干备用。

生长环境

东北、华北、西北、华东、中南、西南各省区均有出产。多生于草地、河边湿地、田边、路旁、沟边、低丘陵地。

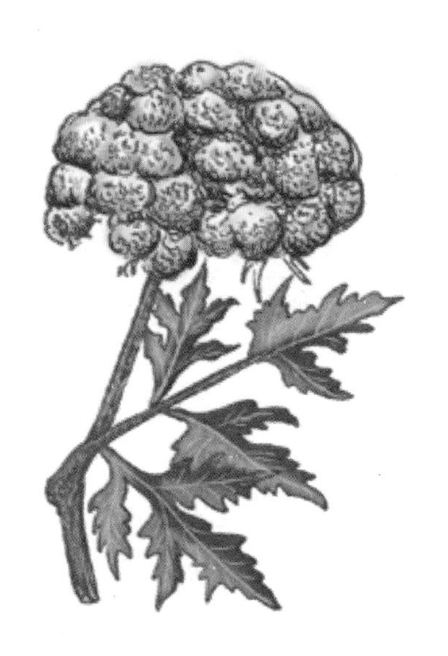

性味功效

味辛、苦，性温。祛风燥湿，温肾壮阳，杀虫。

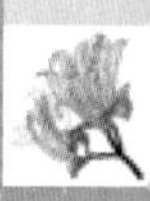

【附方】

第一方

方剂：蛇床子、大叶桉叶、马缨丹叶各30克。

用法：水煎，温洗患处，每晚洗1次。

主治：阴囊湿疹。

第二方

方剂：蛇床子100克，五味子、雄黄各60克，枯矾、海螵蛸各30克。

用法：共研细粉，每次用3克，用消毒纱布包裹成小球状或条状，塞入阴道，3天更换1次，连用2～3次见效；另取艾叶适量煎水，每晚洗1次，连洗7晚。

主治：妇女白带病。

第三方

方剂：蛇床子15克。

用法：水煎，灌洗阴道。

主治：滴虫性阴道炎，湿疹。

第四方

方剂：蛇床子、大叶桉叶、苦楝树皮、鸭脚木、地肤子、苦参各等量。

用法：水煎，泡洗患处，每天2次。

主治：过敏性皮炎，湿疹，手足癣。

第五方

方剂：蛇床子、铁冬青、石仙桃各等量。

用法：水煎洗患处。

主治：湿疹，外阴瘙痒。

第六方

方剂：蛇床子60克，乌梅3枚。

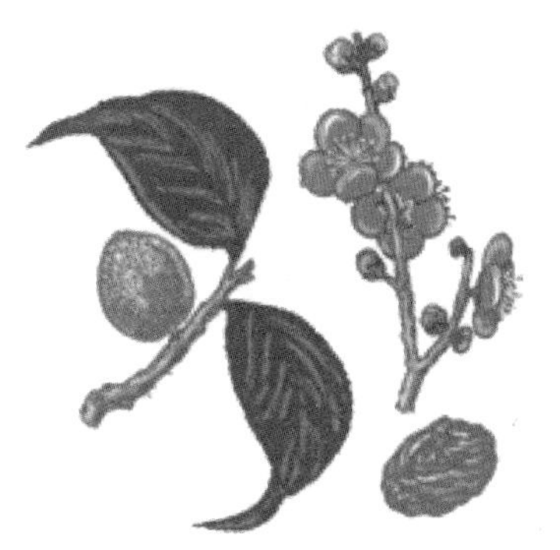

乌梅

用法：水煎，熏洗脱出的子宫，每日洗数次。

主治：子宫脱垂。

第七方

方剂：蛇床子12克，菟丝子15克，五味子10克。

用法：水煎服。

主治：肾虚阳痿，遗精，尿频。

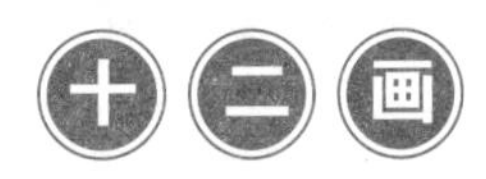

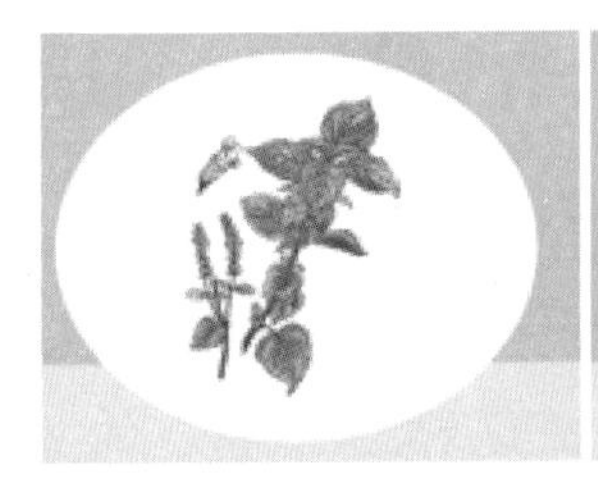

紫苏

【别名】苏叶、赤苏、红紫苏、野紫苏、鸡苏

【释义】

一年生草本，高30～100厘米。茎直立，四棱形，多分裂，四面有槽。叶对生，有长柄，叶片卵圆形，微皱，边缘有粗锯齿，两面紫色，或上面绿色，下面紫色；两面疏生柔毛，下面有细油点。茎叶有芳香气。夏秋开花，总状花序顶生和腋生，花红色或淡红色。坚果小，倒卵形，有网状皱纹。夏、秋季采叶，深秋采梗、子，晒干。

生长环境

我国长江流域至南部各省均有分布。生于山坡路旁、庭院，亦有栽培。

性味功效

味辛，性温。发汗解表，行气和胃，解鱼蟹毒。

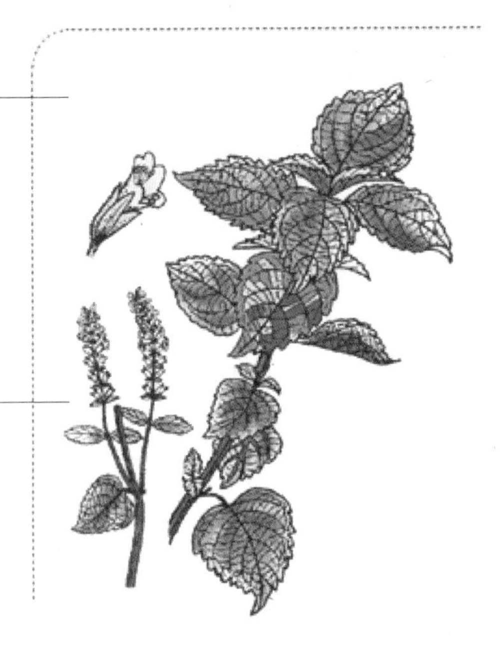

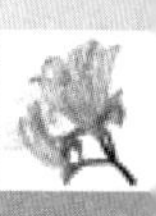

【附方】

第一方

方剂：鲜紫苏叶适量。

用法：把疣体消毒挑破，用净鲜紫苏叶与食盐一起揉擦疣体15分钟后包扎。每天1次，一般3~6天可愈。

主治：寻常疣。

第二方

方剂：紫苏梗25克，老姜皮15克，冬瓜皮30克，大蒜10克。

用法：水煎，分2次服，每天1剂，连用3~5天。

主治：下肢水肿。

第三方

方剂：紫苏叶10克，生姜5克。

用法：水煎服。

主治：风寒感冒。

第四方

方剂：紫苏叶30克，生姜9克，大蒜头10克。

用法：水煎服。

主治：进食鱼蟹中毒所致腹痛、呕吐、腹泻。

第五方

方剂：紫苏叶适量，苦参、蛇床子、葱头各30克。

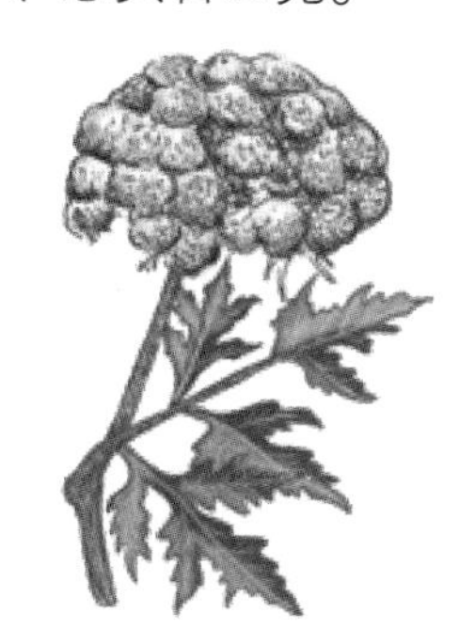

蛇床子

用法：紫苏叶研细粉，余药水煎，洗患处，再将紫苏叶细粉撒于患处。

主治：阴囊湿疹。

第六方

方剂：紫苏子10克，萝卜子(炒去皮)9克，陈皮6克。

用法：水煎服。

主治：咳嗽痰喘。

第七方

方剂：紫苏叶适量。

用法：水煎，洗患处。

主治：漆疮。

第八方

方剂：紫苏梗9克，竹茹、陈皮各6克，制半夏5克，生姜3片。

用法：水煎服，每天1剂。

主治：妊娠呕吐。

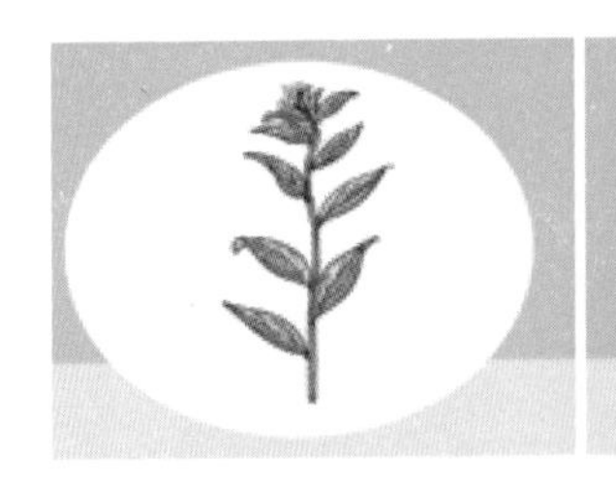

紫草

【别名】紫根、紫丹、硬紫草、东紫草

【释义】

多年生草本，高30～90厘米，全株密生硬粗毛。根肥厚粗壮，圆柱形，长7～14厘米，直径1～2厘米，外皮紫红色，表面粗糙。茎直立，有糙伏毛和开展的糙毛。叶互生，叶片披针形或长圆状披针形，先端尖，基部狭，边缘全缘，两面有短糙伏毛。7～8月开花，花小，白色，排成镰状聚伞花序，生于茎枝上部，花萼5深裂；花冠裂片宽卵形；雄蕊5枚。9～10月结果，果实卵形，长约4毫米，灰白色，光滑。根于春、秋季挖，晒干备用。

生长环境

我国东北三省、西北地区，以及贵州、四川、广西等省区有分布。多生于草坡、林边、路旁、草丛中。

性味功效

味甘、咸，性寒。凉血活血，解毒透疹。

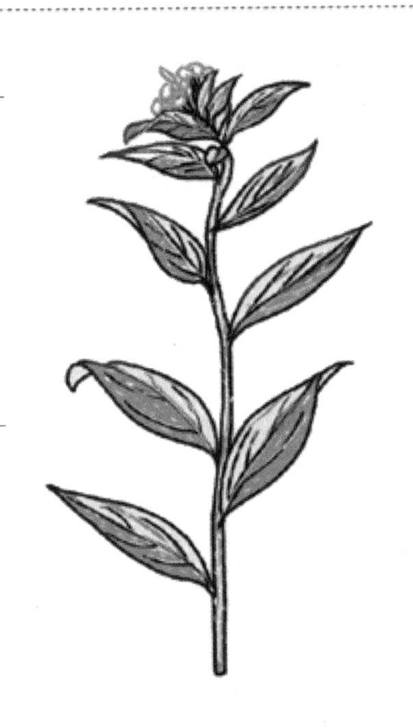

【附方】

第一方

方剂：紫草3克。

用法：芝麻油40毫升煎炸，取紫色油液，用药前先将双氧水溶液滴入耳内，再用棉签将脓液沾干，而后滴入紫草油数滴，每天2～3次。

主治：急慢性中耳炎。

第二方

方剂：紫草、金银花、连翘各10克，甘草3克。

用法：水煎服。

主治：热毒发斑，发疹。

第三方

方剂：紫草200克。

用法：放入麻油750毫升，炸枯滤过，呈油浸剂，备用。用消毒棉签蘸紫草油涂搽宫颈及阴道上端，隔天1次，10次为1个疗程，连用1～2个疗程。治疗期间禁止性生活，月经期间停药。

主治：宫颈糜烂。

第四方

方剂：紫草60克。

用法：水煎，分2次服，每天1剂。

主治：绒毛膜上皮癌。

第五方

方剂：紫草、蒲黄各10克，蒲公英15克，甘草6克。

用法：水煎服。

主治：尿路感染。

第六方

方剂：紫草30～60克。

用法：水煎服，每天1剂。

主治：血小板减少性紫癜。

第七方

方剂：紫草30克，黄柏15克，香油500毫升，冰片3克。

用法：先将紫草、黄柏捣碎，放入香油中熬后去渣，待凉后加入冰片，用时涂患处或用纱布条敷患处。

主治：水火烫伤，湿疹。

第八方

方剂：紫草10克。

用法：轧碎，浸泡在100毫升麻油内6小时，或将紫草浸泡在热沸的麻油内，冷后用。每天涂敷2～6次。

主治：肌注后局部硬结。

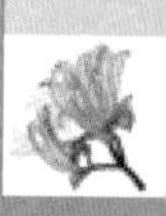

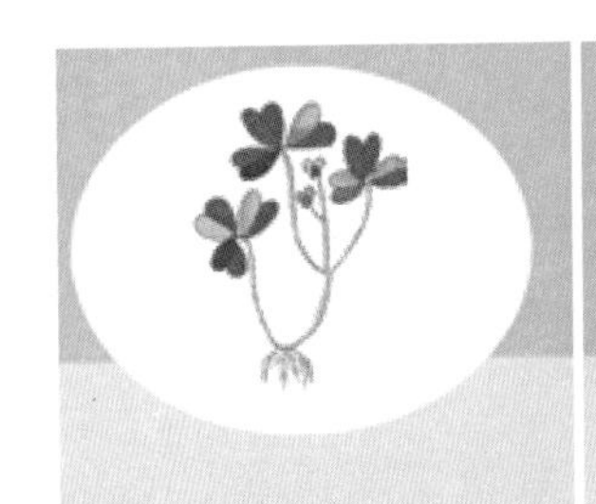

酢浆草

【别名】酸浆草、三叶酸、斑鸠酸、酸咪咪、老鸦酸、黄瓜草

【释义】

多年生草本。茎匍匐斜生，多分枝，节节生根。叶互生，掌状复叶，形小；小叶3枚，倒心脏形。5~7月开花，伞形花序，苞片线形；萼片，花瓣，黄色，倒卵形；雄蕊10个，花丝下部联合成筒；子房心皮5个，花柱5个，柱头头状。蒴果近圆柱形，有5棱，熟时裂开将种子弹出。种子小，扁卵形，褐色。全草入药，四季可采，夏、秋季为佳，鲜用或干用。

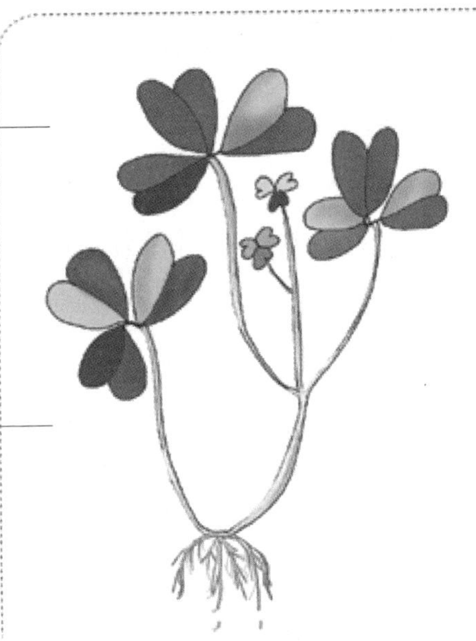

生长环境

全国各地均有分布。生于路旁、荒地或田野阴湿之地。

性味功效

味酸、微涩，性寒。消热利湿，消肿解毒。

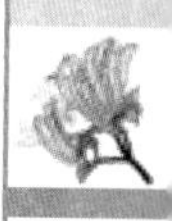

【附方】

第一方

方剂：酢浆草30克，黄荆15克。

用法：水煎服。

主治：流感。

第二方

方剂：鲜酢浆草30克。

用法：加粳米少许煮服。

主治：喘咳。

第三方

方剂：鲜酢浆草60克。

用法：洗净，捣烂，绞汁炖开服。每天2次。

主治：腕管综合征(手指麻木、疼痛，以拇指、食指、中指为重)。

第四方

方剂：酢浆草60克，野菊花叶、龙眼树叶各30克。

用法：水煎服。

主治：感冒发热。

第五方

方剂：鲜酢浆草50克，蜀椒(去目)49粒。

用法：将蜀椒研末，与酢浆草共捣烂，搓合成黄豆大小，干燥备用。每用1块，塞龋孔中。

主治：龋齿疼痛，遇冷痛甚。

第六方

方剂：鲜酢浆草30克。

用法：晾至半干，切碎，加水炖汁服，服至水肿消退。忌食盐120天。

主治：肾炎水肿。

第七方

方剂：鲜酢浆草50克，松针15克，大枣10枚。

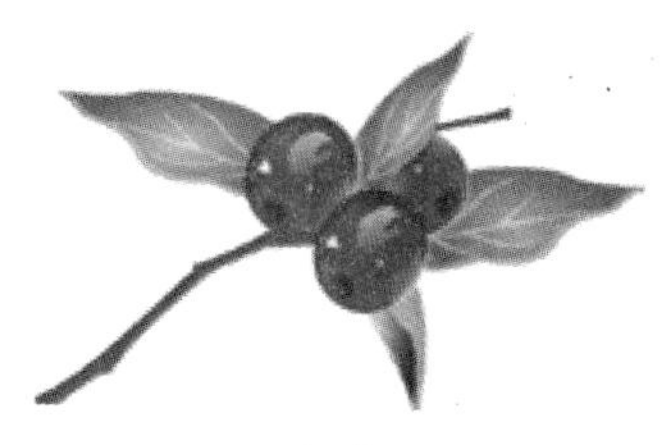

大枣

用法：水煎服，每天1剂。

主治：神经衰弱、失眠。

第八方

方剂：酢浆草、半边莲、水蜈蚣各30克，海金沙10克。

用法：水煎服。

主治：上呼吸道感染，支气管炎。

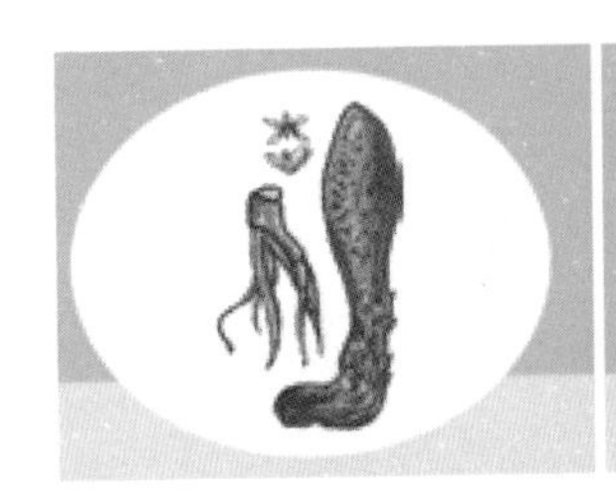

锁阳

【别名】黄骨狼、琐阳、不老药、锈铁棒

【释义】

多年生寄生草本，高30～50厘米。茎肉质肥厚，圆柱形，直径3～6厘米，暗褐色或棕褐色，下部埋藏于土中。叶鳞片状，卵圆形、三角形或三角状卵形，长0.5～1厘米，宽不及1厘米，先端尖，密集于茎基部，覆瓦状排列，上部排列稍疏松，螺旋状排列。6～7月开花，花很小，暗紫色或紫红色，密集，排列成穗状花序棒状长圆形，长5～15厘米，直径2.5～6厘米；花被片5片；雄蕊1枚。7～8月结果，果实小，球形；有硬壳状果皮。肉质茎于春季采挖为佳，除去花序，切段，晒干备用。

生长环境

新疆、青海、宁夏、甘肃、内蒙古、陕西等省区有分布。多生于沙丘下半部、干燥多沙地带，多寄生于植物红柳和白刺的根上。

性味功效

味甘，性温。补肾阳，益精血，润肠通便。

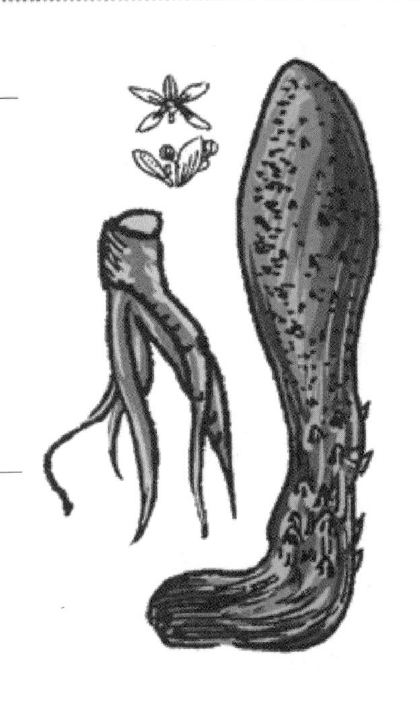

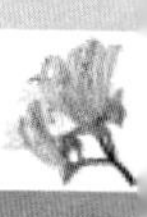

【附方】

第一方

方剂：锁阳、茯苓、桑螵蛸各10克，龙骨15克。

用法：共研细粉，每次服6克，日服3次，沸水送服。

主治：肾虚遗精。

第二方

方剂：锁阳、忍冬藤(金银花藤)各15克，白茅根30克。

用法：水煎服。

主治：泌尿系感染尿血。

第三方

方剂：锁阳、龙骨、肉苁蓉、桑螵蛸、茯苓各等份。

用法：共研细粉，炼蜜为丸，每丸重10克，日服2次，早晚各1次，每次服1丸，沸水或淡盐沸水送服。

主治：肾虚遗精，阳痿。

第四方

方剂：锁阳、韭菜籽、菟丝子、肉苁蓉、鹿角霜、莲须、龙骨各30克。

用法：共研细粉，炼蜜为丸，每丸重10克，每次服1丸，日服3次，淡盐水或开水送服。

主治：梦遗，滑泄。

第五方

方剂：锁阳、桑葚各15克。

用法：水煎取汁，加蜜糖30克，分2次服。

主治：老年气弱阴虚，大便燥结。

第六方

方剂：锁阳、桑螵蛸各10克，龙骨30克，党参15克。

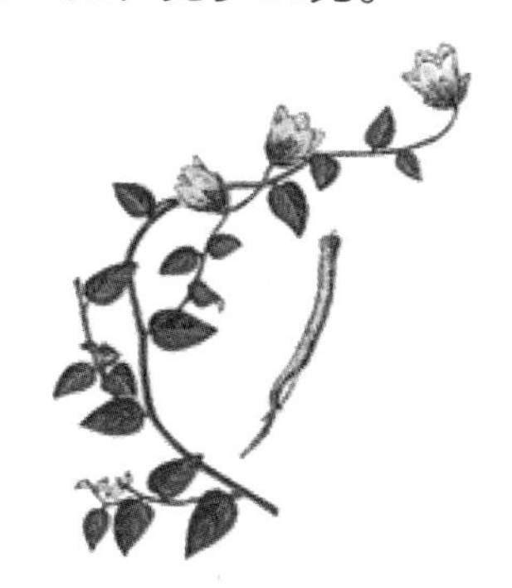

党参

用法：水煎服。

主治：肾虚白带多，腰膝酸软。

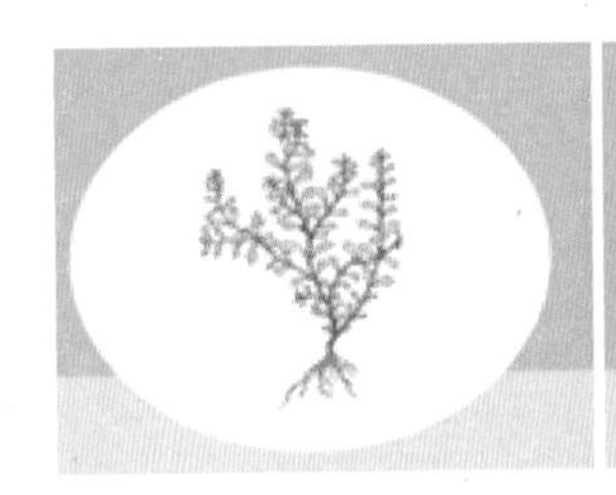

鹅不食草

【别名】球子草、地胡椒、食胡荽、猪屎草

【释义】

一年生草本。茎基部多分枝，铺地生长，有蛛丝状微毛或无毛。叶互生，单叶；叶片小，楔状倒披针形或匙形，长7～18毫米，先端钝，基部楔形，边缘有3～5个锯齿，无毛或叶背有蛛丝状微毛，无叶柄，新鲜时揉之有辛辣味。6～10月开花，花小，淡黄绿色或淡紫红色，组成头状花序扁球形，单个花序生于叶腋；花序梗极短或无；全部为管状花。6～10月结果，果实小，四棱形，长约1毫米，棱上有长毛。全草于夏、秋二季花开时采挖为佳，鲜用或晒干备用。

生长环境

东北、华北、华中、华东、华南、西南各省区有出产。此物多生于湿润的田野、园边、草地、路旁、荒地、阴湿的屋边、沟边。

性味功效

味辛，性温。祛风，化痰止咳，散瘀消痈，通鼻窍。

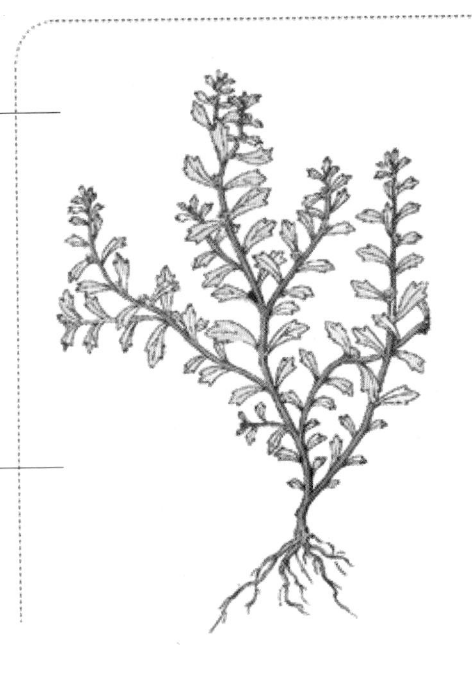

【附方】

第一方

方剂：鹅不食草30克。

用法：烘干，研细末，每用少许，用吹管吹入鼻腔，每天2～3次，连续使用。

主治：萎缩性鼻炎。

第二方

方剂：鹅不食草50克。

用法：研末，每次2克，温酒冲服，每天3次(不喝酒者，用沸水加酒少许冲服)。

主治：软组织损伤。

第三方

方剂：鲜鹅不食草、鲜石韦各60克，枇杷叶30克。

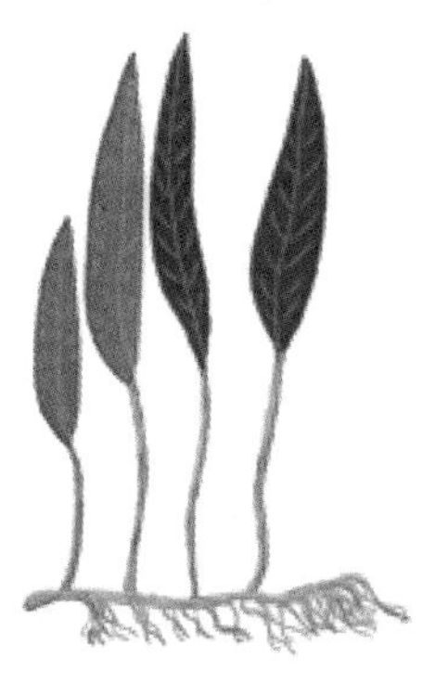

石韦

用法：水煎，冲糖服，每天1剂，10天为1个疗程。

主治：慢性气管炎。

第四方

方剂：鹅不食草10克，野菊花15克。

用法：水煎服，白糖为引。

主治：目赤肿痛。

第五方

方剂：鹅不食草(研细粉)10克，猪肝(切碎)60克。

用法：共拌匀蒸服。

主治：小儿疳积。

第六方

方剂：鹅不食草15克。

用法：水煎，加冰糖或蜜糖适量调服。

主治：百日咳。

第七方

方剂：鲜鹅不食草30克，猪瘦肉120克，米酒适量。

用法：水炖，服汤食肉。

主治：关节炎，跌打损伤。

第八方

方剂：鹅不食草、甘草各6克，两面针9克。

用法：水煎服。

主治：慢性胃炎。

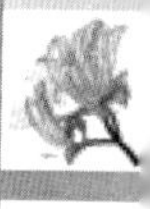

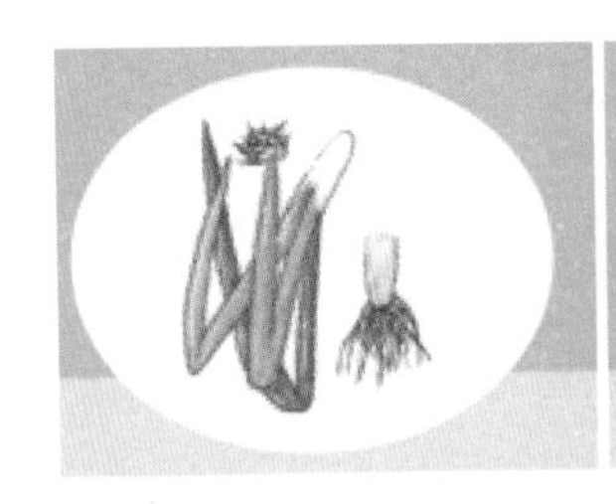

葱白

【别名】葱茎白、葱白头

【释义】

多年生草本。具辛臭，折断后有辛味之黏液。须根丛生，白色。鳞茎圆柱形，鳞叶成层，白色，上具白色纵纹。叶基生，圆柱形，中空，先端尖，绿色，具纵纹；叶鞘绿色。7～9月开花，花茎自叶丛抽出，通常单一，中央部膨大，中空，绿色，亦有纵纹；伞形花序圆球状；总苞膜质，卵形或卵状披针形；花被6个，披针形，白色，花被片中央有一条纵脉；雄蕊6个，花丝伸出，花药黄色，丁字着生；子房3室。果期8～10月。蒴果三棱形。种子黑色，三角状半圆形。采挖后切去须根及叶，剥除外膜。

生长环境

全国各地均有栽植。

性味功效

味辛，性温。发表通阳，解毒。

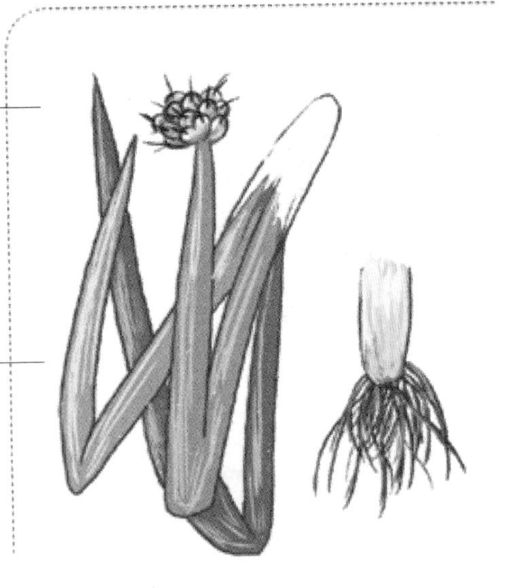

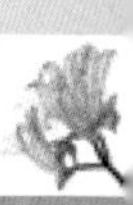

【附方】

第一方

方剂：葱白450克。

用法：先取200克，煎汤熏洗乳房20分钟，再用250克，捣烂如泥敷患处，每天2次。

主治：急性乳腺炎(瘀乳期)。

第二方

方剂：葱白3根，生姜15克，茴香粉9克。

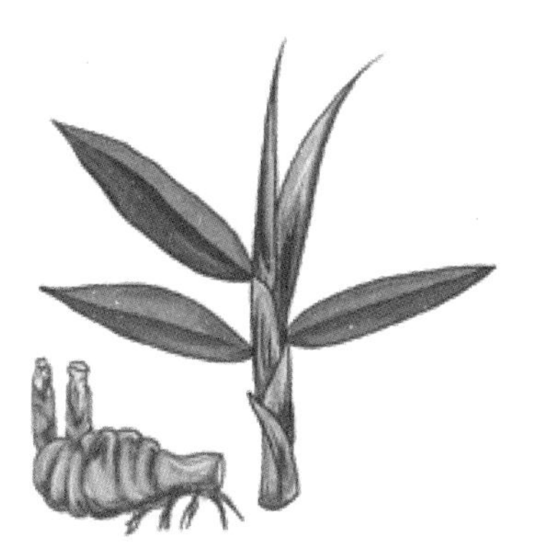

姜

用法：将葱白、生姜同捣烂，加入茴香粉拌匀，炒热，纱布包敷于脐部，每天1～2次。

主治：小儿消化不良。

第三方

方剂：鲜葱白30克，麻油30毫升。

用法：将葱白捣烂取汁，调入麻油，空腹1次服下(小儿酌减)，每天2次，连服4～6次。

主治：蛔虫性急腹痛，蛔虫性肠梗阻。

第四方

方剂：鲜葱白20根。

用法：与鸡蛋用油共煎鸡蛋饼1块，用纱布包裹，趁热外敷神阙穴。

主治：寒性呕吐。

第五方

方剂：葱白30克，食盐10克。

用法：将葱白切碎，加食盐炒热，趁热熨敷脐上。

主治：缩阳症(阴茎突然向腹内抽缩)。

第六方

方剂：连须葱白1根。

用法：捣烂如泥，加入蜂蜜少许调匀，敷患处，先把患处温洗削去外老皮，外用纱布包扎固定，3天换药1次。

主治：鸡眼。

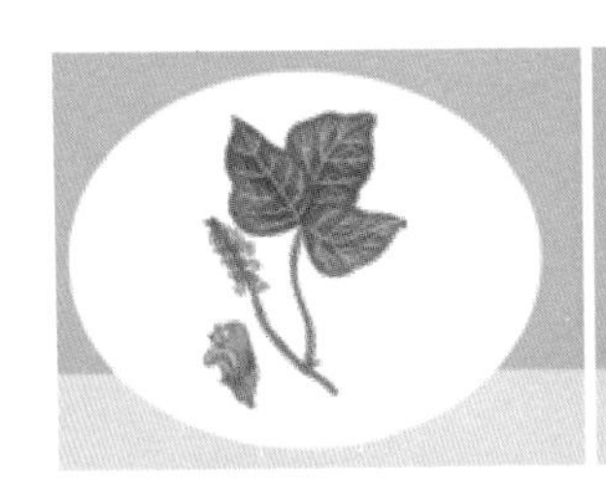

葛根

【别名】甘葛、葛条根、黄葛根、葛子根

【释义】

多年生藤本，长达10米。块根肥厚。叶互生；具长柄；三出复叶，顶端小叶的柄较长，叶片菱状圆形，先端急尖，基部圆形，两面均被白色伏短柔毛，侧生小叶较小。秋季开花，总状花序腋生；花密生；苞片狭线形，蝶形花蓝紫色或紫色；花萼5齿裂，萼齿披针形；旗瓣近圆形或卵圆形，先端微凹，基部有两短耳，翼瓣狭椭圆形，较旗瓣短，通常仅一边的基部有耳，龙骨瓣较翼瓣稍长；雄蕊10个，子房线形，花柱弯曲。荚果线形，扁平，密被黄褐色的长硬毛。种子卵圆形而扁，赤褐色，有光泽。果期8～10月。块根、叶花、种子分别入药。初春、晚秋采挖块根，洗净，刮去外皮，切片，晒干。

生长环境

分布于全国大部分省区(西藏、新疆外)。多生于山坡草丛较阴湿处。

性味功效

味甘、辛，性平。解肌透热，生津止渴，透疹止泻。

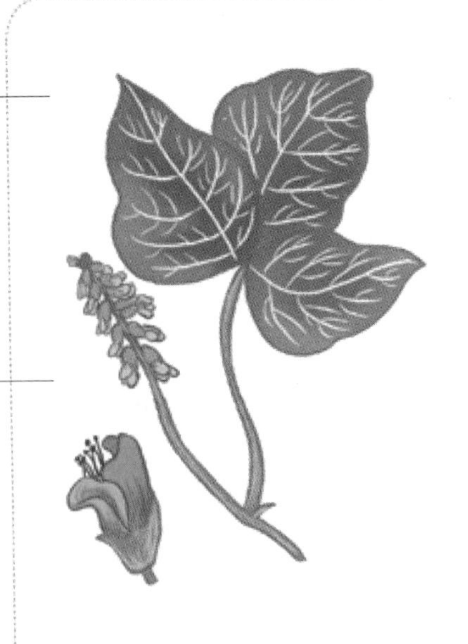

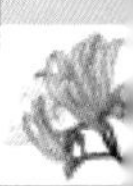

【附方】

第一方

方剂：葛根15克，鲜凤尾草30克。

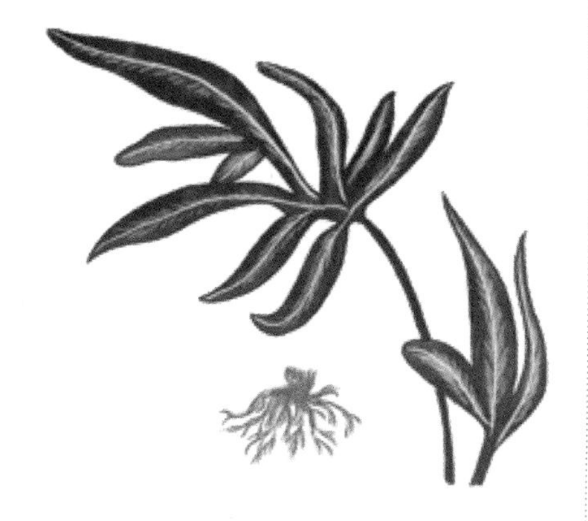

凤尾草

用法：水煎服。

主治：痢疾。

第二方

方剂：葛花10克。

用法：水煎服。

主治：慢性酒精中毒。

第三方

方剂：葛根、毛冬青各30克，枸杞20克，菊花15克。

用法：水煎2次分服，每天1剂。

主治：中心性视网膜炎。

第四方

方剂：葛根100克。

用法：加水浓煎。先热敷患处30分钟，后浸洗患处。

主治：跌打损伤。

第五方

方剂：葛根10～15克。

用法：水煎，分2次服，每天1剂，连用2～8周为1个疗程。

主治：高血压病，颈项强痛。

第六方

方剂：葛根50克，瓜蒌壳20克，延胡索、郁金各15克，川芎6克。

用法：水煎，分2次服，每天1剂。

主治：冠心病，心绞痛。

第七方

方剂：生葛根适量。

用法：捣烂取汁，每次服30毫升，日服2～3次。

主治：鼻出血。

十三画

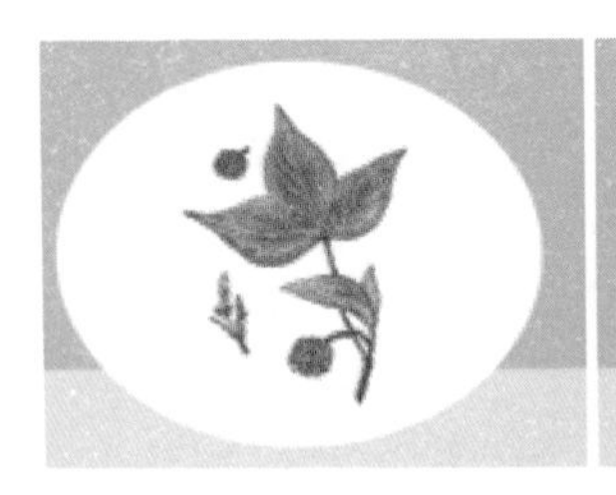

路路通

【别名】枫果、枫实、枫香果、枫球子、狼眼

【释义】

落叶乔木，高15～35米。树皮幼时灰白，平滑，老时褐色、粗糙。叶互生；托叶线形，叶片心形，3～4月开花，花单性，雌雄同株，无花被；雄花淡黄绿色，成总状花序，有锈色细长毛。9～10月结果，复果圆球形，表面有刺，蒴果多数，密集复果之内，长椭圆形，成熟时顶孔开裂。种子多数，细小，扁平，棱上有时略有翅。根于秋、冬季采挖，鲜用或晒干备用。根、脂春季采收，树皮夏季采收。

生长环境

我国中原地带及西南、华南等地有分布。生于湿润及土壤肥沃的地方。

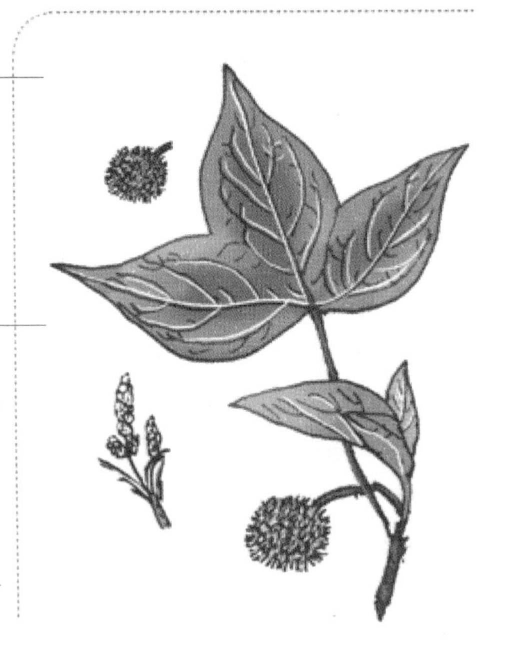

性味功效

味苦，性平。祛风通络，利水除湿。枫香脂（树脂）：味辛、微苦，性平；活血，止痛，止血，生肌，解毒。枫香树根：味辛、苦，性平；祛风除湿，解毒消肿。枫香树皮：味辛、涩，性平，有小毒；解毒止泻。枫香树叶：味苦、辛、涩，性微温；行气消肿，解毒祛湿，活血散瘀。

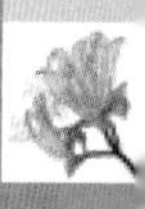

【附方】

第一方

方剂：路路通7只。

用法：水煎去渣，加鸭蛋3只(去壳)同煮，服汤食蛋。

主治：荨麻疹。

第二方

方剂：枫香脂10克。

用法：研细粉，温开水冲服。

主治：胃痛。

第三方

方剂：路路通、王不留行、土党参、麦冬各15克，通草6克。

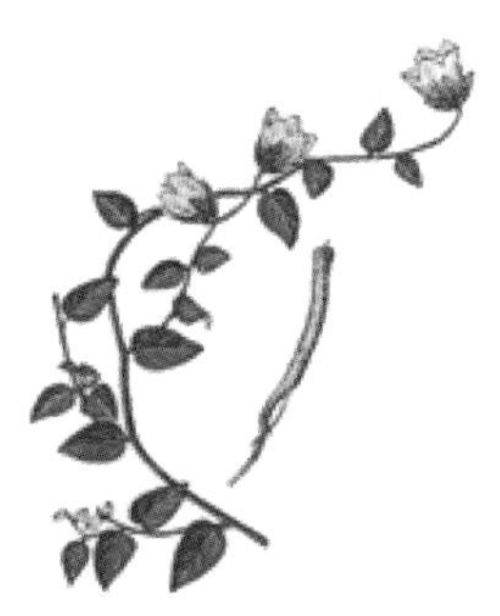

党参

用法：水煎服。

主治：产妇乳汁不通。

第四方

方剂：白茅根、栀子根15克。

用法：水煎服。另用鲜枫香树嫩叶捣烂加白茅根花适量塞鼻孔。

主治：鼻出血。

第五方

方剂：路路通7只。

用法：水煎，加白糖、蜜糖各30克，温服。

主治：风虫牙痛。

第六方

方剂：鲜枫香树根30克，鲜桃金娘根100克，百草霜6克。

用法：将上药炒干，水煎冲酒服。

主治：妇女血崩。

第七方

方剂：鲜枫香树两层皮、鲜枫香树节各30克，鸡蛋2只。

用法：共炖服。

主治：腰痛。

第八方

方剂：路路通15克，猪瘦肉80克。

用法：加水炖，去滓，食肉喝汤。

主治：头痛，头晕，耳鸣。

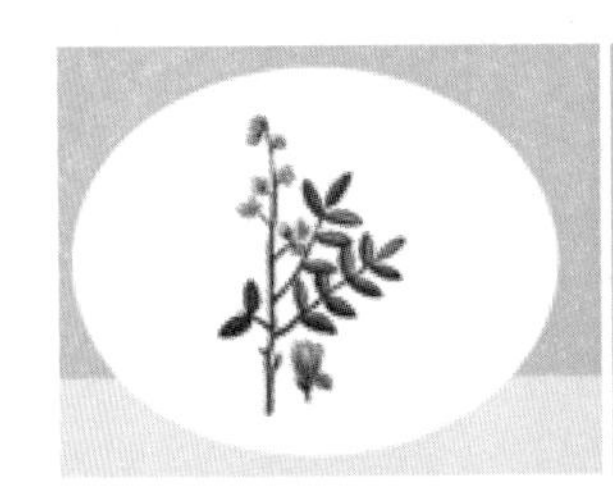

槐花

【别名】槐米、豆槐、白槐、细叶槐、金药树

【释义】

落叶乔木。树皮粗糙纵裂，内皮鲜黄色，有臭气；幼枝绿色，皮孔明显。羽状复叶互生，长达25厘米，叶柄基部膨大；小叶7～17片，卵状长圆形或卵状披针形，表面深绿色，无毛，背面苍白色，贴生短细毛，主脉于下面显著隆起。花蝶形，黄白色。荚果(槐角)长而有节，呈连珠状，绿色，无毛，肉质，不开裂。种子肾形。花蕾，果实入药，夏、秋季采收晒干。

生长环境

我国大部分地区有分布。生于山坡、平地，多栽培于庭园。

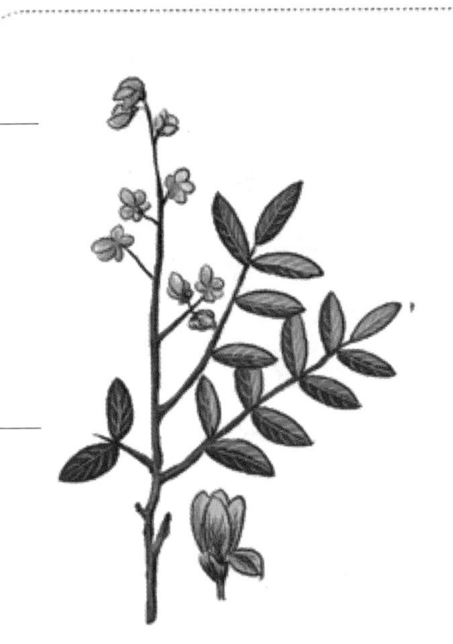

性味功效

味苦，性微寒。凉血止血，清肝泻火。

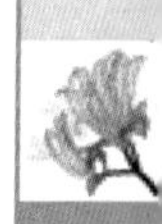

【附方】

第一方

方剂：槐花适量。

用法：炒黄，研为细末。每次3克，每天2次，饭后用温开水服用。

主治：银屑病。

第二方

方剂：槐米200克，糯米100克。

用法：共炒黄研末，每天清晨开水送服10克，连续服用。服药期间忌糖。

主治：颈淋巴结核。

第三方

方剂：鲜槐花、鲜白茅根、鲜小蓟根、鲜生地各30克，侧柏叶15克，牡丹皮、红枣各10枚。

用法：水煎服。

主治：出血性紫癜。

第四方

方剂：槐花、草决明各12克，菊花15克。

用法：水煎服。

主治：高血压，头晕目眩。

第五方

方剂：槐花12克，白茅根30克，仙鹤草15克。

用法：水煎服。

主治：吐血，鼻衄，尿血，便血，子宫出血。

第六方

方剂：槐花15克。

用法：水煎，代茶常饮。

主治：预防和治疗血管硬化。

第七方

方剂：槐花适量。

用法：取上药2份，另取糯米1份，炒黄研末。每天早晨空腹服10克，服药期间禁止服糖。

主治：颈淋巴结核。

第八方

方剂：槐角、地榆、黄芩、当归各10克，防风5克。

用法：共研细粉，吞服。

主治：大便出血，痔疮出血。

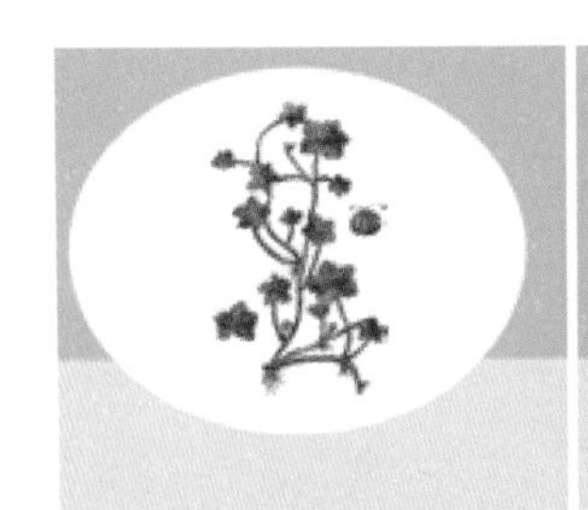

满天星

【别名】龙鳞草、天星草、猫爪草、明镜草、天胡荽

【释义】

多年生草本。茎横走，节上生根。单叶互生，肾形或圆形，基部心脏形，5～7浅裂，叶柄长。夏季开两性花，为腋生的伞形花序，小花无柄，密生呈头状，花萼4浅裂；花瓣4枚，白色，卵圆形，雄蕊4枚，花丝白色。果扁圆形，细小，常有红色小斑点。全年可采全草。鲜用或晒干备用。

生长环境

分布于我国中部、南部、西南各省区。生长于田边、水沟边或水渠石缝中等阴湿处。

性味功效

味辛，性凉。清热解毒，除痰止咳。

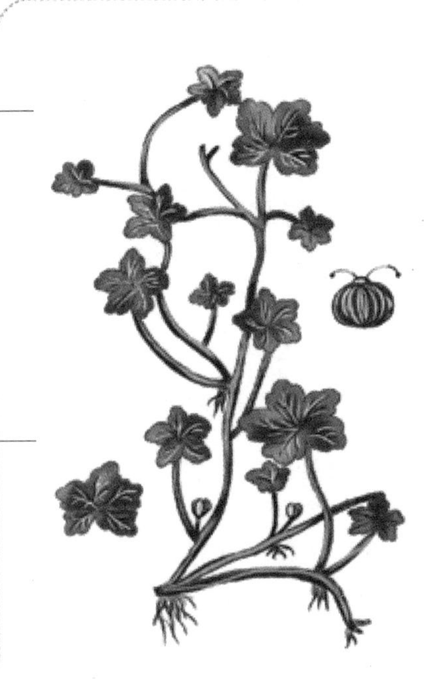

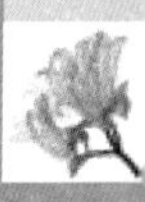

【附方】

第一方

方剂：满天星、积雪草各30克，野菊花25克。

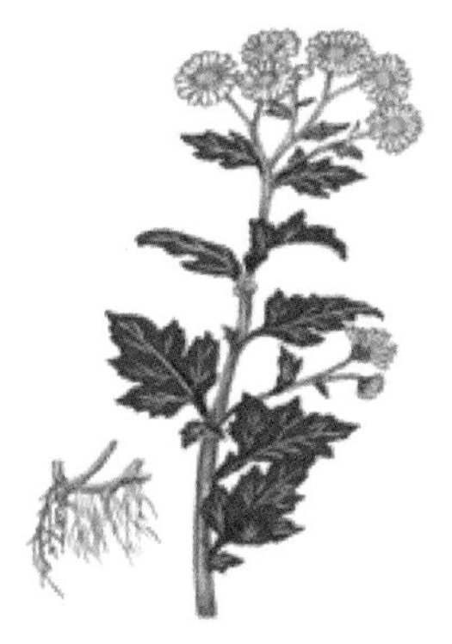

野菊花

用法：水煎服，每天1剂。

主治：急性肾炎。

第二方

方剂：鲜满天星15克，鸡肝1具(或猪肝60克)。

用法：取鲜草洗净，拌鸡肝(切碎)，蒸熟，吃肝喝汤。连吃3~5次。

主治：疳积，眼中生翳。

第三方

方剂：满天星、车前草各30克。

用法：水煎服。

主治：湿热黄疸。

第四方

方剂：鲜满天星适量，食盐少许。

用法：取鲜草30~60克，水煎服。另取鲜草适量，加食盐少许，捣烂绞汁含漱。

主治：喉炎。

第五方

方剂：满天星30克，旱莲草25克。

用法：捣烂，加盐少许，用开水多次冲服。

主治：小儿风热。

第六方

方剂：鲜满天星120克，鲜海金沙藤叶30克，猪瘦肉120克。

用法：先将前2味药洗净切碎，用纱布包好，与切好的瘦猪肉拌匀，加水炖烂，去药渣，吃肉喝汤，每天1剂。

主治：尿路结石。

第七方

方剂：满天星适量。

用法：捣烂，用醋调匀，取汁含漱，日含漱3~5次。

主治：齿龈出血。

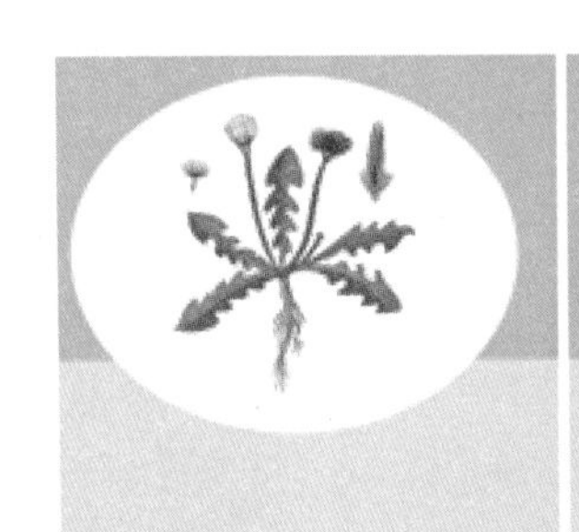

蒲公英

【别名】仆公罂、地丁、黄花郎、白鼓、狗乳草、鬼灯笼、茅萝卜

【释义】

多年生草本，含白色乳汁，根深长，单一或分枝。叶根生，排成莲座状；叶片矩圆状披针形、倒披针形或倒卵形，先端尖或钝，基部狭窄，下延成叶柄状，边缘浅裂或作不规则羽状分裂，裂片齿牙状或三角状，全缘或具疏齿，绿色，或在边缘带淡紫色斑，被白色丝状毛。花茎上部密被白色丝状毛；4～5月开花，全部为舌状花。6～7月结果，瘦果倒披针形，外具纵棱，有多数刺状突起，顶端具喙，着生白色冠毛。春、夏开花前或刚开花时连根挖取，除净泥土，晒干。

生长环境

全国大部分地区均有分布。生于田野、路旁、山坡草地及水岸沙地。

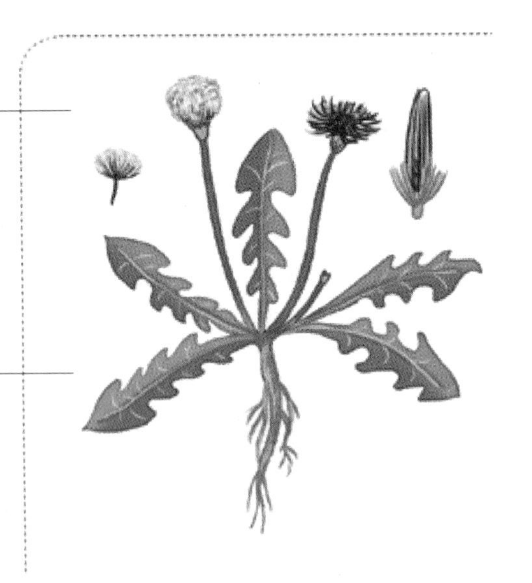

性味功效

味苦、甘，性寒。清热解毒，利尿散结。

【附方】

第一方

方剂：蒲公英适量。

用法：研末。用甘油与75%酒精按1：3比例调成糊状敷于患处，每天换药1次。

主治：痈疖疮疡，急性乳腺炎等。

第二方

方剂：蒲公英根(或全草)15克，甜酒10毫升。

用法：水煎2次去渣，混合后分3次饭后半小时服。

主治：慢性胃炎。

第三方

方剂：鲜蒲公英100～200克(干品50～100克)。

用法：水煎服，每天1剂。有便血者，将蒲公英干品炒至微黄用。一般使用2～4剂即可止血消肿止痛。对内痔嵌顿、血栓外痔及炎性外痔，则配合水煎熏洗。

主治：痔疮。

第四方

方剂：蒲公英60克。

用法：加水煎煮取汁2碗。温服1碗，剩下1碗趁热熏洗。

主治：甲亢术后突眼加重症。

第五方

方剂：鲜蒲公英、鲜乌蔹莓根各50克，鸭蛋2个(去壳及蛋黄取蛋清)，墨汁50毫升。

用法：将前2味捣烂，加入蛋清、墨汁拌匀，外敷患处。

主治：深度脓肿。

第六方

方剂：新鲜蒲公英适量。

用法：捣烂榨汁，敷于痛处皮肤，外盖2层纱布，中间夹一层凡士林纱布，以减缓药汁蒸发。

主治：肺癌性胸痛。

第七方

方剂：蒲公英根30克。

用法：水煎，分3次服，连服3天。

主治：产后宫缩疼痛。

第八方

方剂：鲜蒲公英20克。

用法：捣烂，加1枚鸡蛋的鸡蛋清，再加白糖少许，共捣成糊状。摊于纱布上外敷患处，每天换药1次。

主治：流行性腮腺炎。

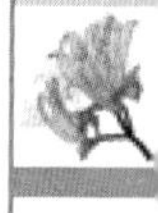

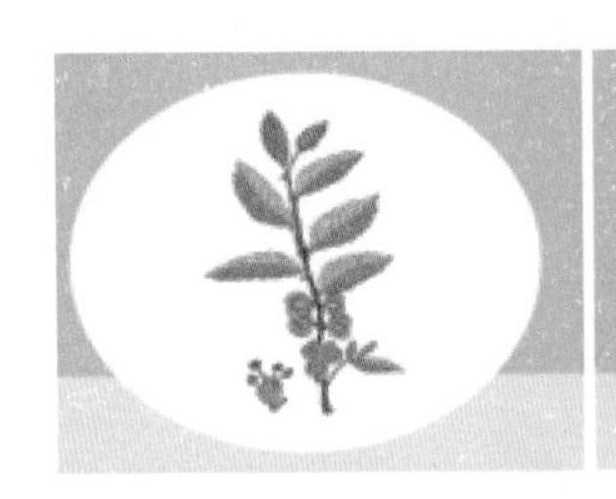

榆白皮

【别名】榆皮

【释义】

落叶乔木，高可达18米。树皮暗灰褐色，粗糙，有纵沟裂；小枝柔软，有毛，淡灰黄色。单叶互生；倒卵形、椭圆状卵形或椭圆状披针形，先端锐尖或渐尖，基部圆形或楔形，边缘通常单锯齿，上面暗绿色，无毛，下面幼时有短柔毛，老时仅脉腋有白色茸毛；叶柄有毛；托叶披针形，有毛。3~4月开花。花先叶开放，簇生，有短梗。翅果倒卵形或近圆形，光滑，先端有缺口。种子位于中央，与缺口相接。春季或8~9月间割下老条，立即剥取内皮晒干。

生长环境

我国大部分地区均有分布。

性味功效

味甘，性平。利水，通淋，消肿。

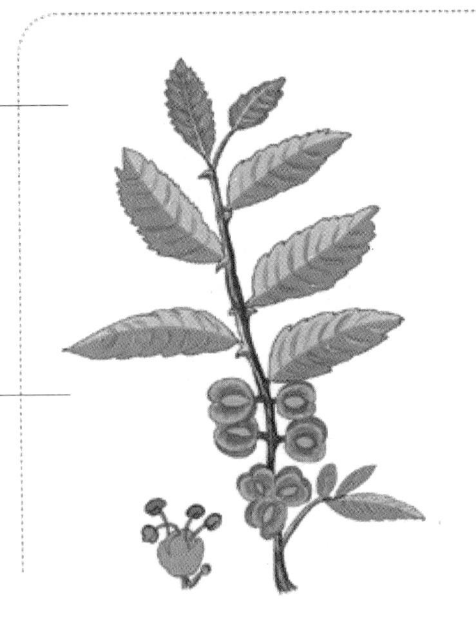

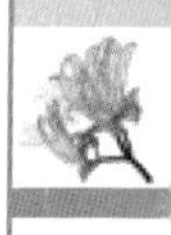

【附方】

第一方

方剂：榆白皮、当归、益母草各15克。

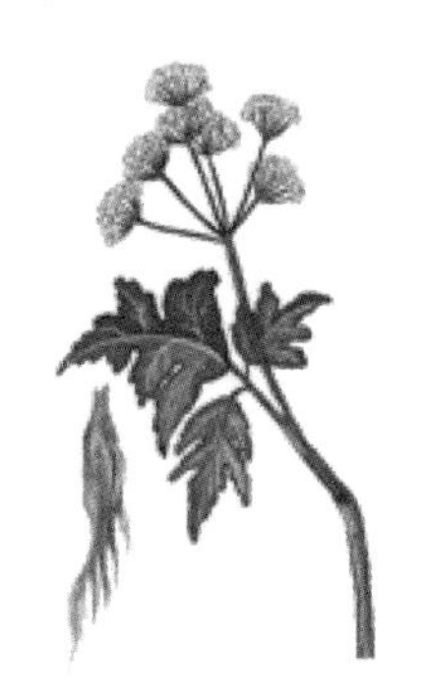

当归

用法：水煎服。

主治：流产后血不止。

第二方

方剂：榆白皮、萹蓄各15克，石韦、白茅根各30克。

用法：水煎，分2次服。

主治：小便涩痛，尿血。

第三方

方剂：榆白皮12克。

用法：水煎，早晚分服，每天1剂，连服3～5天。

主治：喘咳，咯痰不爽。

第四方

方剂：榆白皮60克，小蓟、紫花地丁、蒲公英、马齿苋各15克。

用法：共烘干，研细末，干撒或麻油调敷患处。

主治：褥疮，皮肤感染。

第五方

方剂：榆白皮30克。

用法：水煎，分2次服，每天1剂，连用3～5天。

主治：虚劳小便白浊。

第六方

方剂：鲜榆叶适量，白糖少许。

用法：捣烂敷患处，每天换1次。

主治：疖肿。

第七方

方剂：榆叶适量。

用法：研细末，干撒于伤口，加压包扎。亦可采鲜叶，洗净捣烂，敷贴伤口。

主治：刀伤出血。

第八方

方剂：榆白皮适量。

用法：烘干，研细末，每用适量，鸡蛋清调涂患处。

主治：丹毒。

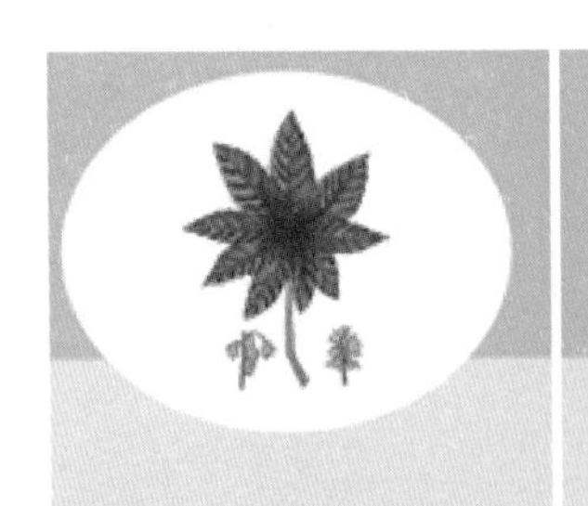

蓖麻子

【别名】蓖麻仁、大麻子、金豆、红大麻子、草麻、千斤吊、红蓖麻

【释义】

一年生草本(在湖南、广东等地可变为多年生)，高2~3米。茎直立，中空，绿色或紫色，表面有白粉。单叶互生，叶片掌状5~11分裂，长可达50厘米，边缘有不规则锯齿。花单性，红色。蒴果球形，有刺，成熟时开裂，种子扁广卵形，平滑，有光泽，有淡红棕色的斑纹。秋季采子，晒干。

生长环境

全国大部分地区都有栽培。生于村边、路旁，或栽培。

性味功效

味甘、辛，性平，有小毒。消肿拔毒，通经导滞。

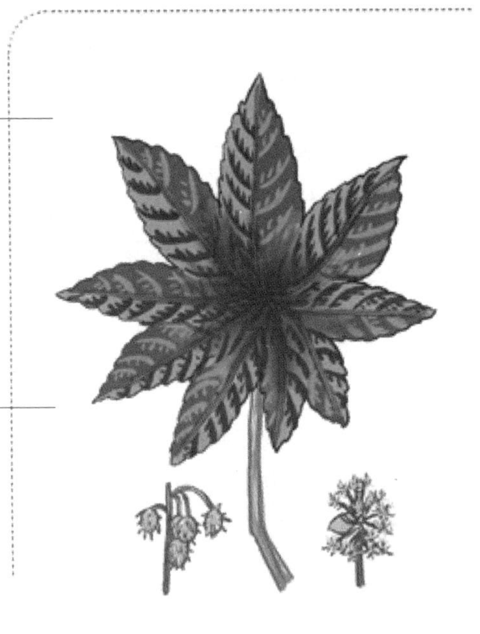

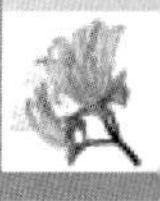

【附方】

第一方

方剂：红蓖麻根(红茎红叶者)60克，鸡蛋1～2枚，黑醋适量。

用法：先将鸡蛋破壳煮熟，再放入蓖麻根、黑醋，水煎服。每天1剂，连服数天。

主治：癫痫。

第二方

方剂：蓖麻子适量。

用法：先用热水将鸡眼周围角质层浸软，用刀刮去。然后取上药，用铁丝将其串起置火上烧去外壳，待出油时趁热按在鸡眼上，包扎固定。

主治：鸡眼。

第三方

方剂：蓖麻子仁20粒，猪大肠头250克。

用法：入砂锅，加水炖2小时，去渣，分4次2天内服完。隔天再服1～2剂。

主治：脱肛。

第四方

方剂：鲜蓖麻茎叶适量。

用法：水煎，趁热熏洗患处。

主治：风湿关节痛，肌肤麻痹，疥癣瘙痒。

第五方

方剂：蓖麻子适量。

用法：去壳取仁，捣成泥状。敷于患侧下颌关节及口角部(厚约0.3厘米)，外加纱布绷带固定，每天换药1次。

主治：面神经麻痹。

第六方

方剂：蓖麻子14粒。

用法：将蓖麻子敲去壳，捣烂，分做2个小饼，分别敷于产妇两足心(涌泉穴)，外用胶布固定，嘱产妇仰卧片刻，胎盘可下。胎盘下后即去掉药饼。

主治：产后胎盘滞留。

第七方

方剂：鲜蓖麻叶、鲜一点红、鲜酢浆草、鲜地胆草各适量，黄糖少许。

用法：捣烂敷患处。

主治：疖肿，无名肿毒。

第八方

方剂：鲜蓖麻根60克，冰糖30克，豆腐1块。

用法：沸水炖服；药渣捣烂敷患处。

主治：颈淋巴结核(瘰疬)。

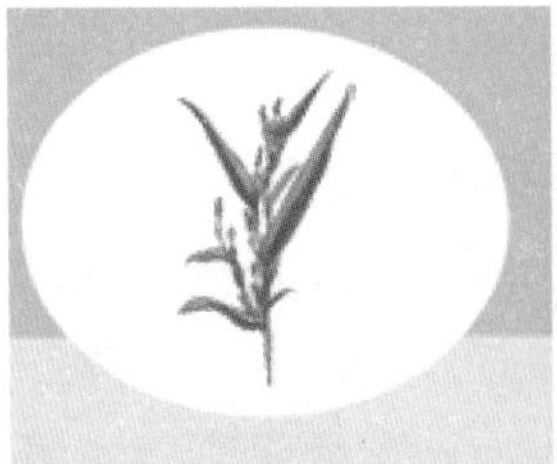

薏苡仁

【别名】苡米、薏苡、六谷子、药玉米、珠珠米、薏米

【释义】

一年或多年生草本，高1～1.5米。秆直立，丛生，基部节上生根。叶互生，长披针形，长10～40厘米，宽2～3厘米，鞘状抱茎，中脉明显，无毛。花单性同株。颖果包藏于球形中空骨质总苞内。秋末种子成熟时，割下地上部分，脱粒，晒干。

生长环境

全国各地均有栽培。

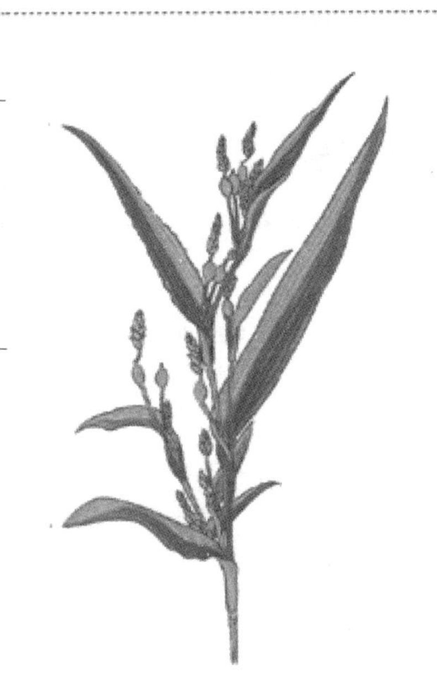

性味功效

味甘、淡，性凉。健脾渗湿，清热排脓，止泻，除痹。薏苡根：味苦、甘，性寒。清热利湿，健脾，杀虫。

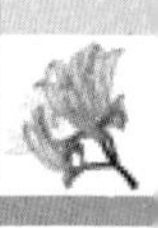

【附方】

第一方

方剂：薏苡仁30克，绿豆60克，薄荷5克，白糖1～2匙。

用法：薏苡仁、绿豆洗净，用水泡3小时备用。800毫升水入锅，加薏苡仁、绿豆以中火煮开，改小火熬煮半小时，加薄荷、白糖，继续煮5～10分钟，每天2～3剂。

主治：青春痘。

第二方

方剂：生薏苡仁500克。

用法：研为细粉，备用。每次取10克，加适量白糖，沸水冲服，每天3次，20天为1个疗程。

主治：传染性软疣。

第三方

方剂：薏苡仁根30克，鸡肝1具(或猪肝50克)。

用法：加米泔水煮，吃肝喝汤。

主治：夜盲。

第四方

方剂：薏苡仁30～45克。

用法：加水浓煎，滤取药液，加白糖适量。分3～5次服，隔天1剂。

主治：婴儿睾丸鞘膜积液。

第五方

方剂：生薏苡仁60克。

用法：加水300毫升，煎至200毫升。分2次服，每天1剂。

主治：坐骨结节滑囊炎。

第六方

方剂：薏苡仁10～30克。

用法：水煎。连渣服，每天1剂，连用2～4周。

主治：扁平疣。

第七方

方剂：薏苡仁15克，蜜枣30克。

用法：加酒适量煎服。

主治：荨麻疹。

第八方

方剂：薏苡仁(炒)、防己、赤小豆(炒)、甘草(炙)各10克，生姜3片。

用法：用水400毫升，煎至320毫升，去渣，不拘时服。

主治：结核，脾肿。

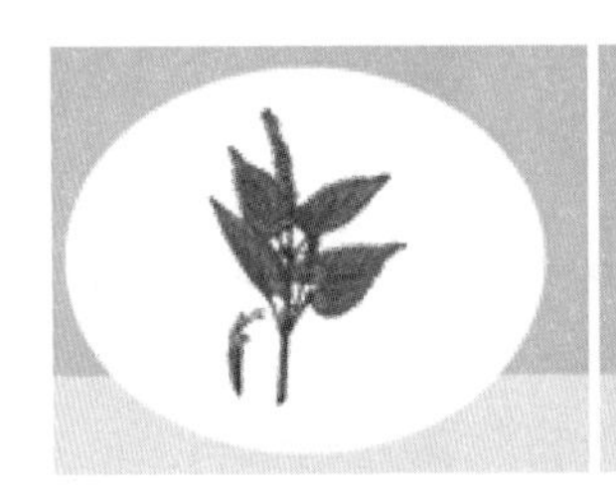

藿香

【别名】土藿香、排香草、野藿香、广藿香

【释义】

多年生草木，高30～120厘米；全株有芳香气。茎直立，四棱形，略带红色，疏被柔毛及腺体。叶对生，叶柄细长，叶片卵形或椭圆状卵形，先端渐尖或急尖，边缘有钝齿，基部近心形；上面散生透明腺点，下面有短柔毛及腺点。花小，密集茎顶成圆筒状花穗，紫色、淡紫红色或白色。小坚果倒卵状三棱形，黄色。夏季花初放时采全草，阴干。

生长环境

我国南方各省均有分布。生于山坡、路旁，多栽培。

性味功效

味辛，性微温。芳香化湿，开胃止呕，发表解暑。

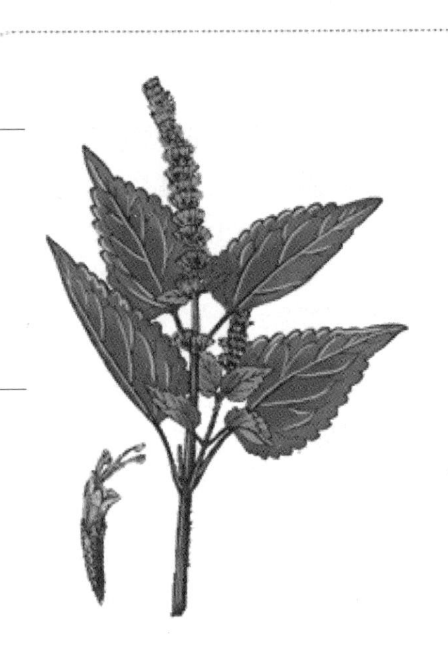

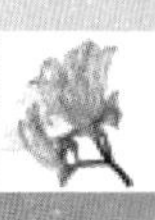

【附方】

第一方

方剂：藿香30克，大黄、黄精各12克，皂矾15克。

用法：浸于1000毫升醋内，浸8~10天，去渣备用。用时将患部放入药液中浸泡，以全部浸入为度。每次浸半小时，每天浸3次，浸后忌用肥皂水或碱水洗涤。

主治：手癣、足癣。

第二方

方剂：藿香、葛根、党参、白术各10克，木香3克。

用法：水煎服。

主治：脾虚，呕吐腹泻，口渴不喜饮。

第三方

方剂：藿香、制半夏、紫苏各10克，苍术、厚朴各5克。

用法：水煎服。

主治：夏秋暑湿发热，头痛呕恶，胸闷腹泻。

第四方

方剂：藿香适量。

用法：加水煎汤。时时噙漱。亦可用沸水冲泡，代茶饮。

主治：口臭。

第五方

方剂：山藿香15~30克。

用法：水煎2次。分2次服，每天1剂。如炎症较重，可加白茅根30克，与上药同煎服。

主治：病毒性传染性结膜炎。

第六方

方剂：藿香20克，枯矾6克。

用法；将藿香焙干，加枯矾研细末，每次用适量，搽患处。

主治：小儿牙疳溃烂。

第七方

方剂：藿香、郁金、制香附、苍术各10克，板蓝根、蒲公英各15克，厚朴、陈皮各6克。

用法：水煎服。

主治：无黄疸性肝炎(湿困型)。

第八方

方剂：藿香10克，香附5克，甘草3克。

用法：水煎服。

主治：妊娠呕吐。

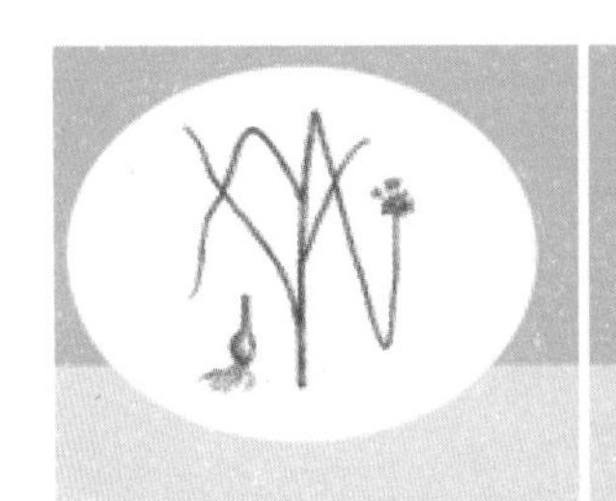

薤白

【别名】荞头、野葱、小独蒜、野白头、小根菜

【释义】

多年生草本，高约40厘米。鳞茎长卵形或卵状椭圆形，直径1～1.5厘米，簇生；鳞茎外皮白色，膜质，全缘。叶2～5枚基生，直立，半圆柱状线形，中空，有不明显的5棱，长20～40厘米，宽约2毫米。夏末秋初开花，花紫红色，圆柱形，柔弱，约与叶等长或更长；伞形花序半球形，有花6～30朵。秋季结果，果实小，球形。鳞茎于春、夏季采挖，除去须根，洗净，鲜用或用沸水烫透或蒸透，晒干备用。

生长环境

福建、台湾、广东、广西、海南、四川、贵州、云南、江苏、浙江、江西、安徽、湖北、湖南等省区有栽培。

性味功效

味辛、苦，性温。理气宽胸，通阳散结，行气导滞，祛痰。

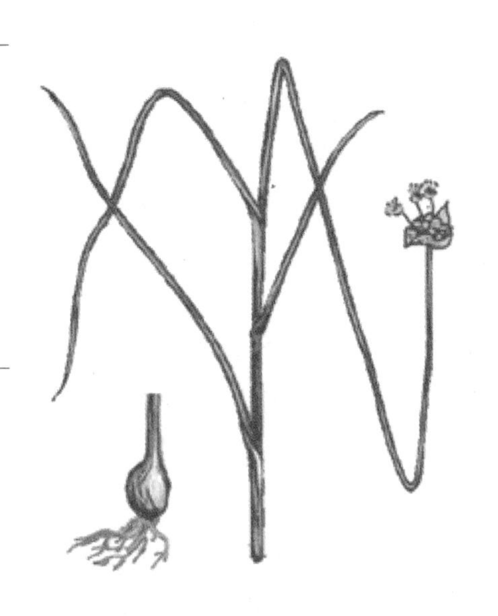

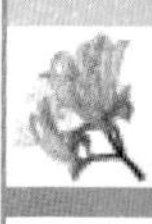

【附方】

第一方

方剂：薤白15克，瓜蒌10克。

用法：酒、水煎服。

主治：胸痹闷痛。

第二方

方剂：薤白适量。

用法：研细粉，每次服3克，日服3次，白糖水送服。

主治：慢性支气管炎。

第三方

方剂：鲜薤白、酒糟(红糟更好)各适量。

用法：捣烂，敷患处。

主治：扭伤肿痛。

第四方

方剂：薤白9克，辛夷10克，猪鼻管100克。

用法：加水炖烂，分2次服之。

主治：鼻旁窦炎。

第五方

方剂：薤白、黄芩各10克，白芍12克，甘草6克。

用法：水煎服。

主治：慢性痢疾。

第六方

方剂：鲜薤白适量。

用法：捣烂，敷患处。

主治：异物刺入肉中。

第七方

方剂：薤白、三棱各20克，赤芍、川芎、降香、红花、延胡索各15克，急性子(凤仙花种子)12克，鸡血藤30克。

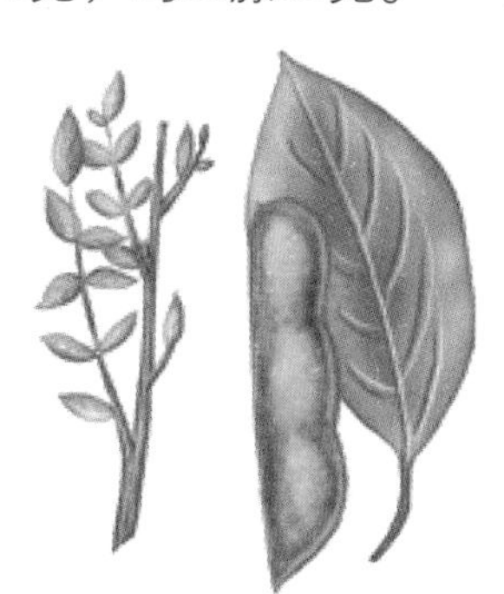

鸡血藤

用法：上为1日量。水煎服或制成冲剂服。

主治：心绞痛。

第八方

方剂：薤白适量。

用法：研细粉，涂患处。

主治：轻度烫伤。

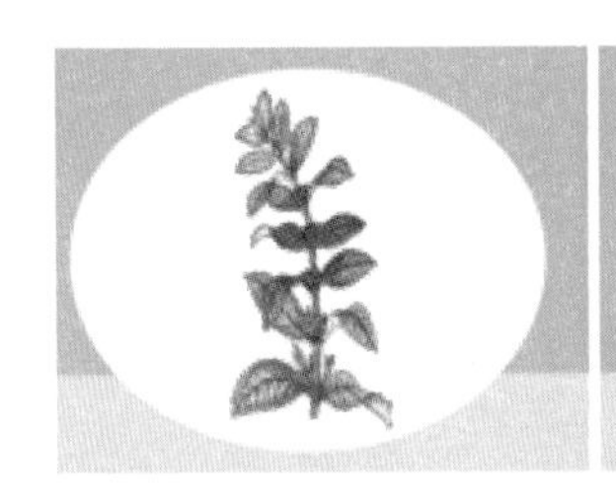

薄荷

【别名】苏薄荷、南薄荷、升阳菜、夜息花

【释义】

多年生草本，高20～80厘米。生于低山阴湿处，各地广为栽培。茎方形，被逆生的长柔毛及腺点。单叶对生，长圆形或长圆状披针形，边缘具尖锯齿，两面有疏短毛，下面并有腺鳞。花小，淡红紫色。小坚果长圆形，褐色。全体有清凉浓香气。夏、秋季割取地上部分(一年可取两三次)，阴干。

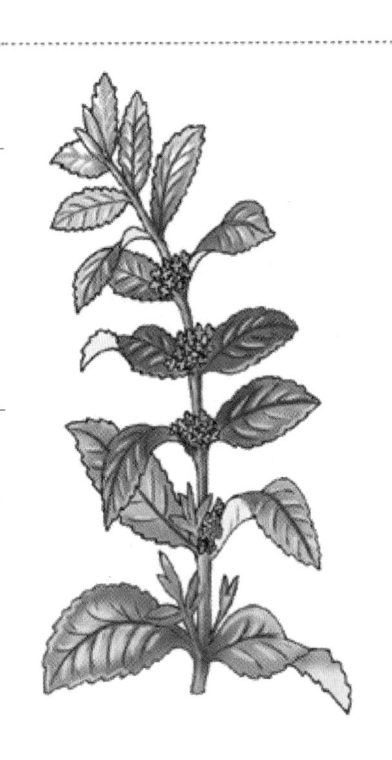

生长环境

全国各地均产。

性味功效

味辛，性凉。疏散风热，清头目，利咽喉，透疹毒。

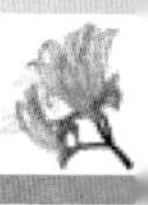

【附方】

第一方

方剂：薄荷15克。

用法：与桂圆6粒一起煎服，每天2次，依出疹轻重情况，连服2～4周。

主治：慢性荨麻疹。

第二方

方剂：薄荷6克，菊花、桑叶、僵蚕、牛蒡子各10克，甘草3克。

用法：水煎服。

主治：火眼，咽痛。

第三方

方剂：薄荷5克，黄芩10克，金银花15克。

用法：水煎服。

主治：急性结膜炎。

第四方

方剂：薄荷、淡竹叶各6克，紫苏、桑叶各10克，金银花15克。

用法：水煎服。

主治：感冒，咳嗽，发热。

第五方

方剂：薄荷6克，陈皮、荸荠各10克。

用法：煎汤取汁，代茶饮。

主治：清热，理气，化痰及痰气壅结所致的耳鸣、耳聋。

第六方

方剂：鲜薄荷叶适量。

用法：取汁滴患处。

主治：衄血不止。

第七方

方剂：薄荷3～6克。

用法：取茎、叶煎汤熏洗患处。

主治：各种皮肤湿疹。

第八方

方剂：薄荷10克，木蝴蝶6克，山豆根5克，板蓝根、野菊花各3克。

用法：水煎服，每天2～3剂。

主治：宣通鼻窍。